全球生死大數據

一個醫生追尋 70 億人傷病與死亡的真相

Epic Measures: One Doctor. Seven Billion Patients

傑瑞米・史密斯（Jeremy N. Smith） 著

蕭美惠 譯

「誰活著，誰又死了？何時，為什麼，多少人？傑瑞米・史密斯撰寫一個執著於數字的男人和這些數字所訴說的生命戲劇，這個迷人故事讀起來像小說，而且勝過所有的全球衛生教科書或調查。」

——保羅・法默（Paul Farmer），「健康夥伴」共同創辦人，哈佛醫學院全球衛生與社會醫學系共同主任，布萊根婦女醫院全球衛生權益部主管

「一旦你了解自己所做的工作可以拯救數百萬生命，你便很難不變得有些瘋狂。本書訴說人們在全世界反對之下，仍然相信該做的事一定可以做到。內容有趣，架構完整，兼具啟發性。就像《社群網戰》一樣，但是更加重要。拯救 100 萬人並不酷。你知道什麼才叫酷嗎？拯救 10 億人。」

——漢克・格林（Hank Green）「Crash Course」及「SciShow」製作人及主持人

「一個單純信念經過合理構思與堅決追求之後，可以大幅改善人類生活的動人故事。」

——愛德華・威爾森（Edward O. Wilson），哈佛大學名譽教授

「本書是全球衛生的速成課程，混雜一些驚險小說與傳記。讓人驚呼的是，本書主人公完全像個好萊塢角色——聰明但剛硬的科學家，立志要改革我們對醫療照護的看法。了解到真正使人類病痛的原因，總是讓我訝異。」

——賈各布斯（A. J. Jacobs），
《管他正統或偏方，就是要健康》（*Drop Dead Healthy*）及
《我的聖經狂想曲》（*The Year of Living Biblically*）作者

突破全球衛生的史詩

林先和（台灣大學公共衛生學院流行病學與預防醫學研究所副教授）

如果你本來就對全球衛生議題感興趣，這是一本不容錯過的好書！本書中提到諸多與全球衛生相關的重要歷史、組織、與人物，內容之豐富不下於教科書，但又比教科書有趣得多。如果你之前沒有聽說過全球衛生，那麼，恭喜你，這本讀起來像冒險小說的傳記與熱血故事，保證會挑起你對全球衛生的味蕾——誰不會對全球 70 億人的生老病死感興趣？

「當你有 10 億美金來改善全世界的健康，你會怎麼做？」這種我們鄉民不需要煩惱的問題，卻時常困擾著比爾・蓋茲這類的慈善家。

想要回答這個問題，首先我們必須知道，人類主要為什麼生病？又為什麼死亡？這個看似簡單的疾病（或死亡）排行榜，卻讓流行病學家傷透腦筋。其中的原因很複雜，但至少包括幾個：第一，缺少資料。許多資源缺乏的國家沒有完整的死亡通報系統，因此很難確切知道死亡人數或原因，更別提種種疾病的發生或是盛行狀況。第二，資料品質不佳。就算在有資料的地方，也常常面臨資料品質不佳的情況。例如，最普遍的死因分析，常常面臨所謂垃圾代碼（garbage code）的問題，也就是說死亡原因會被錯誤歸因於「器官衰竭」或是「心跳停止」這類的垃圾死因（當然，大多數的人在死亡的時候都是符合器官衰竭以及心跳停止的定義，但這並不是他們的真正死因）。第三，不同疾病之間往往很難互相比較。你可以想像一群癌症專家倡議癌症是全人類健康的頭號

殺手，因為它每年奪去最多的生命；然而，自殺防治專家卻認為自殺的嚴重性遭到低估，因為自殺奪去的通常是年輕的生命，這些人理應活到平均餘命的七、八十歲，而癌症所影響的多是高齡人口，他們的年齡本來就離平均餘命不遠；這時候，精神衛生專家跳出來，指出用死亡當作指標的健康排行榜是不公平的，因為像憂鬱症或是思覺失調症這類的心理衛生疾病直接造成的死亡人數不多，但是卻大大影響患者的健康及生活品質。

本書的主角——克里斯・穆雷，就是想解決這些複雜問題的人。他從學生時代起就對開發中國家的健康議題充滿熱忱，因此投入於全球衛生領域專研。在擔任研究生時期，克里斯比較了世界最高機構包括聯合國以及世界銀行所提供的國際衛生數據，發現這些數據之間存在著極大的差距與矛盾。這些差距可能是因為所使用的資料來源不同或是統計推估模型不同，但是錯誤的衛生數據卻可能帶來重大的決策影響：政府或者是民間的資源可能會不當使用在不重要的病因，而忽略了真正對整體健康產生重大影響的因子。

年輕的克里斯勇於挑戰當時的權威機構，指出當時國際衛生數據的問題，並且一頭栽入了群體健康評估的研究。他提出了失能調整損失年數（DALYs）的觀念，能夠同時比較不同疾病所造成的死亡與失能。他與同事艾倫・羅培茲，在 1990 年提出全球疾病負擔研究（Global Burden of Disease Study，簡稱 GBD）的構想，來評估各種傷病造成全世界人口的死亡與失能狀況。由於穆雷教授直言好辯的個性，與當初失能調整損失年數的研究方法本身的一些爭議，他本人與 GBD 的研究結果在早年遭到許多的批評與攻擊（包括來自世衛組織等權威機構的批評），且面臨研究資金短缺等挑戰，但在穆雷教授持續不懈的努力下，GBD 研究獲得比爾・蓋茲與其基金會的支持及贊助，並發展得更加蓬

勃。二十多年後，GBD 經過數次的改版，其中包括許多重要的修改與擴充，最近兩次版本（GBD 2010 及 GBD 2013）的主要結果，都通過同儕審查，刊登在指標性醫學期刊《刺胳針》（*Lancet*）上（主要結果至少有 13 篇，實際上可能更多）。

新版 GBD 的另一個重要成就，就是他們將這些龐大而複雜的數據，轉化成免費的視覺化互動工具，讓世界上的任何人，都可以輕易地透過網路，來了解世界上任何國家（包括台灣）的健康大數據，我強烈建議各位去他們的網站瀏覽與查詢（http://www.healthdata.org/data-visualization/gbd-compare）。

這裡要提醒大家的是，目前 GBD 的研究結果仍然受到學界爭論。其中的主要爭議之一，是 GBD 採用統計模型的方式對缺失的資料進行推估。儘管他們最近出了一本專書介紹這些之前被稱為是「黑盒子」、相當複雜的統計模型，但缺失的資料終究是缺失。舉例來說，我們的研究團隊比較 GBD 對台灣的推估，與我們利用更詳細的本土資料所得到的推估，就發現了若干不一致之處。不過，整體而言，GBD 的研究架構、結果、以及他們所開發的視覺化工具，都是全球衛生史無前例的重大突破，也在學界、衛生政策制定單位、以及民間激起了廣大的迴響與討論。

最後，我要說一個小故事。2005 年我在哈佛公衛學院攻讀博士，我的指導老師梅根・穆雷教授（Megan Murray，本書主角克里斯・穆雷的姊姊），是國際知名的結核病流行病學家，學生中傳聞她對於指導學生的要求相當嚴格，因此凡是遇到她門下的學生，都會表達敬佩（跟一點同情）之意。有一次，我們為了一項進行中的研究計畫，與克里斯・穆雷的研究團隊裡的成員開會討論，會議結束後，我與其中一位哈佛醫學院的醫學生聊到自己的「老闆」，這個學生跟我說，「我覺得梅根比

起克里斯合理（reasonable）多了，她的作事方法比較溫和。克里斯太激進（aggressive）且太有野心（ambitious）」，我聽到當場下巴快要掉下來。

　　讀完本書之後，我終於發現，要完成被全球衛生專家稱為是「史詩」（Epic，也是本書原文書名的一部分）的 GBD 計畫，果然需要異於常人的膽識與性格，想知道原因嗎？請你看下去就知道了。

公共衛生界的「魔球」

李怡志（網路媒體工作者）

　　幾年前，《魔球》（*Moneyball*）在台灣掀起一波流行。奧克蘭運動家的總經理比利‧比恩與助理迪波德斯塔因為缺乏經費，無法用高價聘請球員，所以思考除了傳統打點數與打擊率之外，還有什麼數據是更為關鍵但少人注意的。對於奧克蘭運動家而言，最重要的關鍵是球隊賺錢，球隊賺錢就需要打贏比賽，比賽需要得分，所以上壘率與長打率這兩個指標對於球團賺錢而言更為重要。

　　本書就是公共衛生界的《魔球》。如果你喜歡《魔球》，一定也會喜歡《全球生死大數據》。

　　不論美國職棒、世界衛生組織或是任何企業，看什麼樣的數據，就會影響產出什麼樣的結果，同時也大量影響預算的分配。

　　克里斯‧穆雷教授在多年研究後，發現只看死亡率、平均餘命或者兒童存活率，無法解決人類的問題，所以他比魔球中的比利‧比恩更早找到新指標，那就是因為失能而換算成損失的壽命（YLDs），以及死亡與失能一起考量的失能調整損失年數（DALYs）。對穆雷而言，健康活著遠比活著更重要，失能造成的損失，其實可以換算成某種程度的減壽。透過這種方法，所有人都可以用新的視角來看「壽命」與風險。

　　從新指標來看，許多危險因子的重要性會變得完全不同。以肩頸酸痛與背痛為例，幾乎不會有人因為背痛、肩頸酸痛而死，卻大大影響生活品質。如果拿死亡率與平均餘命當指標，就不會把這個當成嚴重的問

題。但如果改成看失能損失的壽命，肩頸酸痛與背痛重要性就提高了。台灣在 2015 年發生八仙塵爆，雖然在台灣醫界的救治下，死亡率非常低，當你看完本書後，你就會發現八仙塵爆對台灣社會的傷害還是非常大的。

很多台灣人喜歡看漢斯·羅斯林（Hans Rosling）在 TED 上的演講，透過漢斯·羅斯林後來賣給 Google 的 Gapminder 工具，任何人不需要資訊視覺化與程式的背景，很快就能夠從非常大量的資料庫當中，找到有意義的資訊組合，並將其視覺化，方便解讀與溝通。

穆雷教授獲得比爾蓋茲基金會贊助後，在華盛頓大學下成立了健康指標與評估研究所，並且將在「全球疾病負擔」（GBD）的框架下，將全球的失能損失年數與失能調整損失年數，以及背後的原因與風險，都估算出來，全部上網。任何人也可以透過這項工具，很直覺地立刻看到不同原因對於不同地區、年齡、性別的人，造成什麼樣的影響。在 GBD 圖表（vizhub.healthdata.org/gbd-compare）下，只要我們切換死因與失能損失年數，就會發現很多疾病雖然不會讓你立即喪命，但是會長期影響健康與生活品質，例如肩頸酸痛與背痛、重聽、偏頭痛、憂鬱症、缺鐵性貧血或皮膚病。

透過 GBD 的視覺化工具，任何一個對健康議題感興趣的人，都可以透過這個工具，看到每個國家的估計值，當然也包含台灣。與漢斯·羅斯林的 Gapminder 一樣，這些數據都有時間軸，也可以立刻看到哪些因子對台灣人的危險在逐漸增加。

全球疾病負擔與失能調整損失年數的最高宗旨，就是協助「公益」。我因為工作的關係，這些年來經常有人（捧著錢）來問我什麼樣的議題可以捐助？乾淨飲水還是酗酒防治重要？反菸真的有用嗎？如果我要幫助台灣的青少年，應該關心什麼議題？

任何讀者看完《全球生死大數據》後，對於健康、衛生、生命相關的公益贊助，一定都會產生新的看法，如果再加上前述的視覺化工具，你立刻可以知道什麼地區、什麼年齡的人會因為什麼原因造成的什麼疾病與失能，喪失了健康與性命。例如對 15 到 49 歲的台灣人而言，最大的風險因子其實是酒精，從車禍、自殘、精神疾病到肝硬化，單單因為酒精，可能就讓這個年齡層的台灣人少了 5% 的健康生命。你也可以從這個工具估計台灣不需要再花大錢推廣洗手，可是洗手在索馬利亞卻造成了 6% 的失能損失。相反地，如果有人向你募款要去索馬利亞推廣低膽固醇飲食，你或許會三思一下，選擇把錢留在台灣從事相同的公益活動，讓自己的公益更有效率、更聰明。

　　我原本以為《全球生死大數據》是本枯燥艱澀的研究報告，沒想到卻是個同時具有實用性與知識性的故事，不論是喜歡用數字做決策或從事公益的讀者，或單純只想看一個偏執工作狂如何影響整個世界，都可以從這本書中獲得樂趣。

解決醫療資源分配的難題

鄭國威（PanSci 泛科學總編輯）

　　知名的哲學思想實驗「電車難題」，相信你應該聽過其中幾個版本，例如一輛在軌道上急駛的電車即將撞向在軌道上工作的一群工人，而且你判斷他們無法及時逃離，這時你可以藉由控制閥改變電車行駛軌道，但另一軌道上也有一位工人，你該怎麼做？或是如果你在電車會經過的天橋上，這時電車一樣要撞向一群工人，但另一軌道沒人，這時你看見控制閥在軌道旁，但你唯一的選擇是將身邊一位陌生的胖子推下去才能改變控制閥，讓電車轉駛向無人的軌道，那你該怎麼辦？

　　在讀本書時，我不禁將這道電車難題與全球公衛挑戰加以對比。我看完之後，不禁再三自問，但也想問問大家：如果你是台灣的最高醫療健康主責官員、健康醫療領域民意代表、醫療工作者、健康促進跟疾病倡議組織、相關領域的媒體，或甚至只是一個個人，你跟我要用什麼當作溝通基礎，來決定該如何把有限的資源分配在某一種疾病或傷害的防治跟減輕，而非另一種？

　　講直白一點：每年 9000 億台幣，要花在防治二手菸，還是宣導飲食減少糖分？是家庭暴力與心理疾病對健康跟餘命的傷害更大，還是空氣汙染，抑或是交通事故？新生兒、小孩、青少年、中年人、老人、女性、男性……誰的健康比較重要？為什麼？指標怎麼訂？我們在分配資源上，是否「感情用事」，看到悲慘的案例、嚇人的數字，就定下了作法，而沒有足夠的質疑？

單單在台灣，這些抉擇可能每年影響幾萬人的生死，而更多更複雜的抉擇，牽扯數百種死因，政治角力、公關宣傳競賽、科學激辯也都參與其中，決定了每年數百萬到數千萬人的未來。想想，如果我們把資源放在無法有效拯救人命、改善健康的計畫中，使得成效不彰，那麼就代表有另一群本可以因為這些資源而活下來、活得更好的人，就被放棄了。也難怪微軟的創辦人比爾‧蓋茲會對穆雷醫師及其團隊的研究發現如此激賞，畢竟資源的錯誤分配不只是每年數以十億計的美金打水漂，更直接是救人跟殺人的分別。身為世界慈善科技首富，想必更不能忍受自己的捐款被用在效率低或錯誤的方向。

這其實就是公共衛生的專家們在處理的問題，本書介紹的穆雷醫師就是全球公共衛生領域的超級巨星，但也非常惹人厭，原因就是他想要把真相鋪開在所有人的眼前。回顧穆雷醫師的人生，小時候就跟著父母到非洲行醫的那段日子，大概就決定了他以及兩位兄姐的未來。他們三人都投入了公共衛生領域，正因為那段非洲行醫的日子種下了「要救更多人」的種子。但如果只是單純當醫生，能救的人能有多少？

這本書讀來並不輕鬆，一方面是內容扎實，討論世界衛生組織的陋規、全球醫療跟健康數據的問題、不圓滑的穆雷醫師這二十多年來的各種折衝、當然還充滿了跨國醫療議題與艱澀單字。另一方面是你會從故事中感覺到穆雷醫師跟其團隊面對的挑戰之艱鉅，真的只能說是以全人類為己任了。不過說實在的，台灣既然短期內也不能加入世界衛生組織，不妨多支持類似全球疾病負擔這樣的計畫。

這本書是近年來讓我學習最為深刻的一本好書，身為科學傳播工作者，我某方面也跟穆雷醫師一樣，需要想辦法讓更多人理解複雜艱澀的科學議題，甚至感到有趣，也希望產生社會影響。穆雷與團隊善用資訊視覺化呈現跟開放資料，藉由學術聲望跟《刺胳針》期刊的曝光，突破

世界衛生組織的枷鎖，讓國家產生競爭心態，使得全球國家都「必須」改變醫療健康資源的分配，是非常值得學習的案例。再者，穆雷團隊始終堅持科學跟扎實可信的數據才是對話跟行動的基礎，並且以身作則，偏執狂般地工作，激勵團隊創造出不亞於基因定序的科學成就，作為一間公司的創辦人，我也非常能夠感同身受。

最後，我誠心推薦大家立刻花個三十分鐘，到 IHME 的網站 (http://vizhub.healthdata.org/gbd-compare/) 上去逛逛，看看每個人能從穆雷醫師及團隊整理的數億筆資料中看出什麼。若有機會，我希望將這個網站都中文化，方便更多人使用。

事實戰勝一切

陳彥廷（前麥肯錫管理顧問公司紐澤西分公司經理，

現陽明大學公共衛生研究所助理教授）

穆雷教授的課堂

2005 年秋天，哈佛校園裡，樹葉已經開始變色，放眼望去是紅黃綠交錯美不勝收的風景。午後的陽光從身後會議室的玻璃窗灑了進來。我還在想著幾天前課堂上的情景，穆雷教授便開門走了進來。

「哈囉！」穆雷教授永遠那麼精神抖擻，一聲俐落的招呼，整個房間就充滿了他渾身散發的能量。

那是我到美國唸書的第一年，正在攻讀國際衛生的碩士。當初會決定放下醫學訓練，踏入公共衛生的領域，僅僅是因為擔任實習醫師時，正好遭逢台灣近年來最嚴重的新興疾病疫情 SARS，燃起我對人群健康的興趣。但是公共衛生究竟是怎麼回事，即便到了哈佛公共衛生學院幾個月，還是霧裡看花地摸索著。

在一堂全球衛生的課程裡，穆雷教授來幫我們上疾病負擔的評估方式。「就像醫學講求實證，全球衛生的政策制定也必須要有方式來告訴我們究竟面對著哪些問題，這些問題又有多嚴重。」他面對滿座的課堂侃侃而談。「而且我們需要測量健康，而不僅僅是死亡。」

那是個聽起來再簡單不過的概念，但是身為醫師的我捫心自問：念了這麼多年的醫學，我有辦法用一個方式來測量不同疾病造成的健康影

響嗎？醫學裡有成千上萬的各種檢查和指數，但是要用一個數字來反應健康的程度，作為政策制定的依據，還真的沒有辦法。我非得跟這位教授聊聊不可，也許他可以給我一些專業發展的想法。

在哈佛全球衛生計畫的辦公室裡，穆雷教授告訴我：「全球衛生在未來只會越來越重要，我們也還有太多事情不了解。雖然透過這些年來對疾病負擔的測量，我們已經開始瞭解各種健康問題的相對重要性，但是我們對於所仰賴解決這些問題的醫療體系，所知還是十分有限。」雖然後來未曾跟穆雷教授一起合作，但從此我走上全球衛生與醫療體系研究的工作。

在往後的日子裡，曾經有人問過我：「在自己的國家裡就有太多人需要幫助，太多問題有待解決。為什麼我要去在乎其他國家的人？全球衛生，或者是以前所謂的國際衛生，應該都只是些有錢國家的施捨吧？！」

其實，正是因為我們的國家裡有許多仍待解決的衛生課題，全球衛生便顯得格外重要。

優先事項害死人

有別於「先進」國家幫助特定「落後」國家的傳統國際衛生想法，全球衛生講求的是相互學習、全民共享。先不說傳染疾病在現今國際往來頻繁的年代裡，隨時都會飛越海洋、跨越國界——2012 年秋天才出現第一例的中東呼吸道症候群（MERS），轉眼間已現跡於中東和歐洲各國，2015 年甚至在韓國造成一波嚴重疫情。如同書中提到的，即使是美國這樣的先進國家，國內人群之間健康的差異程度令人瞠目結舌：健康最佳的人平均餘命比日本人還多 3 年，最差的卻和中低收入國家沒兩

樣。「開發中」還是「已開發」的傳統劃分其實已經沒有意義。任何一個國家醫療體系所面臨疾病負擔的挑戰和其因應，對於其他國家往往都有一定的啟發意義。

然而，我們能有數據明白地指出這些事，也不過是這二十年的事情。這當中很大一部分，得歸功於穆雷教授和他的團隊。

資源都是有限的。任何的選擇都是在做出優先順序的取捨。稅收裡每分一塊錢給醫療衛生，就是少一塊錢給教育資源；每一份敬老補助，就是少一份幼兒津貼。當然也許有人會說，那我們應該增加資源，這樣就可以關照到所有議題和所有人。但是增加國家稅收，也就代表個人家庭能支配的金錢就變少了。即使我們再怎麼逃避，再不願意承認，資源永遠有限。

「優先事項害死人」（Prioritization kills），是因為選擇給予的同時，也決定了捨棄。喜歡也好、厭惡也罷，在不同的選項當中做出取捨，這是從個人、家庭、公司、國家到國際組織都無法避免的課題。

真正的問題是你以什麼為依據做出這樣的取捨？當高中生畢業決定未來大學要念什麼科系的時候，多半都會去蒐集各式各樣的資料：個人的興趣、學校和系所的特色、就學和生活的費用、未來前景出路如何？然後比較每個選擇，也許排出志願的先後順序，再做最後決定。應該很少數會只憑某人說：「我們系很好，學的東西很重要。」就什麼也不看，一股腦地作出人生的重要決定。

個人的決定尚且如此，影響更多人的政策資源投入，應該需要更明確的資訊和證據吧？但是，穆雷年輕時所看到的國際衛生資源投入，卻是一個矇著眼，全憑感覺的博弈活動。光看當時什麼議題比較熱門，幾億的資金便投入該項目，或者說其他衛生問題就被放棄了。然後，接下來唯一能做的事情，就是祈禱真的改善了些什麼。只能祈禱，因為其

實也沒有數據可以知道究竟改善了什麼或是改善了多少。更糟的是，那些遭到放棄的問題在這段時間當中，已經又造成了多少的傷亡。

因為穆雷教授推動的全球疾病負擔計畫，長久以來遭到忽略的疾病，如精神疾病、受傷防治與慢性疾病才受到關注，心理衛生也因而首次納入國際議題。這樣的數據，不僅僅對於國際組織重要，國家層級的類似研究，對於國家衛生政策的制定更是不可或缺。

墨西哥因為疾病負擔的研究，才發現原來國內承受了傳染疾病與慢性疾病的雙重負擔，而原有的醫療體系，根本不足以面對這樣的需求。因此，他們進行了一連串的改革，有效地提升人群健康。

缺乏實證的危機

那台灣呢？台灣醫療衛生費用每年大約 9000 億——這個數字可能已經大到有點難以理解——差不多是台灣一年全國總稅收 1.8 兆的一半！這麼龐大的金額，我們的各項花費和疾病負擔是成比例的嗎？簡單的答案是不知道。因為，在墨西哥和其他國家已經行之有年的疾病負擔研究，其實台灣還沒有系統性地做過。

是的！邁入 2016 年的我們，衛生資源的投入，很大程度還是沒有實證的基礎。哪些疾病造成比較大的健康負擔？我們有哪些解決方案？成本效益為何？以上這些問題，我們都沒有答案。

穆雷教授的團隊並沒有忘記台灣，也幫台灣做了估算，台灣女性的健康平均餘命（預期可以健康良好的壽命）還登上世界第五名。可是，除了死亡的統計因為台灣有不錯的出生死亡登記，可信度高。非致命性的失能統計，只能以台灣鄰近的國家來進行推測，離真實狀況，可能還有一段不小的差距。但是在沒有辦法取得台灣詳細資料的情形之下，這

是唯一折衷之道。

透過穆雷教授的經驗，我們看到了如何從零開始，構建起決策的重要依據，以及科學能夠改善人類生活的驚人可能。更重要地，他更告訴我們，決心加上行動力所爆發的力量，足以撼動世界。改善本土的人群健康，原來得靠全球衛生的方法。唯有公眾、社區、媒體、學者專家和政府一起關注，共同學習，才能讓全民都能享受到良好的健康生活。

其實，穆雷教授的故事，不僅僅適用於醫療衛生。他在十八歲生日領悟到的「傳統觀念可能殺人，科學可以拯救生命。」對於所有組織、公司、和國家的決策何嘗不是如此。

在麥肯錫擔任管理顧問的那些日子裡，我發現即使是再知名的國際企業、再高階的專業經理人，都必須不斷地抗拒憑感覺和經驗來領導團隊的衝動。經驗很可貴，但是沒有事實相輔相成，無法了解經驗能否適用於新的狀況，那樣的決定只是場豪賭，也許成功，但或許會失敗得一塌糊塗。

也許，我們可以說，適者生存理所當然，組織或公司的成功與失敗皆是常態，人類就是這樣進步的嘛！但是我們也能用同樣的說法，來面對影響千千萬萬家庭的政策嗎？我們真的願意讓政策的施行，成為一場場賭博式的大規模人體試驗嗎？

不論是醫師還是公司主管，從個人、團隊的領袖到政府決策官員，呈現事實，並且依此為根據來做決定，都是至為重要的。一旦證據基礎缺乏科學和事實，即使用意良善，都可能會做出對於組織甚而是人群十分致命的決定。

俗話說，事實勝於雄辯。實際上，在所有事情都加倍運行的現代社會裡，我們所面臨的挑戰也加倍嚴重、加倍複雜。解決這些難題的唯一道路，是忠實地呈現問題的本質。唯有發掘事實，我們才能開創有意義

的解決方案。

　　Truth Prevails——事實，不僅勝過雄辯，也將會幫助我們戰勝一切困難。

獻給

Crissie McMullan 與 Jane Smith

John Benson 與學習小組

隱藏病情者無法得到救治。
　　——衣索比亞諺語

目　錄

第三部　重生

Part Ⅲ　RESURRECTION

第四部　登場

Part Ⅳ　GOING LIVE

事事重要，事事計算

無知可能致命——天才與狂人——科學革命的人性面

　　大家都說，我們活在大數據的時代。由對沖基金到網路搜尋演算法到棒球統計學，規模空前龐大的數據分析，主導著越來越多的決策。在我寫作的當下，你便能花 99 美元購買一項名為「23andme」的「個人化基因組服務」，使用唾液樣本提供 100 萬項個人 DNA（去氧核糖核酸）資料，讓你了解你的祖宗八代，以及警告你可能罹患何種疾病（不過，美國食品藥物管理局已下令禁止這類健康警訊）。再花 99 美元，你便能購買 Fitbit 之類的穿戴裝置，追蹤你的一舉一動，甚至包括你睡得好不好。

　　可是，人類究竟因為什麼死亡及生病的基本資訊無法簡單列成一份表格。在 2010 年，世界各地約有 5300 萬人死亡，除了一小部分之外，沒有人明確知道他們的死因。在 192 個國家之中，有 147 個國家無法取得可信賴的死亡證明書，通常是連死亡證明書都沒有；即使是在富裕國家，健康紀錄也有許多漏洞。我們不妨考慮這些基本問題：在美國——全球最富裕的國家之一，平均餘命（life expectancy）會因為居住地不同而產生差異嗎？男性及女性的傷病原因有很大的區別嗎？美國人因下列何者生病的時間更多：職業傷害、戶外空汙、濫用藥物或是水果攝取不足？難以置信的是，沒有人知道。然而，如果我們不知道哪些人生病或垂死，及其原因，救助急難者的努力都將因此打折扣。

　　及至今日，人類健康大致上使用兩種粗略的方法來加以計算：壽命

及死因。這些指標並無法確切地反映出我們實際的生活方式——它們只是墓誌銘,而不是人物傳記。如果你是貧血、關節炎、失明,或者憂鬱,你絕對算不上是完全健康,可是你可能活的跟其他人一樣久,反而是其他事情可能導致你的死亡。沒有人死於偏頭痛,並不表示頭痛沒有後遺症。沒有人為下背疼痛繫上粉紅絲帶(譯注:乳癌防治的象徵),並不表示它不會造成傷害,讓人無法工作。這類的慢性病導致龐大的民間與公共衛生支出以及人類苦難,而且比例正在逐漸增加。如果我們想要改善我們的生活方式和死亡方式,我們需要知道我們疾病與失能的全部資訊——哪些情況不會致死,以及哪些情況讓我們死亡。

　　無知的代價是高昂的。在 1990 年到 2010 年間,有關衛生的國際開發援助,亦即醫療援助資金,成長了五倍以上,由每年 58 億美元增至 294 億美元。但是跟國家與個人的花費相比簡直微不足道。最近的統計是,全球每年的衛生支出總額為 7 兆美元,占全球經濟規模的一成,而且還在擴增之中。不過,這筆錢確實花在真正造成最多人生病的健康威脅,抑或只是花在「好像是我們最嚴重的問題」?根據錯誤的資訊而設定的優先事項,會不會造成數十億人口面臨風險,數兆美元遭到白白浪費?

　　大家都希望這個世界朝著更加健康的方向發展。可是,我們需要地圖。假如沒有正確且足夠廣泛的地圖可供使用的話,便需要有人去製作一份。

　　本書訴說一項龐大獨立計畫的故事,歷經數年的籌備,希望標明危及地球上每個人健康的每件事,並將資訊公開提供給各地的醫生、衛生官員、政治領袖和民眾。這項任務耗費世界各地成千上萬人的時間與才能,由電腦程式設計師到村莊訪調人員。克里斯‧穆雷(Chris

Murray），本項計畫的創始者與現任負責人，被稱為天才與狂人：他是哈佛大學的醫生，但已不再行醫，而想要治療全世界的 70 億人口；他是牛津大學的經濟學家，他不追蹤股市，但有些人認為他掌握了國際經濟中某個最大區塊的關鍵。你也可以說他是一個聰明絕頂的人，找到管道將他的執著付諸實行，對於辛苦工作具有驚人的胃納，對於測量、比較與打擊所有可能造成全體人類致命與失能的疾病與傷害，有著無比的寰宇熱情。這也是這項研究名稱的由來：「全球疾病負擔」（Global Burden of Disease）。

「全球疾病負擔」是一項概念，數量和持續進行中的計畫──造成所有地方所有人群傷病的所有事情的全面性、比較性測量。這項計畫的數據可以依照人、地方、疾病及後果來分類──什麼造成我們死亡，什麼造成我們生病，什麼縮短了我們沒有疼痛的餘命。它可以找出安哥拉新生兒或是美國中年男性的可能主要殺手，埃及青少年或是法國老年女性的最嚴重病痛原因，以及氣喘、自殺和慢性頸部疼痛等各種原因的全球傷亡人數。它不是靜態的文件，而是不斷演進的報告，內容越來越詳盡，迄今已發布過 6.5 億項以上的結果。這些結果或許可以為對抗不必要的病痛及死亡提供威力更強大的彈藥，勝過公共衛生史上的任何發明。醫護人員的基本原則不僅適用於個別的患者，亦適用於 70 億人口。首先，診斷；然後，開立處方。

這個世界有哪些健康問題？它們造成了哪些人的病痛？程度有多嚴重？在哪些地方？原因是什麼？拋開你自以為了解的。憑藉真正全面的生死觀點，我們首度可以了解歐洲是否比美洲來得健康，或者愛荷華州比俄亥俄州健康，或者你比鄰居更加健康。接著是原因；還有人們如何回應。細節詳盡，世界各地的人們都可以模仿。

那麼，我們為什麼無法活得更好已不再是問題，問題是我們願意加

以改善的程度以及速度？

我是在 2012 年 1 月結識克里斯・穆雷。他當時說明的計畫是史上最大規模的科技計畫之一，既複雜又具爭議，如同首度登陸月球和人類基因組計畫。它的成本相當昂貴，企圖心強烈，而且幾乎完成了。

穆雷本人很有魅力：直率，有時粗魯，活力旺盛，無比自信，然而合作性超高。如同他的同僚可以作證，他總是愛與人爭辯，他這麼做似乎是基於科學進步有賴爭執的假設。他非常大方，受到他人意見的激發，願意聆聽任何嚴肅的提議，不論是誰提出。

沒多久，外部意見建議他同意我觀察他和他的團隊，努力完成這項二十多年前展開的研究的最後、最重要階段。

穆雷同意了。他沒有限制我的提問，我訪談的人員，或者我可以看到的東西，也不干涉我寫作的內容。這很大膽，甚至有些冒失，因為他樹敵甚多，還有個人秘密，而且他的計畫很可能失敗，但這也符合他的性格。我對穆雷觀察得越久，便越對他的性格感興趣。在認識他之前，我一直認為自己很活躍，精力超乎常人。可是，才貼身採訪他二十四小時，之後我便需要一星期的時間才能復原。在休閒方面，他參加帆船比賽，在直昇機才能抵達的陡坡滑雪，騎登山越野車穿越森林與沙漠。他這個人既拘謹，卻又絕對屬於外向：「基本上，唯有在和別人互動時，我才會有創新的想法，」他這麼跟我說。可是，要是他認為你錯了，不論你是誰或者你有多麼位高權重，他都不會專心聽你說話。「做重要的好事」是他的座右銘之一；另一則是「每個人告訴我的每件事都是謊言，直到我可以證明它屬實為止」。

穆雷表示，我們等不及要做出一份更好的病痛地圖——而我們確實不必再久等了。新的分析方法與新的運算能力，讓我們得以把先前分散的資訊，透過相關的方式連結起來。媒體大幅報導的大數據（Big Data）

原理的用途之一，是把幾乎無限的知識濃縮成一個答案（比如 Google 的作法）。另一個相對受到記者忽視的用途，則是將稀稀落落的數據巧妙地撮合在一起，建構出一幅足以信賴的遠景。第三個用途是在我們已知的資訊找出錯誤，並加以矯正。穆雷宣稱他已善用上述的用途來解決最重要的問題：如何評估及改善我們生活與死亡的方式，而且所有人，所有地方都包括在內，從現在到永遠。

這是艱鉅的任務，可是當穆雷說要這麼做的時候，不可能的任務不但似乎變得可能，而且也成為必須。他表示，不知道世界各地人們的死因，這種情況是不可接受的。只統計富裕國家或者有名人代言的死因，這種情況是不可接受的。忽視非致命病況，或者在沒有外部監督或公共意見投入下，任由當權者決定什麼是重要的，這種情況是不可接受的。只是湊合著用我們原已知道的，看它能告訴我們些什麼，根本是短視淺見。反之，我們必須決定我們**需要**知道些什麼，然後採取行動去取得該項資訊。

這正是穆雷和他的同僚已經在做而且持續會做的。如果你曾經看過美國衛生體系在全球排名第七十三名，這項知名的（對某些人而言是不名譽的）數據即是來自他們的研究。當大多數的全球衛生計畫只專注於兒童疾病之際，他們卻指明結核病是成人的首要傳染病殺手，或者公布美國哪些郡的男性及女性壽命高於日本（以及哪些郡的男性及女性壽命不及敘利亞），每當這種時候，他們的研究都成為頭條新聞，並且重新設定國家與國際衛生組織的優先事項。他們已向全球最富裕的夫妻（譯注：指比爾‧蓋茲及梅琳達‧蓋茲）指出一條道路，投資他們的財富以謀求全球福祉。他們也可能幫助各地人群知道真正造成我們傷病的原因，以及如何最能改善我們的健康。

這些改變我們對生命與死亡知識的人並非聖人，他們是一般人，只

不過是特別的一群。他們具有人類的美德，也有人類的缺陷。他們指出我們評估健康的方式有問題，而且他們可以解決這個問題，這需要大多數人都難以想像的信念、動力與專注。這意味著與阻礙你的好人為敵，或者跟你認為他們錯了或頑固的好人為敵。這意味著克服政治問題並接受競爭——爭奪金錢、權力和優先事項。

「全球疾病負擔」這項研究是如何成立的，以及它已經告訴我們的，是一個史詩般的故事。它包括戰爭與飢荒，總統與社運人士，億萬富翁與全世界數十億的貧窮人口。這個故事訴說科學革命的人性面，以及革命性科學家的人性面：他們的錯誤與挫敗，他們的個人弱點與挫折，他們如何面對批評者與對手，他們能否取得成功及如何取得成功。但即便是革命也有微小的開端。這場革命在四十多年前展開，在一部橫越撒哈拉沙漠的荒原路華（Land Rover）越野車上。

第一部
誰因何而死

Part I

WHO DIES OF WHAT

第一章
穆雷，穆雷，穆雷和穆雷

嚮導—背地圖的童年—「你有水嗎？」—藥物—致命的謎題—既懷疑又真摯的信徒

1973 年 3 月。撒哈拉沙漠。

這裡沒有道路，當然更沒有全球衛星定位系統（GPS）。人要是繼續向前，就得走上一條煙塵僕僕的小徑。有時，在一片迷濛之中，穆雷一家人看到一隻落單的瞪羚或幾名騎駱駝的旅人。偶爾，他們會發現一個村莊。可是，過去三天，他們什麼人也沒遇到。乾旱及白天高達華氏一百二十度的氣溫，使得這個地區幾乎無法居住。現在，下午四點，他們來到小徑的一個分岔口，不知道該走那一條路。

約翰，白髮，可能因日曬造成了禿頂，戴著老學究式的黑框眼鏡，駕駛著一部墨綠色的荒原路華（Land Rover）越野車。安妮，矯健俐落的紅髮女子，會陪伴約翰或駕駛另一部車的奈傑爾，他們的十七歲兒子。行李、帳篷、寢具、食物、爐子和其他旅行的補給品，占滿車內每一吋可用的空間。後座坐著十四歲的梅根和十歲的克里斯多福，他們的腳無法踩在車廂地板上，因為擺滿了扁平的五加侖金屬桶。裝水的桶子還滿滿的，但濺水的聲音，孩子們都聽見了。裝汽油的桶子已經空了一些，發出更大的聲響。汽油桶因此有時會互相碰撞，發出不吉利的回音。

大人們商量著要走哪條路。想成為人類學家的梅根，為了打發時間便想像住在他們要去的地方會是什麼情況。擔任家庭嚮導的克里斯，撥開遮住眼睛的過長棕色瀏海，再次研究他們這個地帶的唯一地圖。

　　這份地圖係由法國測量員以一公分等於四十公里的比例尺繪製，用土黃色來表示沙漠。每天早晚在拔營及就寢前，這個男孩都會把地圖攤開放在荒原路華的引擎蓋上，向他的父兄指路。地圖上的小小符號，像是Ｘ，空格或房子，表示可以加油、修車及簡陋住宿的地點。路線旁邊寫著短短的註記，像是「五（或十五或三十五）公尺外有好水」。在他們走過的無記號路徑，克里斯寫著：「只適合越野車和某些種類的卡車。走這些路需要嚮導或地面導航工具，不建議只開一部車旅行。」

　　克里斯穿著短袖襯衫和短褲，骨瘦如柴，膝蓋和手肘格外突出；在家鄉，位於明尼蘇達州黃金谷（Golden Valley），他的爸媽想要用蛋酒和冰淇淋把他養胖。不過，他的精力與勤奮使他看起來沒那麼瘦弱。「知道自己身在何方是一件大事，」他在多年以後說道。「穿越撒哈拉時，更是攸關生死。」現在，仔細核對他們的所在地，他計算著他們下一次加油的地點還在五百公里之外。

　　穆雷一家人決定走左邊那條路。他們揮著汗，花了一小時越過石子路，下到山谷或峽谷。接著是沙丘，在高溫中幾乎像是液態的。站在陡坡的邊緣，穆雷一家看到下方已經沒有路了。他們折返，再去探索另一邊。最後，路徑只剩一片黃沙。他們把「沙梯」──那是六呎乘二呎、布滿小洞的鐵板──放在深陷的輪胎下，回到原來的岔路。

　　身為智囊的約翰，在英國買了個指南針。現在，克里斯埋怨他不拿出來用。由於已經日落，他們準備耐心等待其他旅人，好詢問方向。也就是等候嚮導，而這原本是克里斯的工作。「他的評語很討人厭，」約翰在數十年後為他自己辯護。「可是我們不知道沙漠是什麼情況。如果

我們出發，我們可能會迷路。」

這是穆雷一家抵達非洲的景況，而艱難的部分還在後頭呢。

克里斯‧穆雷的整個童年都在背地圖。他的父母都是紐西蘭人，也是地球上最熱愛旅行的人。約翰是一名心臟科醫師。安妮是一名微生物學家。他們是在火車上相識的——1943年還是大學生時，他們在學校放假結束後搭同一班火車回去奧塔哥大學（University of Otago）。1950年代，他們一起在梅約醫學中心（Mayo Clinic）工作，後來，明尼蘇達大學邀請約翰擔任教授，他們便來到美國。

探險是他們一家人的嗜好。冬天時，約翰和安妮會帶克里斯和他的三個兄姐——琳達，奈傑爾和梅根，開車到科羅拉多州韋爾（Vail）的新滑雪渡假中心。夏天時，他們開車到南加州，在海灘上宿營。為了多看看鄉村，有一年夏天穆雷一家穿越黃石國家公園和提頓國家公園（Tetons）；還有一年夏天是去奧瑞岡州，並南下到太平洋沿岸；第三年則是橫越科羅拉多州。沿途為了省錢，約翰開車到深夜，把車停在路邊，搭起行軍床讓大家睡覺。安妮在偏僻的乳牛牧場長大，她教導孩子們接受到陌生地方冒險。「她總是想要看看下個山丘、下個彎道之後有什麼，」約翰說。

1960年代中期時，克里斯的大姊琳達已經大學畢業，在泛美航空（Pan American Airlines）擔任空服員。這份工作的福利是員工眷屬可以用票價的兩成，以候補方式飛到世界各地。打包好手提箱，有必要時就睡在機場，穆雷一家一有機會便出發，去過泰國、土耳其、黎巴嫩、埃及和印度。有一次，他們飛到了奈洛比，租了一部露營車，花了一個月在肯亞、烏干達和坦尚尼亞旅遊了一大圈。後來，看過奧瑪‧雪瑞夫（Omar Sharif）主演的電影《大騎士》（*The Horseman*）之後，安妮受到

啟發，決定他們要去阿富汗。當時還小的克里斯在四十多年後，猶記班達米爾國家公園（Band-e Amir）的藍色湖泊、高達一百二十呎以上的巴米揚石造大佛（後來被塔利班政權摧毀），以及一大堆的頭骨，人家告訴他那是七個半世紀前成吉思汗在該地區征戰的遺跡。

1973 年，約翰的下個學年獲准休假研究。他提議一家人去南非，那裡是克里斯蒂安·巴納德（Christiaan Barnard）醫師的故鄉，亦即世界上首例成功人類心臟移植手術的實施者。已是高中三年級的奈傑爾不肯去。這也是情有可原。即使他的父親想要在這年進行基礎研究，而不是參與政治，這名長髮的青少年不願住在實施種族隔離政策的國家。高中一年級的梅根和國小四年級的克里斯也是這麼認為。如果他們一家有一整年空閒的時間，他們應該直接去幫助急難的人們，孩子們這麼說。他們想讓自己發揮用處。世上不是有數百萬人迫切需要醫療照護嗎？

受到感動的安妮，著手規畫。「她熱愛沙漠和沙漠的一切，」約翰談起他們早年的旅行。「冒險人生的急劇改變」——由牧場女孩，到實驗室員工，最後成為明尼亞波利斯郊區的全職母親。透過他們的地方教會，西敏寺長老教會，安妮聯絡上美國基督教國際救濟會（CWS）的人員。他們說撒哈拉以南的非洲蓋了一所新醫院，在東非的尼日，不論是當年或現在都是地球上最貧窮的國家之一。穆雷一家可以去那裡幫忙嗎？

他們一家人坐在廚房餐桌，三個小孩和安妮都在遊說約翰。「這是好主意，」奈傑爾、梅根和克里斯說。「我們為什麼不做呢？」

「我們可以對人類做出貢獻，」安妮說。「小小的貢獻，不是什麼了不起的事。一家人一起合作，一起做點事。」

好吧，約翰說。或許這項挑戰對他們都好。他的父親在五歲或六歲時由黎巴嫩來到紐西蘭，挨家挨戶賣火柴，賺個幾毛錢。他的父母都沒

有中學畢業。他們經營歌廳式餐館，賣燒烤晚餐給美國大兵，還兩人二重唱，才賺到他的醫學院學費。自己的孩子在富足的郊區長大，卻都不是格外勤勉的學生，令他感到失望。他們想要到尼日服務一年？他心想，如果有任何事可以扭轉人生，這就是了。

這一家人籌錢，飛到英國，待在牛津，儲備未來一年的補給品。他們直接從索利赫爾（Solihull）的工廠用折扣價買下那兩部荒原路華越野車。他們搭渡輪由南安普敦前往法國，開車往南進入西班牙，橫越該國後由靠近直布羅陀（Gibraltar）的地方進入非洲。

然後便進入全球最大的沙漠。

撒哈拉沙漠涵蓋大約九百四十萬平方公里的地區，幾乎相當於歐洲，是德州的十三倍大。撒哈拉三面臨海：北方是地中海，西方是大西洋，東方是紅海。往南，沙漠消失在薩赫勒（Sahel），這個半乾旱地帶向來水氣較多，因此也較多人居住。可是，當約翰、安妮、奈傑爾、梅根和克里斯緩慢地往南行駛了數百公里到尼日首府尼亞美（Niamey）再往東開了一千三百公里到他們被分派的醫院，位於迪法城（Diffa），毗鄰尼日與查德及奈及利亞的邊境，炎熱與乾旱一直沒有消退。人們會攔下他們的車子，他們要來乞討。起初，穆雷一家以為他們要錢。可是，錢毫無用處。「你有水嗎？」他們問穆雷一家。「可以給我的小孩一些水嗎？」

他們在四月初抵達省府迪法。當地人口約 1000 到 2000 人，大多住在茅草頂的泥造小屋。所謂的醫院其實是一間小診所，由義大利人捐贈，很容易就能看到：兩棟長型、低矮的一層樓組合屋，是這個非常不現代的城鎮裡唯一的現代建築。其中一棟屋子是門診服務，有一個候診區，檢查室，一間實驗室和領藥處。另一棟屋子是住院病房，男性病患

與女性病患各有十張病床，還有護士休息室及手術室。裡頭全部空無一物。

屋面有放置發電機的台座，但機器還沒來。有一個水塔，但沒有水。有一間用品室，但幾乎沒有用品。

外頭，人們聚集在沙地上。那些人是病患。

穆雷一家想要見其他人員：醫師，護士，行政人員。有個政府官員走了出來。原來，先前抵達的另一名醫師看了一眼現場後就走掉了。

他們一家人氣急敗壞。「我們的情況很糟，」約翰說。「我們在這種情況下沒辦法做事。」還是其實他們可以？他們一路從明尼亞波利斯、綑在越野車上運過來的有他們自己的發電機、移動式心電圖機、一台舊顯微鏡、實驗室基本器具，還有大概可以撐上兩星期的醫療用品。他跟安妮在世界另一端的自家舒適廚房餐桌上商量：她想要冒險？現在，她如願以償了。假如他們待下來，約翰將是主治兼唯一的醫師。安妮和十四歲的梅根將擔任護士。十七歲的奈傑爾要維修設備及負責實驗室。還有十歲的克里斯呢？「我是藥劑師兼跑腿小弟，」他解釋說。

不然，他們可以回去他們大老遠來的地方。

「我們討論說，我們能不能在既沒水又沒電的情況下，經營這間醫院？」約翰回想。「我們認為，我們辦得到。」

診所旁邊有一棟醫師的小房子，圍繞著矮樹叢和開著粉紅和白花的馬齒莧。可惜，房子沒有開窗，只有空調機。就像診所一樣，這些在義大利援助的資產負債表上彷彿是給非洲的一大筆預付款。可是，沒有電力，它們都是累贅而已。除非下雨，但很稀少（薩赫勒的旱災是二十年來最嚴重的），他們一家都在戶外宿營。他們搭起床單以維持隱私，掛著蚊帳，打開行軍床，早上時再摺起來收好。起床後，他們看到頭頂上

的蚊帳。他們會立刻穿上靴子，並先檢查有沒有蠍子。

數世紀之前，這整個地區都是查德湖，可是旱災及乾燥的氣候造成淺淺的水域縮減，只剩下以前規模的一小部分，最靠近的地方要往東跋涉一百公里。鎮上廣場有一口水井，深達一千英尺，可供大家汲水。當地糧食短缺，是把去年的小米磨成粉。每天早上，克里斯都會聽到捶打的節奏，婦女們將小米加入香料和水，做得像粥一樣濃稠。

人們聽說醫院開張了，有個醫師提供醫療。他們走了數天數夜，自己來看病，或者帶他們的孩子或年老的親人來看病。約翰去找地方行政長官，申請使用水井的許可。獲得同意後，奈傑爾每天早晨都開車去取水。他費力地裝滿自家的金屬桶和一戶人家捐贈的兩百公升圓桶。接著，由於他們一家沒有可用的無線電或者救護車，這名青少年便在地方上漫遊，供水給有需要的人，順便把病重到無法走完這趟路的人接上車。梅根則和母親在早上接待病患。按照父親的指示，她配藥、打點滴、打針或縫合傷口。他們每天都得清掃地板的沙子和塵土，每三天便要拖地。至於電力，這家人完全無計可施。他們僅有的少量燃料，都用來在重要治療時啟動發電機。其他時候，只有在陰涼處和傍晚時才會涼爽，而照明則來自陽光。「如果我們做完醫院的事，我們就會去陪爸爸，」梅根說。當他在做例行性的手術時，她們便拿手電筒照明。

起初克里斯年紀太小，無法直接看護病人，因此曾短暫上過當地學校。那段經驗真是一場災難。克里斯有書卷氣，聰明，是兄姊之中最像學者父親的，他喜歡猜謎，玩「戰國風雲」（Risk）之類的桌上遊戲。這些都讓他不適合被束縛在單間小屋裡「學習」。他們講的語言他都聽不懂。凡是做錯事的學生都會挨打。他被傳染了 A 型肝炎，一種經由食物傳染的發熱型病毒，他原已瘦弱的體重掉了將近 40％，從 89 磅開始，最低降到 54 磅才穩住。「克里斯病得很嚴重，」約翰說。「我們束

手無策。」他們往西南開了七百二十五公里到奈及利亞北方的大城卡諾市（Kano），尋找補給品和新鮮食品。克里斯的皮膚是鮮黃色。他後來回憶，他使盡全力才沒有在大飯店外昏倒。

等他復原後，他的父母吩咐他去整理診所珍貴的少數醫療用品。在乾燥、有霉味的房間裡，他看到自己的父親瘋狂地打電話，要求所需的設備和盤尼西林等基本藥物。他們獲知，有一批藥在途中了。然後來了一張憑單，上頭用法語寫著：「藥物」（medicament）。太好了。克里斯和他的家人熱切地等候了數個星期。最後，一部滿載的小貨車出現在地平線上了。

他們拉下車斗擋板。上頭沒有藥物。小貨車裝的是數百或數千個橘子果醬罐頭，而且它們都有些撞壞了。這真的很荒唐——「像是荒謬劇場的一幕，」克里斯說。「你真的是哭笑不得，」奈傑爾說。「到底是怎麼由藥物變成橘子果醬的？」是翻譯錯誤？有人想要擺脫發臭的食品？是徹底的詐欺？當權者有人在乎嗎，抑或他們只想打發掉穆雷而已？答案不得而知。但克里斯明白兩件事：有關當局答應某件事，並不表示事情一定會成真；判斷是非的唯一方法是自己去發現。

克里斯開始在病房裡幫忙。炭疽病，結核病，被毒蛇咬而生壞疽的腿，由腳踝上探出頭來的麥地那龍線蟲（又稱為幾內亞線蟲）。「當時，那只是生活的一部分而已，」他後來說。「這就是我們做的事。那是我還小的時候，我從沒想過那是小孩子不該做的事。」有一天的午飯時間，克里斯看到醫院外頭有一名老人，倒臥在放空水桶的沙地上。「他很有尊嚴，」克里斯說。「他不想讓別人看出他生病了。」可是克里斯還是個小孩。「他把我拉過去，指給我看他在沙地上吐血了。」這名十歲的男孩跑去找爸爸，告訴他看見的情形。當穆雷一家把病人扛回醫院時，

克里斯一直握著那個老人的手。

約翰診斷他是肝硬化併發症，但不是喝酒引起的，而是血吸蟲病——這種寄生蟲侵入靜脈曲張，造成食道大量出血。這名老人極為感謝克里斯的協助，便請親友送給這個男孩一袋萊姆做為禮物，這是該地區幾乎前所未聞的奢侈品。可是，數日後，這名老人躺在病床上時，身體大量出血。而且，這次出血是致命性。克里斯非常傷心，但是他幾乎立刻就恢復工作。

從早到晚，憂傷的家屬用色彩鮮艷的布裹著生病的孩童從沙漠揹到醫院來，他們年紀和克里斯相仿，或者更年幼。這些孩童瘦到不成人形，只有破爛的衣衫和隆起的胸腔。有的孩子大聲哭喊，其他孩子連哭的力氣都沒有。很多孩子死掉。最慘的是一個極度營養不良的孩子被放在水盆裡，花了一整天才帶到醫院，他的父母是打算緩解孩子發燒。但是，當他們掀開蓋住水盆的毛巾要給穆雷一家看的時候，那個小孩早已溺斃身亡。

克里斯的兄姊對於目睹的景況極為難過。「你可以理解成年人的死亡，」奈傑爾說。「可是，小孩子的死亡——你本身就是那個年紀的孩子——他們和你一樣。」他記得，看見那麼多人死亡，對他的心理產生「衝擊波」。四十年後，梅根談到這段記憶仍舊哽咽。克里斯則像他父母一樣抿住上唇。這成為他一輩子的模式：壓抑負面情緒，將精力發洩到工作上。醫師不哭泣，更不會在病患面前哭。他們必須全力挽救性命。「他的性格變得更加外向，」約翰說。「他變得更加堅定，更加執著。」

治療脫水及營養不良病患的第一步是給他們補充流質。第二步是到市場上買食物，設法餵食。可是，隨著時間流逝，穆雷一家注意到一件事，起初覺得很奇怪，後來卻讓他們困擾。儘管發生乾旱與饑荒，他們

附近的部族幾乎沒有人罹患瘧疾及常見的病毒性疾病。這種情況似乎違反營養科學的基本原理，亦即挨餓的身體很快便會生病。令他們困擾的是，當人們住院之後，情況便逆轉了。不管他們住院的主因是什麼，他們都會感染瘧疾，甚至不必生病便會得到瘧疾。來探病的健康親友也變成受害者了。

這令人費解，尤其是在乾季最乾燥的時候，更無法怪罪雨水或蚊子。醫院裡有什麼東西讓大家生命垂危，不論是不是病人。到底是什麼呢？「或許我們發放的維生素藥丸在毒害他們，」梅根說。

她是在開玩笑，可是病人和城外來的親人都吃到的東西就是食物。這樣就有道理了。他們快要**餓死了**──成年女性平均體重僅 96 磅，成年男性也才平均 112 磅，營養補充品或額外的熱量怎麼可能會對他們有害呢？

約翰·穆雷是那種鼓勵自己的小孩去質疑傳統觀念的學者。在他擔任醫學研究人員的整個生涯中，他都在研究鐵的新陳代謝，那關係到各類疾病，包括早產和心臟病。主流的科學看法是，一定要避免缺鐵。或許是吧。即便是在美國，兒童據說也缺乏鐵質，製藥公司在兒童維生素裡添加鐵質。可是，萬一某些寄生蟲，傳染病的主因，會因為鐵質而長得更好呢？約翰推論說，他們在餵食病患及其親人的同時，可能也滋養了那些寄生蟲。當然，他們不能讓那些人挨餓，可是胡亂餵食或許同樣糟糕，甚至更糟。「在發生違反一般觀察的情況時，」約翰說，「你真的需要冷靜地看待它。」現在應該來發掘事實了。

為了測試他們提供的食物是否助長了瘧疾，約翰叫克里斯和梅根記錄十六歲以上的成年病患與陪病親人的身高、體重和營養狀況，首先是在他們抵達醫院的時候，接著是過了四十八小時之後，最後一次是在五天後。在相同的期間，安妮和奈傑爾發動他們的越野車，把顯微鏡接上

發電機，測量血色素濃度、紅血球細胞數、血清鐵和總鐵結合能（TIBC）。

接受測試的人在入院前都沒有瘧疾的跡象。他們都吃脫脂奶粉，穀物和不含鐵的綜合維生素。在後續的感染中，72 名病患之中有 23 人遭到波及，109 名親人之中則有 51 人染病——也就是被餵食的人，每 5 人就有 2 人發病。抗瘧疾藥物氯奎寧（chloroquine）對他們有效，不過到底是什麼讓他們生病？

穆雷一家真的可以說鐵質是主因嗎？瘧疾的發病高峰是在入院的第五天。實驗室的測試顯示，第五天也是血液裡的鐵質在達到最大飽和度之後，開始趨於下降。這點確實看起來可疑——如同清晰的腳印把我們從謀殺案的受害者引領到他最好朋友的家裡。但是，要如何把這項警訊傳播給外界呢？他們這麼做之後，會有人相信他們嗎？

克里斯隨父母返回了明尼蘇達州。可是他們在非洲的經歷所引起的問題，仍有待穆雷一家去解答。他們決定把他們在診所觀察到的神秘瘧疾事件寫出來——不是讀者投書或回憶錄，而是科學報告。在他們一家對薩赫爾診所的觀察之外，約翰又加上他自行設計的一項實驗，給患有瘧疾的老鼠肌肉注射鐵質，結果加速了感染。安妮則是把以前有關缺鐵治療及發病的研究做了歷史性回顧。不想費事一步一步來，他們將報告投稿到英國醫學期刊《刺胳針》（*The Lancet*）。因為他的孩子都參與了這項研究，約翰決定讓奈傑爾和梅根也掛名。主編也接受了。穆雷、穆雷、穆雷和穆雷撰寫的第一份報告〈再餵食——瘧疾和血鐵過少〉，刊載於 1975 年 3 月 22 日。現在，他們的研究結果可以被廣大的醫師和公共衛生工作人員看到了。

1823 年創刊於倫敦的《刺胳針》，是全球最具影響力及最權威的科

學期刊之一。它的內容不只其他傑出科學家會看到，還有決策者及全球媒體。該篇文章刊登後，英國廣播公司（BBC）打電話給約翰。他們問說：「你認為不該讓大家吃東西嗎？」他笑了笑。「當然不是。」他只是不想在會讓他們生命惡化的情況下餵食人們。沒有人死於迪法的觀察式實驗，可是標準慣例認為對人們應該有幫助的反而害了他們，尤其是挨餓的兒童。

　　克里斯年僅十二歲，是唯一沒有在第一份報告掛名的家族成員。但情況很快便改變了。1975 年到 1980 年的每年夏天，他都和父母重回非洲。在伊索比亞東部的歐加登地區（Ogaden），約翰、安妮、梅根和克里斯為 1.6 萬名索馬利亞難民開設流動診所。在馬達加斯加北方的印度洋熱帶島嶼，科摩羅群島，他們經營學校保健室，評估該國改善健保的能力。在肯亞的裂谷（Rift Valley），他們一家服務及研究東非著名的半遊牧戰士部族馬賽族（Maasai）。在各個極其不同的地方，穆雷一家都找到牴觸治療營養不良的標準建議的新證據。及至 1980 年，他們已共同發表十多份報告，主題包括飲食、饑饉、再餵食和疾病，刊載的期刊除了《刺胳針》，還有《英國醫學期刊》（*British Medical Journal*）、《英國營養期刊》《*British Journal of Nutrition*》、《美國臨床營養期刊》（*American Journal of Clinical Nutrition*），及《生物學與醫藥觀點》（*Perspectives in Biology and Medicine*）。克里斯的第一次正式發表報告是在 1976 年 6 月 12 日出刊的《刺胳針》，那時他才十三歲。

　　在肯亞，他們待得最久也最穩定的地點，穆雷一家生活在灌木叢裡。梅根和奈傑爾現在都已經在讀大學了。與父母一起工作時，克里斯撰寫病歷，配藥及執行基本看護。如同先前他的兄姐所做的，他拿手電筒替父親照明，並學會遞解剖刀、鑷子和繃帶。在大草原上，這名青少年留起小鬍子，在荒原路華越野車的方向盤前學會了開車。

不論在家或國外，他的體格與心智都大幅成長。當年體型較同年齡的人瘦小，父親口中的「安靜年輕人」克里斯，現在已是玉樹臨風。他的姿態與眼神充滿自信。在明尼亞波利斯的地區高中，克里斯除了擔任畢業生致辭，還滑雪、跑步，並參加辯論隊，樂在駁倒對手的薄弱推理。描述一小群人只憑著無所懼的勇氣克服廣大與強大威脅的托爾金（J. R. R. Tolkien），成為他最喜歡的作家。他決定要成為科學家。他要研究生命與死亡，治癒人們。「他對努力工作上了癮，」約翰說。「他根本不需要別人催促。」

　　在非洲，夜晚時，在晚飯之際，一邊享受著涼爽與涼水的單純樂趣，度過辛苦的一天後，安妮會安慰克里斯。約翰則會詢問他在病患身上觀察到什麼重大模式。他受到教導，醫學問題的數量與種類之多使得嚴謹的實驗更加重要。如同他們整家人在回應兩名營養學家的批評所寫的一封信中提道：「扶手椅邏輯在生命現象分析不具地位；有無數例子顯示最具說服力的醫學邏輯，數十載來誤導醫師維持無用的觀念與治療方法。」

　　沒有醫師的醫院。藥物變成了橘子果醬。比疾病更嚴重的治療方式。克里斯‧穆雷在他的十八歲生日前領悟到，傳統觀念可能殺人，而科學可以拯救生命。如果我們對人類健康的知識像是一張地圖，上頭布滿錯誤的彎道、遺漏的資訊，和似乎只會導向死巷的岔路，若想幫助大家，你必須矯正錯誤，並且補足疏漏之處。和他的母親一樣，他不會畏懼選擇一條他認為正確的路途，不管何種險阻。如同他的父親，他相信分析的力量可以揭露世界的真相，而不是像別人說應該是怎麼樣。他不知道他是否會繼承父母的衣缽，可是他已經在摸索自己的道路。

第二章

第三世界與書呆子世界

「拯救世界」俱樂部—「進化目的何在？」—另一道謎題—祕密與握手

　　1980 年，穆雷到哈佛讀大學。他是那種高成就、有點古怪、後來往往進入長春藤盟校的高中生，他的室友庫哈尼（Thomas Henry Rassam Culhane）也是其一。庫哈尼是愛爾蘭及伊拉克裔美國人，在芝加哥及紐約長大，八年級時便離開學校，進入小丑學院（Clown College）就讀。一年後，年僅十四歲，他便成為玲玲馬戲團（Ringling Bros. and Barnum & Bailey Circus）史上最年輕的支薪小丑。他的藝名叫「蒂希，笑聲律師」（Tee Hee, Attorney at Laugh）。

　　庫哈尼是在哈佛新鮮人戶外課程結識穆雷，大約十二名新生分成一組，在開學前進行為期一周的宿營旅行。他們要去攀登緬因州畢格羅山艾利峰，庫哈尼想帶一把吉他去，別人叫他不要帶，穆雷則力挺庫哈尼，兩人便成為好兄弟。「如果他認為自己辦得到，他就應該可以去做，」穆雷說。「那是他的挑戰。」庫哈尼以前從沒看過有人能這麼迷人又令人畏怯，或者對於自己的競爭力這麼有把握。穆雷就事論事一口氣地說：「我會比你更快登頂。」下一口氣，他又說：「可是我想你也能辦得到。」庫哈尼本人很頑固，又有強烈的認同感，他把這兩種評語都當成恭維。「我夢想那個年紀該有的一切，克里斯全都有，」他回想。「他有一種無人質疑的權威感。他去過那麼多地方，做過那麼多事情。」

這兩人成為死黨，等到開學後，便和另一位同學組成了三個人的「拯救世界」俱樂部，熱烈地討論提供食物、庇護所、清潔飲水和能源給急難的人們，有哪些條件是必須的。第一個學期時，穆雷建議三人一起去學習使用車床和鑽床，培養在田野實用的技能。庫哈尼並不信服。他問說，「我來讀哈佛，還要去工具行上課？」。是的，穆雷回答。「假如我們要拯救世界，我們不能只是發展我們的心智，」他跟朋友說。「我們必須能夠用雙手工作。我們必須能夠打造實體物品。」

　　穆雷所做的每件事都有其目的。第一次到學生餐廳吃晚飯，在排隊時，他問說：「你要喝咖啡嗎？」庫哈尼聳聳肩。他從來不喝咖啡。「如果你要喝，就喝黑咖啡，」穆雷說。「咖啡是興奮劑，是藥物，不是飲料。喝它就是為了它的用途：熬夜。」當穆雷觀察到庫哈尼頻頻洗手之後，便告訴他，他必須丟棄他的抗菌香皂。「我們在非洲發現到，如果你太常洗澡，你會因為太過乾淨而生病，」他說。「你不會想殺死好的細菌，而產生抗藥性。」

　　有些人不了解穆雷。即便是在哈佛精心組合的怪咖與異數之中，穆雷也被認為是奇特的。他太過熱烈，太有自信，太不關心別人的想法。他們一直問庫哈尼。「你是怎麼跟克里斯當上朋友的？」可是那些跟他同樣具有各方面熱情的人，則欣賞他這種性格。和庫哈尼在一起的時候，穆雷就是探險家、工程師和科學家。和運動員在一起時，他是滑雪隊員和激烈的美式壁球、英式壁球和橄欖球選手。和國際學生在一起時，他是了解這個世界的人。「跟他在一起很有趣，」庫哈尼說。「看到他的社交網絡，並且參與其中，很有趣。」

　　幾乎所有的哈佛新鮮人都在中央校區活動，也就是被稱為哈佛園（Harvard Yard）的大型方院。為了待在學校的其他時間，他們申請了十二棟「書院」其中的一棟——這些精緻的學生宿舍有自己的餐廳，圖書

館，社交區和文化。庫哈尼已加入劇院和音樂社團，一心想要入住羅威或亞當斯這兩棟「藝術」書院之一，它們毗鄰校園中心及查爾斯河。可是，等到要遞交申請書的時候，穆雷興奮地告訴他。「我們要入住居里書院了，」那是比較不受敬重的三棟住宿大樓之一，原先是為了拉德克里夫學院（Radcliffe College）的女學生而建造，而且跟其他高年級生距離一哩以上的路程。

庫哈尼崩潰了。「那是他們所說第三世界與書呆子世界交會的地方，」他表示。

「沒錯，」穆雷說。「這豈不是太完美了嗎？你可以騎你的獨輪車去上課。」

某晚，有人向舍監舉報，穆雷打破居里書院入口處的一大片玻璃窗。他是被誣賴的，不過情況對穆雷不利，因為他被人看到拿著 PVC（聚氯乙烯）製成的吹箭筒，還有黏著紙錐、做為吹箭的釘子。

「你對於他的行為有何看法？」學務長把庫哈尼找來問說。「他可以留在學校嗎？他有精神病嗎？」

這名小丑必須忍住不笑才行。「克里斯激勵了我們，」庫哈尼說。「你不能把認真上課，想要學以致用的人趕出學校。」庫哈尼解釋說，因為除了其他哈佛學生，穆雷希望也能夠和狩獵採集者一起生活，「他當然要製作一根吹箭筒，」他接著說，「而且，」因為他是克里斯·穆雷，「吹箭筒一定管用。」

穆雷還在大學時期就想要解決的大問題——挑戰及克服那些影響世界各地人們健康的眾多障礙——有許多可能的方法。他的父母是科學家及醫學專業人士，他假設自己以後也會是。但是要如何才能造成最大的影響？如何才能接觸到比身為醫師所能協助的病患還要多的人？

首先，生物學令他著迷。庫哈尼在他們的宿舍房間裝飾著雨林、沙漠和非洲大草原的照片，並有著一位共同的英雄，哈佛的演化生物學家及普立茲獎得主威爾森（E. O. Wilson），他主張所有動物，包括人類，其社交行為係由遺傳與其文化或環境塑造而成，後者或許占更大因素。他們兩人找到的打工都是為傳奇阿拉伯教授畢夏（Wilson Bishai）做事。「我的工作是幫他把古蘭經輸入到一台 Apple II Plus 電腦，」穆雷有一天跟庫哈尼說。「他需要另外一個人輸入字典。」這表示要學習用完全沒學過的字母打字，但這也不是問題，穆雷說：「你只需重新設定你的大腦就好了。」

穆雷為他們規畫在大三那年出國到中東。可是，在他們離開新英格蘭之前，他說：「我們去滑雪吧。」

「這是什麼意思？」庫哈尼說。他們需要錢，而現在，馬上就要出發了，穆雷卻叫他們跟三個富裕的滑雪隊弟兄合租一棟新罕布夏荒野中的木屋。庫哈尼指出，他們住在閣樓公寓。而且向來瞧不起他。況且，滑雪很愚蠢。「你上去後又下來，」庫哈尼跟他朋友說。「演化目的何在？」

他們對每件事都提出這個問題。穆雷早已準備好回答。「當你站在滑雪坡時，你往下看，你可以決定自己要做哪種生物，」他說。「等你決定好要滑某一條路徑，你便無法回到上坡。你已下定決心。等到你滑到下面時，只會有一種結果。」

「他對滑雪有這種看法，激起我的興趣，」庫哈尼回想。沒多久，他便全身著裝，手裡拿著滑雪杖，腳上套著又長又窄的滑雪板，搭著纜車到山上。這時，穆雷以他特有的風格，站在坡頂說：「待會見。你看著辦吧，」然後便咻地一聲出發了。「所以我必須自己學滑雪。」庫哈尼笑著說。「到最後，我學會了。」

同時，穆雷一直跟別人講起他們的行程，藉由勾起他們共同的冒險精神來吸引潛在的金主。「你們需要資金，對吧？」滑雪隊的三名弟兄在回程開車時問他們。他們每人同意捐款 50 美元。

　　穆雷和庫哈尼買了單程機票到巴黎，搭火車三等艙到馬賽，然後買了一艘老輪船的四等艙船票到突尼西亞，在暴風雨的地中海睡在甲板上。為了支付他們抵達之後的每日開銷，他們找到替哈佛廉價旅遊指南系列《Let's Go》研究及撰稿的工作。他們去水肺潛水、騎馬、海中游泳，靠著在鹽水裡洗過的杏仁充飢，威爾森說，雪猴也是用這種方法來洗米。早先，穆雷在突尼斯五哩路以外的學生宿舍找到低價住宿。回去吃晚飯需要跑步四十五分鐘。野貓在學生餐廳裡遊盪，跳上桌偷走食物碎屑。「那對我是一種衝擊經驗，可是克里斯坦然以對，所以跟世上最貧窮的學生住在一起，我也面不改色，」庫哈尼說。

　　有一晚在宿舍裡，庫哈尼彈著吉他，帶領大家一起唱歌，穆雷認識了一名和他們同年的迷人法國女子。艾格妮絲身高五呎三吋，黑髮。她的父親是一名藝術史學家，母親是家庭主婦，他們住在克萊蒙費朗（Clermont-Ferrand），法國中部的古老城市，她跟他們上相同的暑期語言課程。庫哈尼在彈吉他時，注意到他們兩人在講話。他們自己走開，遠離其他人，沒多久倆人在一起的時間越來越多。

　　暑期課程結束了。艾格妮絲回到法國，答應會保持聯繫。庫哈尼前往開羅去教英語，參加了一個搖滾樂團，和埃及馬戲團一起訓練。穆雷則為《Let's Go》探索埃及的其他地方，接著前往巴基斯坦和印度。一年後，這兩名室友在 1983 年秋季才又團聚，那是他們在哈佛的第三年。庫哈尼說，這段經歷改變了他們。「我們跟窮人一起生活，才能了解他們，」他說。「我們不是打屁的毛頭小孩。」

　　回到校園後，他們暱稱「艾德」的威爾森——大上他們三十歲並是

世上最傑出的科學家之一，成為穆雷的恩師，指導他寫作大四論文，主題是分析某個特定地區做為獵物或自然保護區可以維持多少物種的數量。威爾森成功把穆雷的論文推薦給哈佛最高的大學生論文獎項，稱讚它「傑出，有許多可能的應用，」根據「高度原創的研究，足以構成博士論文的重要部分。」可是，穆雷早已由生物學轉移到新的興趣。有史以來，哈佛學生首度可以在宿舍房間內使用個人電腦。穆雷向庫哈尼借用。「未來你將能夠在電腦上把每件東西視覺化，」他說。經濟學同樣吸引著他。他們一定要到經濟系修課，才能了解這個世界的運作。

「我不喜歡這個世界的運作方式，」庫哈尼說。「如果你去上那些課，你會被改變的。」

「我不會，」穆雷說。「我可以去修那些課，找到看待與詮釋事物的新方法。」

他開始替庫哈尼在經濟學教科書上做記號，敦促他說：「你一定要讀這個。」

庫哈尼完全被嚇退了。「那都是數字和圖表，」他告訴穆雷。

「確實做得很糟，」穆雷坦承。為了理解全景，你必須想像數字與插圖所顯示的事物。他提醒庫哈尼他們在中東所看到的人們，並且訴說他協助父母在非洲各地村莊做行腳醫師的故事。由一張貧窮的圖表，他回溯到受苦的兒童、貧困的父母、想要合力增進健康與財富的家庭。「他就像個透視者，」庫哈尼心想。「他可以看到過去與未來。」這些數字在穆雷眼中栩栩如生。「但在我看來，」庫哈尼說，「它們就停留在頁面上。」

庫哈尼心想，他的朋友找到了他可以調查各洲的有利位置。「克里斯從來沒有跟學校裡的任何人競爭，當然更不會跟我競爭，」他說。「他一直想要提升自己，好趕上他的家人。」穆雷講起他的父母和兄姊

便流露出無比的孺慕之情。他想要證明自己也可以同樣專注及有效地改善這個世界。

　　在大三那年的 1 月，穆雷獲選為羅德學者（Rhodes scholar），這是英國牛津大學最卓越的研究獎助之一。最後一次在夏天和父母前往肯亞之後，他在 1984 年秋季抵達了英國。

　　以學術環境來說，牛津在某方面和哈佛正好南轅北轍。在牛津，人們的社交生活是很有組織的，學術生活則很沒有組織。對穆雷而言，這是完美搭配。他滑雪，玩壁球和板球，參加高桌晚餐（譯注：High Table dinner，牛津大學每週二晚上舉辦的正式餐宴，讓在校教授和學生邀請校外親朋好友參加。），和其他羅德學者往來，除了其他學生，他還結識了日本皇太子。他在突尼斯認識的法國女子艾格妮絲，也來唸牛津研究所語言課程。他最欣賞的作家托爾金，在 1940 年代及 50 年代曾在穆雷於牛津大學就讀的默頓學院（Merton）擔任教授，他的存在感依然很明顯。穆雷漫步在「日晷草坪」和其他奇怪命名的地點，那是最適合沉思的地方，決定該如何把握這個機會。理論上，他在默頓學院研讀國際衛生經濟學。事實上，他正在擘畫他的未來人生。

　　穆雷最初在為他的牛津博士論文進行研究時便問說，假設你想要讓全世界變得更健康，你要怎麼做？

　　十年前，這個答案很簡單，至少對經濟學家而言。生病的人往往也是貧窮的。想要變得健康，他們便必須變得更富裕。窮人會餓肚子，而錢可以買到食物。窮人在靠近他們便溺的地方洗澡及飲水，而錢可以買到水管系統。窮人缺乏醫療，而錢可以買到疫苗和穿著白袍的專業人士來施打疫苗。醫師兼人口統計歷史學家湯馬斯・麥基昂（Thomas McKeown），曾研究英格蘭和威爾斯在 1850 年到 1970 年之間死亡率的

下降，正是這種想法的代表人物。麥基昂表示，比較已開發和開發中國家，「無疑地，衛生經驗的差異主要歸因於貧窮的直接或間接影響，如果可以將低落的生活與醫療水準提升到最高，便可大致上消除這種差異。」

然而，這種看法改變了。有些勇敢的研究人員走出圖書館、實驗室和教室。他們參訪世界各地的大型健保計畫。在那裡，他們發現到再明白不過、卻遭到忽視的事情。**窮人並非都一樣**。沒錯，窮人都沒什麼錢。可是，不斷有報告宣揚一些低所得國家，像是中國、哥斯大黎加、斯里蘭卡和印度的喀拉拉邦，那裡的居民比其他國家來得健康，而且就死亡率好轉來看，甚至比許多富裕的西方國家表現更好。舉例而言，根據世界銀行，中國、斯里蘭卡和印度的喀拉拉邦，1980 年代初期的人均所得最多為 330 美元。然而，他們的出生時平均餘命都接近七十歲。哥斯大黎加的人均所得是 1020 美元，根本比不上美國。然而，這兩個國家的嬰兒和成年死亡率卻差不多。

舊有依據經濟成長的衛生改善模型，被稱為「北方典範」。而稱作「南方典範」的新模型則主要為健保、教育和營養三管齊下。例如，洛克斐勒基金會在 1985 年發表一份極具影響力的報告，《低成本的良好健康》，宣揚中國的愛國衛生運動，哥斯大黎加的全民健保，斯里蘭卡的土地改革運動，和喀拉拉邦的農村護士助產士，是這些地區的居民活得比較好的理由。可是，報告只有一些零星的確切數據，大多是平均餘命。穆雷問說，誰是真正特別的，哪些確切的介入手段能達到最大的益處？

在圖書館，他看過他所能找到的每一本聯合國機構和世界銀行統計資料匯編，其為國際衛生數據的兩大來源。他想要了解兩件事。第一，你如何得到一國人口的衛生概略，才能真的說：「瑞典比加拿大健康，」

或者「尼日不如奈及利亞健康」？第二，哪些確切的因素導致一些國家比其他相同所得水平的國家表現得更好？「我們怎麼知道誰是真正特別的，好讓我們複製他們的經驗？」穆雷忖度著。「那些證據夠不夠確鑿，可以把極不完美世界的數據拼湊起來？」

他早已知道個別的實地介入措施是有限的。現在，他看到最高機構所提供的資訊存在著巨大差距。舉例來說，顯然衛生計畫人員與經濟學家最常使用的健康狀態指數是一個國家的嬰兒死亡率。就衛生計畫而言，幫助嬰兒活過一周歲是個很好的計畫，可是你不能把某個地區的進步誤以為是全面的進步。穆雷把最值得任賴的國家平均餘命數據，相對於這些國家的嬰兒死亡率，繪製出一張圖表。圖表顯示兩者之間只有模糊的關聯，而並非緊密相關。假設烏干達有個小孩叫貝茲，而伊索比亞有個小孩叫比爾，即便這兩個國家的嬰兒死亡率是相同的，而且這兩個小孩都活到了青少年，他們的平均餘命可能差了十年以上。那麼貝茲和比爾需要的醫療照護是相同的嗎？

其他資料在各方面都不合理。開發中世界只有一些國家擁有完整的生命登記制度，也就是說，他們擁有至少九成本國人口的出生、死亡和人口普查紀錄。其他人的基本衛生統計是如何產生的？穆雷算了一下，聯合國機構用來估算平均餘命的模型至少有五種，獨立人口統計學家使用的則有四種。它們估算的結果可能相差多達十五年。舉例來說，根據世界銀行的人口、衛生和營養部門，剛果 1980 年到 1985 年的平均餘命是 60.5 歲。而聯合國人口司轄下的估計及預測部門則表示是 44 歲。以納米比亞來說，差異是 12.2 歲；南非的差異則是 10 歲。

某位專家眼中的廢人可能是另一名專家的明星，取決於他們使用何種估計。例如，在 1981 到 1985 年間，孟加拉、不丹、緬甸、剛果、蒙古和北韓均登上學術專家列出改善壽命「超優」或「優良」的名單。按

照他們的範例所實施的公共衛生計畫，吸引了注意力和資金。領導人應該將有限的時間和資金聚焦在更安全的出生條件或者降低醫院的部分負擔醫療費用？還是改善營養或更好的飲水？萬一以上各項都沒有年輕婦女就學時間來得重要呢？決策者係根據片斷及矛盾的資訊來做出決策和分配資源，而大多數資訊充其量只是猜測而已。

穆雷心想，從事國際公共衛生或許是讓我們的地球更健康、更幸福、更繁榮與更和平的最好辦法。它按理說是世上最重要的工作。但是，我們怎麼斷言什麼會讓人們活得更健康，假如我們甚至不能確定他們何時及如何死亡呢？

牛津創立於 1096 年，哈佛則成立於 1636 年。穆雷取得資料的主要國際機構都很資淺，為二次大戰後才成立：總部設在華府的世界銀行成立於 1944 年，宗旨是促進經濟發展；總部設在紐約市的聯合國創立於 1945 年，宗旨是促進政府協議；世界衛生組織（WHO），設在日內瓦的聯合國機構，成立於 1948 年，宗旨是協調、建議及援助各國衛生體系和公共衛生計畫。1985 年 1 月，穆雷隨同另外兩名羅德學者前往日內瓦。他想要知道他在國際衛生數據所看到的問題是不是真的，假如是的話，要如何才能解決。

有個服務於世衛組織的前羅德學者，為這群訪客舉辦一項盛大的導覽。「那是最不可思議的教學行程，」穆雷回憶說。「我們三個年輕人，四處遛躂，拜會這個組織的所有大官」——秘書長，副秘書長和無數部門主管。說起來，這些官員因為身居要職，根本無法回答這名二十二歲年輕人的仔細問題，甚至不知道是哪些下屬製作出穆雷在圖書館看到之後感到十分困惑的數據。不過，穆雷還是學到很多。

建於 1960 年代中期的世衛組織總部，是一棟正面很寬的九層樓建

築，外觀使用玻璃與鋁框。由樹籬圍繞，座落在斜坡草坪上，從遠處看，像是一個巨大的矩形玻璃容器。大樓的公共區域很通風，很好看，散置休閒的座椅，還裝飾著抽象藝術，歷任公共衛生領導人的半身像，以及會員國捐贈的雕像和雕刻。高聳的混凝土牆回響著十二國語言的交談聲，大理石地板有深深淺淺的白、黑、橘和棕色斑點。穆雷的參觀行程終點是毗連的執行理事會大樓，那是一棟石造方型建築，內部裝潢是60年代的明亮橘色。在召開執行理事會會議時，獲選為世界衛生大會指導及實施決策的各國衛生部長分坐在四十人的大型圓桌。

在樓上的旁聽席，穆雷和朋友搶著戴上提供同步翻譯的耳機。即使翻譯為英語，他們也聽不懂各國代表在爭論些什麼——那是聯合國的官僚術語。不過，他們的東道主把翻譯又轉譯成坦白的實況報導：「他想要資金，」「她想要取代她老闆的工作，」「他說他會跑票，如果他們也這樣的話。」這對穆雷來說太新鮮了。他明白到，改善世界衛生的最廣泛、最多資金的計畫，完全不同於他與家人參與的個別努力或是他與庫哈尼所想。這些計畫是政治與外交，允諾與威脅，秘密與握手。

穆雷拜會了負責防治麻疹、瘧疾和其他重大疾病計畫的國際領導人，他連珠砲地質問他們急切的、幾乎粗魯的問題。他的東道主或許感到疑惑，但很支持他，便帶他去找衛生統計司副司長，來自澳洲的伊恩・卡特（Ian Carter）。穆雷用更加唐突的態度重複他的問題。他解釋說，他試著了解非洲和其他開發中地區的死亡率數據是從哪兒來的，卻徒勞無功。卡特上下打量他。對死亡資料的細節有興趣的羅德學者？正巧在日內瓦有另一個人，比穆雷大不了十歲，也問過相同的問題。「你需要去見的人是艾倫・羅培茲。」卡特說。

兩人三十年的合作就此展開了。

第三章

如何死在統計中

較弱勢的性別——「其中有相同的死因嗎？」——令人鼓舞的衝突

　　捍衛這個世界的健康不但有賴於醫藥，同樣有賴於數學，而可以蒐集與理解大量數據的人正是公共衛生（相對於個人衛生）運作的關鍵。首先由流行病學（epidemiology）這門科學來談起。這個字源於希臘，意思是「研究發生在人們身上的事」。不同於大多數的醫師，流行病學家並不面對個別的患者，而是廣大的人口——造成人們生病的原因是什麼，疾病是如何蔓延的，這些疾病如何加以控制。流行病學在十九世紀末成為一門正式的學科。成功運用醫學統計的經典範例是 1854 年倫敦蘇活區（Soho）的霍亂疫情。那是在疾病的細菌理論形成的數十年前，約翰・史諾醫師（Dr. John Snow）繪製出霍亂病例爆發的地圖，指出布洛街公共汲水站周邊形成一個群聚（後來證實該汲水站就設立在一個舊糞坑的旁邊），並說服有關當局拆除汲水站的把手，讓汲水站無法使用，因此截斷當地疾病傳輸的主要原因。

　　多虧了日後的流行病學家，我們才知道洗手與手術器械消毒的好處，吸菸與肺癌之間的關聯，性交與人類免疫缺陷病毒（HIV）／愛滋病（AIDS）之間的關聯，SARS（嚴重急性呼吸道症候群）在 2002 年至 2003 年全球大爆發時如何蔓延得那麼快速。在這些案例中，都是醫師與生物學家找出這些疾病擴散的原因與途徑。可是，有人運用了統計

數字，首度讓世人了解發生什麼事，在哪裡發生，發生在哪些人身上，病例有哪些共同的外部因素——不論是公共汲水站，骯髒的手指，香菸，性伴侶或其他。

艾倫・羅培茲（Alan Lopez），穆雷去見的那名年輕世衛組織研究員，在家鄉澳洲拿到數學系學士學位之後，於 1973 年到印第安那州拉法葉的普渡大學攻讀統計學碩士學位時，發現了流行病學。「我為它深深著迷，」羅培茲回憶說。「我對於統計學的應用有興趣，例如計量經濟學。我想或許我應該去銀行或金融業工作，可是我對那種工作沒什麼動機。不過，我很熱衷於將統計學應用在醫學上。」

他發現自己無法攻讀流行病學的博士課程，因為他不是醫師。退而求其次就是人口統計學，亦即人口的研究，由出生率與死亡率開始。澳洲最高研究機構，位於坎培拉的澳洲國立大學（ANU），該校的人口統計學課程提供醫學副學科。他心想，這樣就差不多了吧。唸完普渡大學之後，羅培茲便回到世界的另一端，完成博士論文，題目是澳洲一百二十五年來死亡率的改變。

他的統計顯示，二十世紀之初，澳洲男性的壽命幾乎和女性一樣長，男女之間的壽命差距不過三年而已。然後，由於家庭計畫服務的普及，更好的優生保健，以及越來越多人在醫院生產，接生水準也提升，死於難產的女性減少了很多。同時，男性大量吸菸、減少體能活動和飲食不健康的百分比增加。根據羅培茲資料庫的最新年份，1975 年，和美國一樣，澳洲亦面臨男性心血管疾病急劇增加。在有紀錄的歷史上，男性死亡率首度在沒有戰爭或瘟疫之下出現上揚。男性與女性之間的平均餘命差距如今已達七年或八年。

羅培茲的論文，題目是〈何者才是較弱勢的性別？〉，提出了數據，並依賴流行病學做為解釋。這種做法很大膽。人口統計學向來只關

心死亡率，用年齡及性別來分類，而不關心人們的**死因**。他們問的是，中年男性每年死亡的人數，而不是他們死於心臟病或者他殺。而流行病學家通常只專注在某次特定的疫疾爆發，而不是整個國家及大陸的趨勢改變。他們問的是，為什麼男性死於心臟病，而不是總共有多少名男性死亡。[1] 羅培茲拒絕接受學科與定義之間的差異。他覺得重要的是，有人正在死亡。「我處在人口統計學及其對人口改變的說明——包括死亡率，以及試圖解釋死亡率的流行病學——之間的有趣領域。」他回想。死亡的情況及原因，終於被迫互相溝通了。

畢業後沒多久，羅培茲便前往日內瓦——正好是他的女友琳恩喜愛的地點，琳恩是他在澳洲國立大學認識的丹麥博士生——到世衛組織的衛生統計部工作，從事一項死亡率的性別差異的全球研究，正好是他的論文題目。最初的合約是三個月，從 1980 年 8 月開始。當時大約有一千五百名專業人士在世衛組織工作，衛生統計部約有七十人。羅培茲這個領補助金的年輕研究員，混在世衛組織終身員工裡的約聘員工，可隨意用他的方法去做研究。「我不安於將自己侷限在人口統計學裡，」他說。「它主要是人口現象的測量與說明，像是死亡率、出生率和人口普查，卻沒有做出解釋。」他想知道：**為什麼肺癌人數增加？為什麼心臟病人數增加**？他的新主管把他當成客座科學家，讓他去探索這類問題。

世衛組織的工作並沒有過度的要求，而且有一些好處。要是羅培茲想跟世上任何專家討論，只要打個電話，他們都會回答他的問題，更好的是還會提議他們親自見面。「走出去創造知識吧，」人們跟他說。「利

---

1 我們再來看看這兩個字的詞源，很具啟發性：流行病（epidemic），「epi」為外部之意，係指一個社會外來的疫疾猛烈襲擊後消退。相對於地方病（endemic），「en」為內部之意，即特定地區當地發生的疾病長期困擾當地人民。

用世衛組織提供的這些資料庫，好好加以運用。」不同於其他世衛組織的人員，羅培茲獲准三不五時在獨立學術期刊發表他的發現結果，而且是本人掛名，因為每個人都以為他很快就會重回學術界。

羅培茲身邊的其他世衛組織員工年復一年都被指派相同的工作，而他則是無拘無束地四處漫遊。「如果我想要對公共衛生產生一些影響，世衛組織正是放手去做的地方，」他心想。他的補助金獲得延長，於是他決定留下來。他的工作不斷在變化。由研究死亡率的性別差異，他在1980年代初期衍生出去預估全球的醫護人數，估算歐洲的社會經濟不平等，以及分析老年人的健康。「我很忙，非常忙，到處旅行，會晤及聯繫，」他回想。「這讓我踏上跟世衛組織大多數人很不一樣的路途。」

及至1984年，羅培茲已成為正式雇員。然而，益發龐大的官僚體系讓羅培茲必須申請許可，才能寫信給世衛組織的一百九十多個會員國的指定主要統計機構，以取得死亡率及死因全部既有資料的綱要。「那項計畫反映出我的心願及好奇心，我不只想要說明美國、歐洲和澳洲等富裕國家與地區的衛生問題，」他說，「還想要竭盡所能去說明貧窮國家的衛生問題，因為那裡是需要投資的地方。」以前許多澳洲女性死於妊娠，如今很少人死於妊娠。以前很少澳洲男性死於心臟病，如今很多人死於心臟病。而孟加拉與印尼，迦納與秘魯，哈薩克與巴布亞新幾內亞的女性及男性又是什麼情況呢？

獲得准許後，羅培茲蒐集了數據，開始準備加以分析。羅培茲後來說，追蹤澳洲的死亡紀錄是相對安全的。想要追蹤全球的死亡紀錄——「從世界各地蒐集非常細瑣的資訊，並試圖理解它們」——相當於統計學上的高空走鋼索。長時間往下看的話，你會被自己不知道的東西弄得頭暈目眩，或者被不連貫的東西逼到抓狂，例如穆雷在牛津所提出的。

羅培茲從攸關國際衛生大遠景、因而最多人研究的碎片著手：五歲

以前死亡的兒童。從以前到現在，「全球公共衛生界十分重視兒童存活，」他表示。相較於成人的疾病，最常見的兒童殺手只需要少量低廉的介入措施（例如：成長監測，口服補充液治療，餵母乳及免疫接種）便可輕易加以預防，而這麼做似乎可以保證他們終身積極地參與社會。可是，為了拯救大多數的生命，你必須知道兒童究竟是如何曝露於風險之中。羅培茲跟自己說，簡單做就好。找出來：**哪些人因何而死？**

這個極為基本的問題——複述一遍，哪些人因何而死？——是個新領域，疏通了專業流行病學家與人口統計學家之間長久以來的鴻溝。在聯合國的體系，它們中間甚至隔著大西洋。

羅培茲任職的衛生統計部，是世衛組織日內瓦業務的一小部分。絕大多數的部門——羅培茲估計，九成到九成五的人員——都投入在控制一些特定的傳染病，推廣新生兒及產婦健康，以及營養。其中一項計畫設定各項政策，例如洗手、水加氯處理和口服補充液治療，以打擊世界各地的痢疾。另一項計畫是對抗瘧疾，利用噴灑殺蟲劑、分發蚊帳和大規模排放積水計畫以消除病媒蚊蟲棲息處。第三項計畫是推廣麻疹和破傷風的免疫接種。第四項計畫是打擊兒童肺炎，利用免疫接種、補充維生素、清淨空氣與飲水運動，和推廣哺乳的教育課程。非傳染性疾病——癌症，心臟病和慢性肺部疾病——是另外一個小組的負責領域。最小的計畫——只有一個人——是負責傷害。每個流行病學家小組提出他們領域內全年兒童死亡人數的獨立估計。

同時，位於紐約的聯合國人口司，由羅培茲這類的人口統計學家所組成，受過統計學的訓練，蒐集全部的既有資料——調查，人口普查，衛生報告和政府數據——另外提出已開發和開發中世界兒童死亡的估計人數。

簡單來說，由日內瓦不同疾病控管計畫所組成的陣營，根據死因來

統計多少兒童死亡，紐約的另一個陣營則統計富裕國家與貧窮國家有多少兒童死亡。在羅培茲之前，似乎沒有人想到要比較數據，看看這兩種統計生死的方法能否合併起來，成為對這個世界的普遍性、全面性看法。而基本的數學計算再簡單不過了。羅培茲在一張紙上把世衛組織估計的不同病因的兒童死亡率加總起來，然後他在另一張紙寫下聯合國對1980年兒童總死亡人數的估計。第一個數據接近3000萬人。第二個數據則不及2000萬。

糟糕了。「當我把兩個數字擺在一起，我看到世衛組織加總的死亡人數遠高於聯合國的數據，」羅培茲回想。準確來說是高出了50%，而且在非洲某些地區甚至高達200%。負責人類健康的全球權威機構若不是弄錯了，就是捏造出一年1000萬名兒童死亡。

世衛組織及聯合國的估計都有問題，但是如果要從流行病學家或人口統計學家之間做出選擇，羅培茲無疑認為紐約陣營的人口統計學家數據比較可信。「他們有更多數據是依照死亡的**事實**蒐集來的，而不是死亡的**原因**，後者需要醫師去證明兒童的死因，而醫師的人數並不足夠，」羅培茲表示。分開工作的流行病學家則容易犯下重複計算的錯誤。例如，營養不良的兒童罹患肺炎、痢疾、麻疹和瘧疾的風險較高。比起世衛組織不同人員所提出的不同死因的兒童死亡人數，聯合國人口統計學家所估算的兒童總死亡人數更加接近事實。

「做這些統計的都是立意良善的倡導者，可是因為在世衛組織沒有中央監督，不同的小組使用不同的方法，嚴謹程度不同，資料庫水準亦不同，」羅培茲回想。「當他們在做統計時，沒有任何限制。沒有人說：『且慢，你說500萬人死於痢疾，走廊那邊的人則說500萬人死於肺炎。其中是否有相同的死者？』」

這類重複計算本身便可能產生致命的後果。進行統計的目的原是為

了正確說明不同疾病的比較意義，尤其是在醫療專業人員和物資極其有限的地方。痢疾和肺炎都是 1980 年代兒童死亡的主因。它們需要兩種全然不同的治療方法。「所以，如果這兩種疾病有 900 萬人死亡，而你說每一種病各有 400 萬到 500 萬人死亡，可是事實上是 300 萬人死於痢疾，600 萬人死於肺炎，最後肺炎的治療便會短缺，」羅培茲解釋。「那可能會造成更多兒童死亡。」

只是統計四種疾病的死亡人數，分別是痢疾、肺炎、瘧疾和麻疹，所得出的死亡人數便多過死亡兒童的人數。「前者甚至不包括死於先天異常的兒童，」羅培茲回想。或者癌症，或者出生創傷、營養不良、火災、跌倒、溺水或者車禍。「即使不包括上述任何原因，我們得到的死亡人數還是超過死亡兒童的人數。」

羅培茲跟同僚提出他對不精確計算與重複計算的憂慮。瘧疾計畫的主管，同樣來自澳洲，對於羅培茲的發現感到興趣。不過，其他人基本上都無視他，繼續他們自己的統計。「我記得自己搖搖頭，想著，『這是很好的證據，可是這些計畫並不想跟我有關係，』」羅培茲回想。

這是他第一次明白到，在世衛組織官僚體系的深淵裡，他身為研究員所受到的限制——組織內部的局外人。即便在他重新整理數據，小心地合併不同地區的小型研究以避免重複計算，他人的反應基本上是，**艾倫，少管閒事**。「我是個年輕科學家，」羅培茲說。他的老闆還是支持他，但無法改變疾管計畫的主管。「他們覺得我是討厭鬼，希望我滾開。」

學術界的規矩是「不發表，就消失。」官僚界的規矩則是「別為難長官。」儘管羅培茲不滿他的科學邏輯遭到忽視，他明白，就世衛組織計畫的目的而言——募款，提高外界對兒童死亡悲劇的注意——高估人數或許有益。他們的邏輯是，號稱死亡的兒童人數越多，捐款者與一般

大眾越可能關心。即使高估一項疾病無可避免會造成另一項疾病的治療短缺，若世衛組織突然修改數據，決策者可能會對世衛組織喪失信心。「如果有一年你說 300 萬人死於肺炎，而不是 500 萬人，」羅培茲說，「包括捐款者在內，人們會說：『你們在搞什麼？』」

刻意膨脹數據是不對的。可是，這兩種情況都關係到成千上百萬貧困兒童的生命。正當羅培茲考慮著是不是要賭上他的生涯，在沒有組織支持下發表修正過的估計之際，有個年輕人來敲他的門了。

「請問是艾倫・羅培茲嗎？」這名陌生人問道。

「我回答我就是，」羅培茲回想。「他說：『我叫克里斯・穆雷，你所寫的有關非洲死亡率的東西都是錯的。』」

羅培茲是一個和藹可親、精明、客氣的人。穆雷則完全不是。儘管這名年輕人莽撞無禮，羅培茲馬上就喜歡穆雷。他們都來自安蒂波德斯（Antipodes）——這是個既做作又高傲的英國用語，用來指澳洲和紐西蘭，字面上的意思是地球的另一端——是天生的知己，他們彼此了解。最重要的是，他們有著共同的執著：找出世界各地人們真正的死因及其理由。羅培茲很高興，終於有人推著他前進，而不是拖住他。

他們兩人比較研究結果，開始書信往返。「那個時期的克里斯對於國際間死亡率統計數據的各種差異感到焦慮，」羅培茲回想。「他並不認為那是合理的。他一點都沒錯。」

回到牛津，穆雷擴大他的論文研究，以批判的眼光看待世衛組織、聯合國和世界銀行的統計數字。他輪流前往各個機構，獲准隨意研究他們的報告，但了解他們的資料來源與方法則是另一回事。「我想要知道：他們是如何知道 Y 國的 X，或者 Z 國的 Y？」穆雷回想。「我深陷在聯合國的邪惡官僚體系當中，四面楚歌。他們什麼都不肯告訴我。」

最後，他做了一些數學倒算，透露出他的人類消息來源所不肯透露的，至少剛開始是這樣。穆雷發現，在聯合國與世界銀行的估算人員沒有新資訊的案例中，他們便假設平均餘命穩定地增加，每五年增加兩年、兩年半或者三年，直到 62.5 歲。有人在 1955 年提出這個方程式，三十年後，它仍是大多數的出生時平均餘命估算所使用的方法。穆雷計算了 38 個非洲國家，聯合國自 1970 年以來對這些國家的估計完全按照這個相同模型。（聯合國與世界銀行在非洲的估算有大幅出入的地方，是因為世銀加入另外卻未必更加可靠的數據，由第三個組織，聯合國兒童基金會所提供的。）這並不是根據實際經驗的嚴格統計分析。穆雷在概述其研究的批判報告中表示，「按照聯合國的說法，世上沒有一個國家在 1950 年到 2025 年的任五年期間曾經或者將經歷平均餘命縮短，而這種假設已知是錯誤的。」

　　聯合國秘書處公布數項平均餘命的統計報告，其中最常使用及引述的來源是聯合國《人口統計年鑑》（*Demographic Yearbook*），內容是聯合國會員國向聯合國統計部提出的官方政府數據。這本年鑑是圖書館的標準參考資料，也是各類研究人員的共同出發點。可是，沒有出生登記制度或專業統計人員的政府，比聯合國及世銀更沒有能力做出正確的估計。許多國家幾乎不蒐集出生及死亡的資訊；其他國家則是對他們的數據看不順眼，便加以塗改。舉例來說，波札那可能報告說他們的嬰兒死亡率跟義大利的一樣。「〔年鑑〕裡的數據的正確性沒有經過評估，甚至於內部一致性，」穆雷發現到。「那些數據隨便就公布了。」就好像調酒師在最後點酒時，詢問酒客他們醉到何種程度一樣：有些人會老實說，有些人會撒謊，大多數人則根本不知道。所以只要這種國家有一個沒回覆問卷，所公布的統計就會比較符合科學。

　　如此行事的下場是什麼？ 1982 年，《人口統計年鑑》指出，按照

聯合國人口部的估計，巴基斯坦的出生時平均餘命為 51.8 歲。可是，一年後，這個數據變成 59.1 歲，差了將近十年，這是因為這份數據如今由巴基斯坦官員提供。1985 年，《人口統計年鑑》表示，按照甘比亞政府的估計，甘比亞的平均餘命為 43 歲；接下來的兩年，聯合統計部沒有收到甘比亞政府的數據，於是公布人口部估計的 33.5 歲，**縮短**了將近十年。這是很可笑的事，但是這本年鑑裡的技術性註解表示，由於數據若不是來自政府官員，便來自聯合國提供的估計，「它們都是很可靠的。」穆雷看到後可能都想哭了。

但是，他的反應是火冒三丈。「製作這些估計的人把他們自己的風格和信念，灌輸到每一份數據上，」他寫道。「技術方面完全不一致，每個國家不同，每項評估也不同。由於一些國家完全沒有實證數據，於是採用了特殊設計的技術。」這個領域最受信賴的權威機構使用捏造的數學，或者荒唐的「官方」政府統計。然而，攸關生死的政策決定──該拯救誰，如何拯救──都是依據這些錯得離譜的資料來源。

穆雷的報告揭露這些受到敬重的統計數字其實基礎單薄、近乎武斷，因此，根據這些數據所做的任何公共衛生計畫也一樣。欠缺正確的基本資訊，我們便找不到主要國家的最佳作法，遑論加以仿效。由冰島到印度的衛生官員不知道該如何把必需的資源分配給傷病及瀕死人數最多的地方。在全球最高衛生當局，人們受限於政治，因各自計畫而分裂，顧及國家利益而不去拯救性命。

羅培茲看到他的論文草稿後，覺得論文實在是怒火沖天，他還訝異說那些紙張怎麼沒有自燃起來。「克里斯條理清楚地說明，為何這些統計不一致，」羅培茲回想。「可是我花了很多時間，試圖讓他剔除論文裡的人物，拿掉有關人士的姓名，只要討論機構就好。我覺得他是個很聰明的年輕人，他在全球衛生有遠大的前途，可是他在起步時便可能搞

砸了。」

穆雷的獨特之處——不論是令人鼓舞或惱火——在於合作與衝突都會令他振奮精神。跟高階官員辯論並不會讓他困擾，衝撞既有的規定也不會。他十歲時在迪法的經歷，讓他體會到什麼叫「國王的新衣」：別人所說的援助其實是一間空盪盪的醫院；他們所說的藥物其實是發臭的果醬；他們所說的健康飲食同時也助長了瘧疾。他認為，拯救性命的最佳方式是利用科學方法去檢驗公認的真理，即使這意味著挑戰國際衛生的權威機構。「我對於他們是如何做出假設有許多問題，」穆雷說。「大多數人都覺得這些是真理。」

最後，他接受了羅培茲的忠告：他的論文拿掉了人名。但只有人名而已。「平均餘命、嬰兒死亡率和兒童死亡率的數據垂手可得，並無法確保其品質，」穆雷寫道。「相反地，它進一步證明，這類資訊存在著普遍的需求。」1987 年，權威學術期刊《社會科學與醫學》（*Social Science & Medicine*）接受了這篇報告，這是自從 1980 年穆雷一家四人共同署名之後，他首度發表論文。在他即將唸完牛津大學時，他已確立了自我意識和對他人生使命的信念——評估人們是如何生病及死亡，俾以改善我們的生活方式。

羅培茲所稱的「透明運動」，展開了。

第四章
失蹤人口

10/90—疏忽的驚人實例—「你確實可以看到事情改變了」—無人之境—治療整個世界

　　穆雷在 1987 年從牛津大學畢業，取得國際衛生經濟學博士學位。畢業後，他立刻和法國女友艾格妮絲，在克萊蒙費朗教堂結婚，這座宏偉的哥德式教堂是用該地區的大塊黑色火山岩建造而成。因為艾格妮絲家庭的緣故，其中一名婚姻監禮人是當地的天主教神父，另一名則是明尼亞波利斯的西敏寺長老教會的牧師，也就是贊助 1973 年穆雷一家人非洲旅行的教會。克里斯和艾格妮絲婚後搬到麻州劍橋，克里斯成為哈佛醫學院的一年級生。

　　跟隨父母前往非洲的三名穆雷家子女，後來都成為了醫師。他們都參與規模達至全球的多項任務，終身受到童年經歷的影響，雖然每個人都分屬不同的領域。在達特茅斯大學主修地質學之後，奈傑爾到紐西蘭奧塔哥大學醫學院就讀，正是約翰和安妮的母校。紐西蘭陸軍與他簽下志願役，贊助他到哈佛取得職業衛生碩士學位。1980 年代後期，他已結束倫敦皇家內科醫學院的住院醫師階段，在附屬於某個醫學研究單位的軍事基地服役。沒過多久，他便被紐西蘭政府派去伊拉克與波士尼亞提供醫療服務。「我在這些眾多垂死、飢渴的人當中可以看到我的父母，疾病纏身之下，他們仍須工作，」他回憶說。「他們打開卡車說：

『好了，走吧。』你會說：『天吶，這太驚人了。』你可能會退縮。只有投入工作，你才能擺脫那種感覺。」

梅根在達特茅斯大學主修哲學，畢業後找到一份在泰國管理難民營的工作。她在那裡待了四年，但她渴望獲得父親擔任醫師時與病患間的那種密切個人情感，於是她比克里斯早一年進入哈佛醫學院，那是1986年。在亞洲，如同在非洲，重新安置難民的最大障礙之一是他們身上的傳染病，她專攻結核病及治療方式。「我們在那裡見證到極度的窮困，」梅根談起他們家人在非洲的工作。「顯然我們沒有達成假如我們有合適設備所能造成的影響。」

克里斯入學時，哈佛甫改採新的案例式醫學教育方法，如今已成為全美各地的標準。人家告訴他，減少課堂時間——一天「只有」四小時——表示「你有更多自己的時間去學習。」穆雷把這句話解讀為：「我可以繼續做我在博士學位所做的。」結果沒多久，他就在哈佛人口與發展研究中心（簡稱 Pop 中心）找到一份工作。Pop 中心的人員包括人口統計學家與流行病學家，經濟學家與哲學家，醫師，工程師，環境科學家，人類學家，客座基金會主管，以及國際非營利組織領導人。在每周座談會上，不同專家會跟其他人簡報他們最近的工作。穆雷發現，這整個環境「充滿動能」，「我在醫學院期間能夠待在那裡真的是太棒了，」他後來回想。

他的辦公室不在 Pop 中心本館，那是一棟翻修過的三層樓維多利亞式房屋，座落在哈佛廣場的一條紅磚後街上。這名新研究員得走過隔壁那扇門，穿越一個破舊的柏油三角地帶，來到狹窄、燈光黯淡的二戰時期一層樓煤渣磚別館，人稱「碉堡」。開始這份工作之後幾天，他不在醫學院的時候幾乎都可以在那裡找到他，不分日夜。當艾格妮絲布置好他們的新公寓，摸索著認識這個新國家之際（她後來在哈佛皮巴第考古

與民族學博物館找到工作），克里斯正伴隨著低矮天花板總是噹啷作響的水管聲，埋首於文件。

Pop 中心負責一個獨立的國際機構，衛生研究發展委員會（Commission on Health Research for Development），這是十多名慈善領導人的心血結晶。當時擔任 Pop 中心主任的陳致和博士（Lincoln Chen）跟穆雷說，研究工作被低估了。「全球衛生需要一大助力，」陳致和回想那個時期。「大多數人認為研究就是人們穿著白袍在實驗室裡拿老鼠做實驗。我們用更廣泛的方法來定義研究，包括母親給孩子試喝不同的咳嗽糖漿，或者農民測試不同的種子，看看哪些長得比較好。」

穆雷的貢獻是追蹤科學家想要解決的衛生問題，然後比較世界各地人們實際發生的衛生問題。按照疾病，他將基金會、美國國家衛生研究院（NIH）、歐洲政府和日本政府的研究經費分門別類。從來沒有人採取過這種方法，除了羅培茲。人口統計學家並不研究全球的死因，流行病學家也不會關心經費贊助，捐款人不關心疾病的確切原因，醫學院學生一般來說，並不會做極為耗費時間、又跟他們的課堂作業沒有關聯的兼差工作。由經濟學家轉為醫師的穆雷，嫻熟統計學與社會政策，是獨樹一格的。

在沒有窗戶的辦公室裡，這名年輕人飛快地做著計算，包括有一天下午在碉堡走道上拿給陳致和看的那一份。穆雷稱之為「10/90 的差距」。開發中國家的人們承受著世上超過九成的衛生問題。然而，那些問題所得到的衛生相關研究投資還不到一成。如果你有錢並患有糖尿病，藥物研發體系正在設法為你找到治癒方法。假如你一天生活費不到 1 美元，還感染鉤蟲，你就只能忍受苦痛；因為你不可能得到任何有效的治療。

衛生研究發展委員會的會員在兩年的期間內，會在 8 個國家舉行 8

次會議。他們邀請數百名當地與國際專家發表證詞與建言。他們會進行 10 項案例研究。然而,穆雷早期的非正式發現主導了整項計畫,而更為準確的結果甚至比他的初步發現還要糟糕。正如同該委員會在 1990 年斯德哥爾摩舉行的諾貝爾研討會所發表的報告指出:「我們最令人訝異的發現是,全球生病與死亡分布及衛生研究經費分配之間的驚人差距。據估計,全球可預防死亡人數的 93% 發生在開發中國家。然而,1986 年全球 300 億美元的衛生研究投資當中,只有 5%,或為 16 億美元,用於開發中國家的衛生問題。」穆雷利用新數據首先發現的問題,成為全球各國首府的頭條新聞。國際援助不能只是分配既有的治療,而需要廣泛的創新。這個差距促成衛生研究的專門小組和全球論壇,數百份報告,和數十次國際會議。

著名科學家往往相當自負。他們需要無比的自信才能在全球科學交流的嘈雜聲中讓人家聽見他們,尤其是如果他們所說的需要大幅改變傳統想法的話。穆雷的自我意識和所有人一樣健康;不過,這一次,他讓數據幫他講話。「克里斯很沉著,很有條理,」陳致和回想。「他沒有宣稱他發現了一項突破。他從來不自己說,他讓證據說話。」

「這是個意義重大的結果,」穆雷回想。「它證明資源分配是多麼的歪曲。」曾是經濟學家的他並不訝異。人是自私的,他們把錢花在自己身上。然而,他明白,用公正無私的數據大聲說出來,而不是進行道德指控,可以產生改變。

「沒有人知道是否有人會注意,」他後來說。「結果人們確實注意到了。」

衛生研究發展委員會報告的另一個重點,是找出需要投資新治療方式的疾病。而在結核病,亦即他的姊姊梅根投注大部分科學生涯來研究

的疾病，穆雷發現到疏忽的驚人實例。

結核病是由結核分支桿菌（*Mycobacterium tuberculosis*）所引起。稱為結核的結節性病變發生於肺部、骨頭和關節，以及中樞神經系統。隨著器官與組織細胞死亡，這種桿菌擴散到每公釐多達一百億的密度。病患變得衰弱，發燒，胸痛，咳嗽，最嚴重的情況下，他們會吐血而慢慢死去。

在富裕國家，新的治療與嚴格控制措施大致上已控制住這種疾病；在十九世紀，每10人便有1人死於這種病病。另一方面，在開發中國家，這個問題仍是現實生活。在二十世紀末葉，只要咳嗽或唾液便會傳播的結核病，每年感染人數接近710萬：穆雷估計，大約540萬北非和亞洲人，120萬撒哈拉以南非洲人，和54萬南美洲人、中美洲人和加勒比海人。每年超過250萬的感染者死亡。

他指出，其他單一病原體不會殺死這麼多人。而且病患人數還急速增加，因為最容易得到結核病的人也是患有愛滋病的人，病人逐漸增加，但不是兒童，主要是成年人。「這些人是父母、勞工和社會領導人，」他寫道。同樣地，國際衛生研究人員幾乎是全然漠視結核病。舉例來說，1986年有項美國國家醫學院（Institute of Medicine）的報告將疾病分為三個疫苗研究優先等級。穆雷指出，不那麼普遍的痲瘋病，「得到了相當的關注。」而結核病「甚至在最低優先等級都沒有被提到。」整個世衛組織只有一個人在研究結核病。

這種情況更加令人惱火的是，這項疾病的早期介入措施既有效且低廉。在馬拉威和坦尚尼亞等特定國家，國際知名結核防治專家卡瑞爾‧史季布洛（Karel Styblo）的報告指出，利用既有的診斷技術和短程化療，治癒率接近90％。治療這種最常見的病例，平均只要不到250美元便可避免一個死亡案例。若把每增加一年預期壽命的費用列入計算，

則其成本甚至不到 10 美元。穆雷與史季布洛和另一名國際抗癆暨肺疾聯盟 (IUATLD) 人員，於 1990 年 3 月在該聯盟的《公報》（*Bulletin*）共同發表這項發現。「我們估計，利用管理良好的化療計畫來治療所有結核病新病例的總增加成本，每年不到 7 億美元，」報告表示。相較之下，穆雷後來計算，不去治療結核病反而會在這個十年結束前讓美國人損失41億美元。他強烈建議將史季布洛的短程化療方法推廣到全世界。

為什麼之前都沒有人這麼說呢？「當時，結核病真的很複雜又難懂，」穆雷回憶。「都是一些古老文獻。研究的人各有自己的語言。他們只跟語言相同的人交談。」醫療研究與經費都是封閉的，而人們誤以為媒體曝光度等同於重要性。

不過，穆雷懂得許多不同的研究語言。他可以判斷結核病的負擔、蔓延、治療和成本，因為他兼具人口統計學家和流行病學家、生物學家與醫師、經濟學家與政策專家的才能。「世上有關瘧疾或結核病或者任何特定疾病與問題的專門知識多到不可思議，可是沒有人後退一步說：『整體景況是如何？』」他說。「如果你沒有掌握大遠景，團體迷思很容易就會讓你專注在幾件事情上，你便可能遺漏真正重要的事。」

現在，Pop 中心的人員已經明白，即便是以哈佛極高的標準來看，克里斯・穆雷的生產力異常之高。1991 年，他拿到醫學博士學位，由研究員升等到公共衛生學院的助理教授。他同時開始在美國一流的教學醫院，波士頓的布萊根婦女醫院（Brigham and Women's Hospital）擔任內科住院醫師。該醫院有一項獨特的「半醫」計畫，允許正在進行研究計畫的特定醫師，將他們的時間分配在實驗室或辦公室和病房之間。看診一個月，休診一個月，成為穆雷的門診時間表。

穆雷已經跟貝瑞・布魯姆（Barry Bloom）合作，當時後者是紐約

亞伯特愛因斯坦醫學院的結核病專家和世衛組織顧問。「他是哈佛公共衛生學院助理教授及哈佛醫學院的一般生，」布魯姆回想。「我會在凌晨三點打電話給他，他在病房裡，這是唯一可以找得到他的時間。我們會討論結核病政策以及需要做的事。」

布魯姆和穆雷在學術期刊《科學》（*Science*）共同發表一篇有關結核病威脅升高的文章，包括目前居住在紐約市的人就有將近 2 萬人受到感染。「結核病在這裡完全不被當一回事，」布魯姆表示。「這真的很糟。」在這篇文章後，便有了國會聽證會和新的國家衛生研究院研究經費。大城市雇用人員來篩檢及治療結核病患，尤其是高危險群，像是靜脈注射毒品的人和低收入移民。這樣還是不夠，布魯姆表示，但至少「結核病得到一個原本不會有的公平機會。」

沒多久，穆雷找到一位新贊助人，讓他可以在全世界進行結核病研究。世界銀行想要為中國的結核病防治規畫一大筆貸款，於是派他去中國考察部分省份的衛生計畫。在穆雷的建議下，世銀決定投入 5000 萬美元給中國的結核病計畫，這在 1990 年可是一大筆投資。這筆錢用來購買新的診斷儀器，訓練醫院及診所員工進行實驗室作業，還有治療這項疾病的現代藥物。之後，假如你染有結核病去就醫，就比較可能確診，投藥，然後治癒。

「那種結果很令人滿意，」穆雷回憶說。「就國際衛生的角度來看，這項疾病真的遭到忽略。它在 1980 年代便沒人注意，沒有人關心，外界認為對於開發中世界的這項疾病是無計可施的。」

1992 年，穆雷和史季布洛首度共同發表文章的兩年後，以及穆雷取得醫學博士學位的一年後，世衛組織設立一個新的結核病研究指導委員會，聘請甫獲聘為哈佛助理教授及住院醫師的穆雷擔任委員會主席。三年內，世衛組織便批准短程化療做為其首要全球疾病防治策略之一。

該組織估計,這項政策轉變已拯救逾 500 萬人,其中三分之一是育齡婦女及兒童。

把史季布洛的工作,以公共衛生研究人員及決策者無法再忽視的方法來表達之後,「你確實可以看到事情改變了,」穆雷說。「這給我留下深刻印象,發現重要的事,並且能夠傳達其結果。」

穆雷與人合著數本書以追蹤後續,主題是中國成年死亡率和開發中世界的成年人健康。有關後者的書籍導言中寫道:「將近九成的開發中國家兒童有幸活到成年,即使是一些最貧窮的撒哈拉以南非洲國家。」穆雷猜想著,有多少尼日東部的十歲兒童罹患心臟病或肺病、肝硬化或肝炎?有多少人因車禍受傷?有多少人糧食短缺?有多少人日後在生產時難產?有多少人會咳嗽到吐血?他的作為依然很獨特。「他率先想到死亡率與健康對成人確實是重要的,」羅培茲回想。「這是很大膽的。」及至 1993 年,穆雷合撰的一篇學術期刊文章,其標題可被視為挑釁:〈成人健康:開發中國家的正當考量〉。「人們不關心這種事,」羅培茲表示。「他們不評量成人健康。他們只知道兒童健康。」

羅培茲從經驗明白這點。他和世衛組織的長官,想要統計各種疾病的成年人死亡人數。可是沒有其他的統計,沒有任何東西可以拿來跟他的數據做比較。「當時是愛滋病之前的時期,」羅培茲記得。「沒有什麼調查計畫,沒有人想要改進人口登記制度。整個系統都不受重視。」甚至連世衛組織各個疾病防治計畫,也不統計死於他們所負責疾病的全球成年人人數。

利用 1985 年以來全部既有的記錄,羅培茲估計,每年有 1500 萬名兒童死亡,不過,15 歲到 60 歲之間的年齡層也死了 1500 萬人。他們也算是早逝——是悲劇,但並非無可避免。想想看,一名青少年車禍喪

生，一名二十幾歲的年輕人自殺身亡，四十幾歲的父親心臟病突發亡故，或是一名五十幾歲的母親死於乳癌。「我的數據令我訝異的一項結果是，大量的年輕成人死亡人數並未統計，」羅培茲回想。「我想要證明的是，」他表示，「不是只有讓孩童存活到成年才重要，讓成人活到老年也很重要。」

就像穆雷鎖定結核病，羅培茲則鎖定香菸——這是在開發中國家遭到忽視的大殺手，部分原因是沒有人曾全面計算過吸菸的死亡人數。羅培茲與牛津大學醫學統計學兼流行病學家理查·佩托（Richard Peto）合作，計算出中低所得國家每年有 150 萬到 200 萬人死於吸菸相關原因。這個數目正在上升之中，而且那些人幾乎無法獲得預防措施或慢性病治療。換言之，他們和富裕國家的吸菸者同樣罹患癌症、肺氣腫、心臟病和腦中風。可是，他們沒有腫瘤科、胸腔科和心臟科醫生。只有結核病比吸菸導致更多成年人死亡的說法。

因為成人的死因與嬰兒不同，延長成人的生命通常需要全然不同的策略。以口服脫水補充液治療痢疾的年輕男孩，數年後可能死於愛滋病。施打過麻疹疫苗的女孩到了年輕成人時，對於風濕性心臟病或子宮頸癌是毫無防備的。美國、澳洲等富裕國家，擁有完善的傷害與風險預防計畫。但由於沒有人進行統計，火災、跌倒、溺水、中毒、公路傷害和其他意外都不被認為是貧窮國家的重要死因。總的來說，很少人認為受傷可能成為跟疾病同等厲害的殺手。

1990 年代初期，羅培茲主持一個由知名人口統計學家組成的委員會，為國際人口科學研究聯合會（IUSSP）研究成年人死亡率。他無法說服他們讓具有醫學背景的穆雷加入，「人口統計學家只研究死亡率，」羅培茲解釋說。「他們不探究死亡率的原因，這才是需要克里斯的地方。我企圖催促他們進入無人之境，我想要巧妙地強調預防心臟病、謀

殺、意外及癌症影響成人死亡率的重要性。

這不是唯一的戰役。羅培茲現在擔任《世界衛生統計》（*World Health Statistics*）的編輯，這是世衛組織匯總每個成員國衛生相關資料的刊物。為了表達光是依賴國家報告有多麼荒謬，他開始加入其他聯合國機構的估算，與各國自行提供且差異很大的數據並排陳列。他心想，這些數據還不如他自己估算的來得好，可是那又是另一場戰役。這些數據的好處在於，它們原已是「官方」數據，因此可以公布。結果，他遇到一種沉默但依然強大的政治與科學反對模式。「我在世衛組織裡越來越不受歡迎，」羅培茲回憶。「我採取了某種立場。」

穆雷同時在醫院工作，思索著如何評估我們的生存與死亡。在輪到值班的日子，他清晨五點半就抵達布萊根醫院。他會單獨巡房，和病人談話，檢查實驗室。他會注意到一夕之間的改變。根據輪班的情況，他可能在看診時遇到胰臟炎、心臟衰竭、肝炎、消化道憩室炎或毒品注射感染的患者；結核病，尤其是移民或曾出國的人；慢性阻塞性肺病（COPD），通常伴隨肺炎；糖尿病的嚴重併發症。每個病患都不一樣，但同樣害怕，受創或痛苦。他們的親友也同樣害怕，面對可能失去所愛的人，而且通常必須在自己及醫生都不確定怎麼做才是最好的情況下，做出決定。「醫學教育讓你省視疾病的本質，以及疾病如何影響人們，」穆雷後來說。

住院醫師的工作時間漫長，住處狹窄，壓力又大，將醫師的生活壓擠出幾段濃厚的友誼。「就像軍隊一樣，」穆雷這麼說。他在病房最好的朋友是金墉（Jim Yong Kim，現任世界銀行總裁）和保羅・法默（Paul Farmer），這兩名醫師與人類學家共同創立一個非營利組織「健康夥伴」（Partners in Health），在海地提供美國水準的醫療照護——診

所，醫院和社區衛生體系。他們的工作後來擴大到全世界，並且兩人在日後成為知名的全球衛生領袖，但在 1990 年代初期，那些都是以後的事情。沒有看診時，這三名熱切與專注的年輕工作狂辯論著他們認為最重要的問題：如何改善世上赤貧人們——也就是遭到大家忽視的人——的生活「和我們一起工作的人，認為廣大的問題是有關病患及其家庭，」法默回想。他目前是哈佛醫學院全球衛生暨社會醫學系主任及布萊根醫院全球衛生權益部主管。「克里斯所認為的廣大問題則是世界衛生與福祉的政治經濟。」

在 Pop 中心碉堡、他和愛格妮絲的小公寓和布萊根醫院之間忙裡偷閒的時間，穆雷思考著，把整個世界當成自己的病人來治療會是什麼情況。衛生問題一直在改變：拯救兒童的生命，但他們到了青少年又會有新的危險；協助青少年，可是他們不久便需要和中年人一樣的醫療服務；治療中年人，可是新的醫療需求將必須集中在老年人身上。同時，像愛滋病這樣的疾病隨時都會出現，迅速蔓延，加上結核病等揮之不去的疾病，踐踏世界各地的人們。我們需要的是跟疾病同樣動態的評估體系。我們如何檢驗每件事？穆雷想要知道這點，好讓我們知道人們真正的問題，並且進行治療。

穆雷心想，想像我們都能同意「每一項傷病所造成影響」的每個定義。再想像該項定義極為明確，如同一則等式，是我們由出生那天到死亡那天所有可能降臨我們身上的不幸的總和。那麼，突然之間，我們便可評估每一項健康問題之間的重要性：舉例來說，等號的一邊是氣喘發作，另一邊是跌斷了腿。我們可以說「這個問題有這麼嚴重」，「那個問題有那麼嚴重」。在完全相同的天秤上評量。「顯然，良好的健康就是要避免死亡，」他明白，「可是也意味著活動自如，耳聰目明，思緒清晰，沒有疼痛，沒有焦慮，沒有憂鬱。這是常識，這些事情攸關人們

如何活過一生。但是，假如你只重視死亡，你便會忽略掉這些。」

　　並非人人都認為這些是重要議題。成人傷病所得到的研究重視程度，甚至不如結核病的蔓延。1980 年，不過在這十年前，史丹佛醫學院教授詹姆士・佛萊士（James Fries）發表史上最廣泛引用的公共衛生報告，題為〈老化，自然死亡與疾病壓縮〉（Aging, Natural Death, and the Compression of Morbidity.）。佛萊士所說的「疾病壓縮」，係指人們一生中生病的時間減少了。他指出，在各地，人們對於活得**好**的改善速度，超過活得**久**的改善速度。「儘管平均餘命大幅改變，」他寫著，「每年超過百歲或高齡人瑞的死亡人數並無顯著變化。」

　　換言之，根據佛萊士，生命的賽跑已拉長了距離。可是，生活方式的改變可以縮短你氣喘吁吁的時間。其他人預期「人口變得更加老邁、更加衰弱、照護更加昂貴，」他寫著，他的分析顯示「老年人口將不會增加，體力衰退的平均期間將會縮短，慢性病占一般人壽命的時間將減少，而且晚年的醫療照護需求也會降低。」

　　一派胡言，穆雷心想。因為他在布萊根醫院每天都看到，工業國家的人們可能生病或受傷但仍存活了數十載，尤其是心臟病或腦中風有了新療法之後。讓我們痛苦的疾病跟致命的疾病可能同樣糟糕，甚至更糟。日常的疼痛，是我們去看病及醫療費用的主因。可是，全球衛生政策圈的大人物都引述佛萊士說：「人們越來越健康了，而他們死亡的年齡差不多，所以說他們病痛與失能的時間變少了。」這對衛生服務產生巨大影響。美國人需要更多或者更少的癌症病房、診斷儀器、藥物及後續照護？國家衛生研究院應該投入數十億美元以找尋糖尿病的療法，或是大多數人在需要治療之前就會死掉？新的醫師應該接受小兒科或老年醫學的訓練？外科或內科治療的訓練？一切都憑胡亂猜測。

　　如果在具有完整人口登記制度的國家，要是連富裕成人的情況都這

麼不清楚，想想看世上其他地方的情況是有多麼不為人知。薩爾瓦多的自閉症、伊拉克的氣喘、中國的臨床憂鬱症或者辛巴威的肝癌有多麼嚴重？嗯，我們毫無頭緒。這些患者只能自求多福，他們的苦痛不會得到任何官方統計數字的承認。而在沒有官方承認之下，順利治癒幾乎不可能。穆雷認為，我們也應該追蹤他們的情況。但是要怎麼做呢？

第五章
大全景

數量與品質——交通與香菸——任務

　　世人都應該有機會活得久又活得健康。可是我們用來評估實現此一目標的統計數字不僅不正確，而且往往不相關。我們需要的是單一方法，以評估傷病對我們生活品質與年數的影響。

　　1990 年時，在哈佛的穆雷以及在世衛組織的羅培茲，組成了一個勢力龐大的外部聯盟。世界銀行人口、衛生及營養部的前任主管狄恩·詹米森（Dean Jamison），在加州大學洛杉磯分校主持一項開發中國家疾病防治優先事項的綜合評估。營養的食物最重要，抑或是取得結核病藥物？愛滋病治療，或者意外預防宣導？詹米森想要知道，哪些政策投資可以創造最大的公共利益？

　　這個問題的答案視回應的人而異。可想而知，每個人都會支持他們自己工作的政策。某一天，詹米森聽到的回答是「乾淨的水！」另一天是「預防瘧疾的蚊帳！」其他如「母乳哺育！飲食！安全生產！疫苗！」而在同時，即便是立意良善的人也會忽略重要的衛生問題，因為它們並不致命，或是根本沒有人去計算。每當某項計畫的倡導者拍胸脯保證他們所採取的介入措施才是最重要的，詹米森總會問「第二重要的計畫是什麼？」沒有人可以回答他。似乎沒有人知道為何他們的領域比其他的更加重要，甚或其他領域是什麼。似乎沒有人想要知道。

　　缺乏確切數據之下，根本無從比較。而無從比較之下，任何人所宣稱的優先事項不過是為了反駁他人。「如果你考慮把錢花在麻疹疫苗或

小兒麻痺疫苗，麻疹會致人於死，但患者若活下來就會沒事，」詹米森這麼說。「小兒麻痺的死亡人數較少，但許多人活下來以後嚴重失能。」那麼，何者比較重要？「如果你要在不同疫苗之間做出決定，」詹米森跟人們說，「你實際上是在做出取捨。」

　　社運人士與援助工作者對於這類訓話的反應可想而知：所謂的「優先事項害死人」（prioritization kills）。他們說，我們需要更多錢來救助每個人，才不會遺漏掉任何人。某些事件不久便將證明，國際衛生援助所能獲得的資金遠超過大家所能想像。然而，詹米森所點出的問題同樣發生在最富裕、最進步的衛生體系。每項疾病與傷害所造成的總健康損失是多少？這些損失集中在哪些地方，好讓我們知道該把防治與治療集中在哪裡？

　　和詹米森合作，穆雷檢討 1960 年代以來，以設計一項綜合傷害、疾病及死亡評估方法為目標的各種計畫。單就壽命來看，活到八十歲的園丁頂多就是咳嗽，似乎跟他同樣活到八十歲的鄰居沒什麼不同，只不過後者眼瞎、臥病在床或者因為焦慮發作而癱瘓。反過來說，只是統計死亡人數的話，周歲嬰兒因肺炎死亡跟七旬老人因中風死亡，並沒有兩樣。若想了解所有問題的總健康損失──「疾病負擔」（the burden of disease），他和詹米森開始使用這個說詞──穆雷明白，你必須評估**健康生命損失年數**，而不只是人們死亡時的年齡或死亡人數。

穆雷用兩個部分的數據來設定疾病負擔。第一個部分是人們的所有死因。比如說，1990年的時候，地球上最健康地方的男女預期平均可以活到 80 歲。那麼，如果你沒有活到 80 歲，你便「損失」掉那些年數的壽命，至少是跟理想狀況相較之下。人口統計學家稱之為「潛在生命年數損失」（YLLs，即生命損失年數）。舉例而言，如果你在 70 歲因腦中風而喪命，你的早逝便損失了 10 年的潛在生命。如果你在周歲時便因肺炎而夭折，你便損失 79 年的潛在生命。那麼，就潛在生命年數損失來說，兒童肺炎的問題要比腦中風嚴重將近八倍。

健康生命損失年數的計算範例		
死因	死亡年齡	健康生命損失年數 （假設理想的壽命為 80 歲）
腦中風	70	10
肺炎	1	79

第二部分的數據是較不致命的健康問題，各項問題的權重由 0（完全健康）到 1（死亡）。如果你認為耳聾與完全健康相較算是五分之一不健康，那麼在 0 到 1 之間便是 0.2，而損失聽力的每一年便可視為相當於損失 0.2 年的健康生命。以此類推，溫和的頸部疼痛或許相當於十分之一不健康（0.1），而未治療的嚴重憂鬱症可能是十分之六不健康（0.6），那麼溫和頸部疼痛的每一年代表著損失 0.1 年的健康生命，而嚴重憂鬱症則損失 0.6 年的健康生命。回應人口統計學家所稱的「生命損失年數」（YLLs），穆雷稱這項新統計為「失能損失年數」（YLDs）。

失能損失年數的計算範例		
症狀	失能加權	每十年的失能損失年數
溫和頸部疼痛	0.1	1
耳聾	0.2	2
嚴重憂鬱症	0.6	6

把各種疾病與失能拿來跟早逝做比較，當然會引起爭議——例如，每種症狀的權重是如何設定的——然而，這個觀念也是嶄新且全面。非但沒有忽略背痛、眼盲或躁鬱症或癌症治療所造成的健康損失，這項加權首度保證失能得到認真的統計。就以過馬路時被車撞來舉例，「如果有一個人在 75 歲時死於癌症，或許這項疾病奪走了 5 年生命，」穆雷說。「如果他在 25 歲時死於車禍，那麼就被奪走了 55 年。而如果他在車禍中活了下來，卻嚴重脊椎受傷，而後 60 歲時死亡，那就是 20 年的生命損失加上 35 年的失能生命。」突然之間，交通可能比香菸對你造成更嚴重的影響。

健康生命損失總年數的計算範例

---

75 歲死於癌症

75 年的健康生命	損失 5 年的健康生命

25 歲死於車禍

25 年的健康生命	損失 55 年的健康生命

25 歲車禍，嚴重脊椎受傷（失能加權 0.6），60 歲死亡

25 年的健康生命	35 年受傷，失能加權為 0.6 年； 35 x 0.6 = 21 年的失能損失年數	損失 20 年的健康生命

這項死亡與疾病的新方程式，優點在於兩個部分都有一個相同的數據：健康生命損失年數。把這兩部分加總起來，便可得出穆雷所稱健康問題所造成的失能調整損失年數（DALYs）。簡單來說，失能調整損失年數（DALYs）即為生命損失年數（YLLs）加上失能損失年數（YLDs）的年數總和。用算式來表達的話，失能調整損失年數＝生命損失年數＋失能損失年數。也就是生命數量加上損失的生命品質。

　　失能調整損失年數既適當，又符合統計，如果用這項指標來計算整個國家，便可以做出各類比較：不僅是人們致命與生病原因之間的比較，還有傷病的地方、時間與對象之間的比較，全部只要一個數據便可表達。麻疹或小兒麻痺何者比較嚴重？是愛滋病比較嚴重，或退化性關節炎？藥物濫用或酒精何者比較嚴重？拉丁美洲的人比較健康，還是東歐人？加拿大比較健康，還是南韓？五歲孩童或五十五歲的人，誰比較健康？女人比較健康，或是男人？計算各項病因的總失能調整損失年數，或是每個地區、年齡層、性別的人均失能調整損失年數，你便能夠明白。如此來說，這項新指標相當於衛生界的國內生產毛額（GDP），後者為一個國家經濟各項因素的總額，由貝果到戰艦都包含在內。不同的是，一般而言，每個國家都希望自己的經濟規模越大越好，卻希望總生命損失年數越小越好。既是評量措施也是基準指標，失能調整損失年數將總結所有年齡、所有地方的所有人的健康問題。我們首度可以看到我們的每一項健康問題。

　　羅培茲說：「克里斯讓我在死亡之外，注意到評估疾病與失能對人們產生影響的重要性。」他明白，「那是一項既巧妙又實用的政策工具。」

　　穆雷所提出的新概念，失能調整損失年數（DALYs），是一項激進

的發明，在日後將得到數倍的精進與改良。可是，其基本觀念源自於一個簡單又有力的觀點轉移。如同承認研究經費與衛生需求之間有 10/90 的誤差，以及早先了解到全球死亡人數統計太過不可靠，失能調整損失年數的出發點是不希望人們再把國際公共衛生分成區塊，而是找出單一觀點來評量每件事。這組衡量指標因而誕生，其所具備的改變力量猶如地理大發現時期所繪製的首批世界地圖。十六世紀時，人們首次在一張地圖上看到美洲、歐洲、非洲和亞洲。海岸與海洋邊界逼真寫實，緯度告訴你距離赤道有多遠。地圖集與麥卡托投影法把整個世界濃縮在一本書，甚至是一頁上。設計一個方法來繪製相同的全球地圖，顯示多少人活著，多少人死亡，卻要再等上四百年。

1991 年，世銀決定將 1993 年出刊的年度旗艦刊物《世界發展報告》做為衛生投資的專刊。詹米森獲選為該份報告的總編輯，便找上穆雷和羅培茲。他建議把失能調整損失年數做為分析的主軸。這個方法可以找出衛生支出的最優先事項，同時釐清先前各說各話所形成的混淆。他們把這項評量各種病因造成世界各地人們失能調整損失年數的活動稱為「全球疾病負擔」（Global Burden of Disease）研究。

出於尊重專業，詹米森必須徵詢他人意見，才能邀請當時年僅二十九歲的穆雷擔任小組領導人。可是他知道，在最後期限剩下不到兩年，而羅培茲又被世衛組織的職位給綁住，除了這名第一年住院醫生和他的新指標之外，再也沒有其他選擇了。況且，穆雷有四年疾病防治優先事項研究的經驗。「外頭有各種想法，」詹米森後來回憶。「我們要做的就是找到最好的，然後付諸實行就好了。」

對穆雷和羅培茲來說，這項他們已經進行了十年的任務，是畢生難逢的機會，可以從頭開創衛生評量的嶄新科學，而且確定會對一般人產生影響。「計算疾病的健康問題，」穆雷說明《世界發展報告》研究員

的任務，「計算你如何利用明確的投資來改良健康問題，而且你有大全景和策略來改善健康。」他和羅培茲終於有機會去幫助所有人了。

把設定衛生政策的優先事項放在如此重要的地位，對於世銀來說是個新領域，該組織為人熟知的是其經濟強項和基礎建設貸款。至於該組織何以現在感興趣，答案很簡單：如果人們不健康，世上一切的經濟發展都沒有意義。「以美國來看，」時任世銀首席經濟學家的勞倫斯·桑默斯（Lawrence H. Summers）表示，「我們寧可有 1900 年代的生活水準及現代的醫療照護，或者是 1900 年代的醫療照護及現代的生活水準？大部分人會說 1900 年代的生活水準及現代的醫療照護。也就是說，這個相對侷限的經濟部門，對於經濟成長的貢獻勝過所有其他的經濟部門。」

以往，世銀人員認為市場機制可確保更好的社會福祉，勝過大政府的干預。但是，自由市場資本主義往往未能以最低成本提供最好的健康。生病最嚴重的人，通常都是那些最無力負擔醫療費用的人。可是，如果沒有先得到治療，他們就沒有機會去賺錢。「因為良好的健康可增進個人經濟生產力及國家經濟成長率，投資於健康是促進發展的一個手段，」世銀做出結論說。「更重要的是，良好的健康本身即為目標。」

政府不必包辦一切的好處是，能把更多精力投入在擅長的事。例如，醫療照護。雖然仍有許多實際的缺失，國家與國際的衛生計畫可能極有效益，包括成本效益，為所有人民提供醫療照護。各政府甚至更擅長以公共衛生名義進行防治措施，由清淨飲水到疫苗到禁菸運動。現在，桑默斯希望世銀發布明確的行動呼籲。「我已厭倦了陳腐的世銀空話，總是說：『這是重要的領域，政策必須將此納入考量，』」他回憶說。他跟詹米森和他的幕僚說，即將發布的《世界發展報告》最好「有點內容」。

穆雷與羅培茲已做好準備，而且滿腔熱血。穆雷向詹米森和桑默斯保證，全球疾病負擔研究將締造實績。這個評量健康的新方法要是能確實執行，將可發掘出一些驚奇，並揭發出許多實情——特別是在全世界執行時。

第二部
那些殺不死你的

Part II

WHAT DOESN'T KILL YOU

第六章
全球檢查

平衡舉動——「你怎麼能夠發言呢?」——賭客——釘子

　　科技界的人總是把「粒度」(granularity)掛在嘴邊,並且讚許「粒化」資料庫。他們的意思是指,一個巨大的資訊領域可以放大來展現大全景,或者近距離觀察細節,如同觀看一顆砂粒。近年來,經由 Google 地球(Google Earth)等計畫,數百萬人都已習慣迅速地在全景與細節之間移動,像是 Google 地球可以讓你掃描整個大陸或者鎖定一隻坐在窗台上的貓。在 1980 年代及 90 年代初期,當穆雷與羅培茲開始記錄全球衛生的微小細節時,流行病學還沒有這種粒度,也沒有人提出達成這種粒度的方法。他們只懂得傾全力而為,不遺漏任何事,且必須具備系統性。

　　穆雷,這位希望全世界看到公共衛生大全景的醫師,仍將大多數時間花在布萊根醫院個別病患的疾病。他與主治醫師一同安排當日的治療計畫:插入動脈導管,幫病人抽肺積水,做血液培養,排定磁振造影(MRI)。按照住院醫師的疲累傳統,輪值一班通常要四十小時。穆雷在晚上六點到八點之間下班,不到十二個小時後又要回來上班。他沒有睡覺或回家,而是脫下白袍,換上黑西裝及領帶,這是波士頓醫師的下班服裝規定,跋涉過查爾斯河來到劍橋的 Pop 中心。問他怎麼做到的,他回答:「我不知道,我一定要去那裡才行。」有時他太過疲累,忘了

拿掉聽診器，到 Pop 中心時還掛在頸子上。可是他沒有辦法為現在等著他的所有病患看診，《世界發展報告》的工作需要這名年輕的住院醫師，為 53 億人口進行徹底的身體與心理檢查。

在世衛組織的羅培茲，也有他自己的平衡舉動要做。從一開始，世衛組織便反對他在《世界發展報告》的工作。他覺得，這個組織的運作只是為了阻止世界銀行破壞世衛組織會章上所規定的職責，亦即領導世界的健康評量。為了得到更大的獨立性，羅培茲由衛生統計部請調到新成立的世衛組織菸害防治計畫，他負責估計世界各地吸菸對健康的影響。「表面上，由外頭看來，我開始進行菸害調查，我喜歡這項工作，」他回憶。「但在同時，我也開始全球疾病負擔的大工程。」在他的妻子琳恩支持下，她和小女兒伊奈茲留在日內瓦，羅培茲周末、假日及可以報公差的時候便往返於大西洋，和穆雷在 Pop 中心碰面，交換資料及討論方法。「如果我們想要了解吸菸的死亡率，我們就必須了解全球死亡率，」他說，他就是利用這套相同的邏輯讓他的許多趟行程獲得許可。

首先，穆雷和羅培茲研究世衛組織的國際疾病分類，從中列出一份重大世界健康問題的清單，由愛滋病到小兒麻痺，由藥物依賴到青光眼，由碘缺乏到戰爭傷害。他們最後列出大約一百項疾病與傷害，占幾乎所有的死亡案例與他們估計造成失能的九成以上全球疾病負擔。由於《世界發展報告》的終極目標是要改善政策，他們將這些疾病根據衛生服務及公共衛生計畫劃為三個既有的分類。

第一類是幾乎每個人在關切貧窮國家時都會想到的：因傳染或感染造成的傳染病，以及出生或生產的健康問題。第二類是普遍視為「富裕國家」的問題：癌症、成癮、心臟病和憂鬱症等非傳染病。第三類是傷害，蓄意及非蓄意的，像是中毒、溺水、車禍、自殺及其他嚴重意外，這些在當時幾乎沒有人進行過全球規模的研究。

羅培茲專注在死亡率和死因。他先前十年在日內瓦的工作,已經根據國際疾病分類,按照不同國家,為世衛組織建立起數個新的資料庫。這些資料庫讓他能按照不同死因、地區、年齡層和性別,將死亡分類。基於專長和對死亡的熱切興趣,同事給他取了個綽號:「死亡博士」。

一如羅培茲所發現,他們所面臨的一大挑戰是,醫師對於相同死亡案例的分類會因為國家或年代而產生很大的差異。例如,假如按照美國採用的申報標準,法國的癌症死亡人數百分比將高出10%。換句話說,原先高出5%的死亡率,事實上是**低了**將近5%。

全球疾病負擔初始分類		
第一類	第二類	第三類
傳染病與妊娠及出生狀況	非傳染病	傷害
死因範例	死因範例	死因範例
痢疾	酒精依賴	溺水
愛滋病	憂鬱症	跌倒
鉤蟲	糖尿病	火災
痲瘋	青光眼	他殺與暴力
瘧疾	缺血性心臟病	車輛傷害
妊娠出血	白血病	職業傷害
麻疹	帕金森氏症	中毒
血吸蟲病	類風濕性關節炎	自我傷害
結核病	胃癌	戰爭

羅培茲的科學訓練與專業知識，讓他在看到資訊後會說：「這是資料來源，讓我用不同的方法，進行內部一致性的核對。」每個地方，每項疾病，每份研究，他都要整合不同的數據。

更令人惱火的是他和穆雷所說的「垃圾代碼」，指的是該死因記錄沒有醫學意義或者過於廣泛而沒有價值。例如，沒有人真正死於「衰老」，卻時常列為官方死因。即使是「腦部創傷」也太過模糊，某個案例可能是車禍造成致命的腦部傷害，另一例則可能是因為跌倒。要預防下一步的死亡，必須先知道死因。對穆雷和羅培茲來說，將死因列為「腦部創傷」的醫師就像是有人打電話給消防隊，叫消防車去找著火的房子，卻不告知地點。然而，垃圾代碼從以前到現在都極為普遍。「心臟衰竭」、「肝臟衰竭」、「肺栓塞」等，在某些地區，某個國家**四成以上**的官方死因都可能是垃圾。在羅培茲努力之下，所有的垃圾代碼都必須按照最有可能的死因重新寫過。

針對生活在沒有任何實質死亡登記資料國家的人們——最糟的案例是將近98％的撒哈拉以南非洲國家——羅培茲和穆雷建構新的統計模型以避免重複計算，及預測男性及女性年老時的不同死因。不過，這一定要非常謹慎。簡單的模型或許會說，澳洲每千名嬰兒之中有多少人是唐氏症，因此資料不全的安哥拉可能也是這種唐氏症比率。可是，更為精細的模型會考量到父母年齡等因子，或者提出澳洲和安哥拉因差異過大無法比較，以及需要的其實是南非的數據。全球負擔團隊建構出數十個模型，有時達到數百個，以研究各個領域，並計算哪些模型最符合他們擁有正確實際資料的特殊案例。

同時，穆雷和一小群哈佛大學生、剛畢業的學生和研究生在追蹤失能（disability），這是全球負擔對於任何非致命性健康損失的官方用語。利用穆雷設計的特製電腦程式，他們在這項研究中列出每種疾病與

傷害所可能造成的重大後遺症。例如，糖尿病可能造成失明，神經受損，或下肢截肢。交通事故可能造成嚴重燒傷，頭骨碎裂，眼睛受傷或者肩膀脫臼，這僅僅是該團隊就交通事故所列出33種結果的其中4種。他們在全球找到的數據顯示出，每種後遺症發生在所有人及不同年齡與性別的機率。例如，6％的幼童在車禍中遭到開放性創傷。六十歲以上的人有將近四分之一在相同環境下，會有大腿骨、肋骨或胸骨骨折。當時的數據不像日後會變得更精確，不過這幅大全景的缺縫已逐漸彌補起來。

《世界發展報告》將全球劃分成八大人口統計地區：撒哈拉以南非洲，印度，中國，其他亞洲國家和島嶼，拉丁美洲和加勒比海，中東，歐洲前社會主義國家，和發達市場國家。在任何一年，某個地區的總人口當中，會有某些百分比的人罹患種特定疾病或傷害。有這種狀況的人若不是好了，回到總人口當中，就是產生某種失能的後遺症，或者死亡。失能時間的加權指標將可算出失能年數，亦即穆雷與羅培茲計算之中的失能年數損失。

可是，如何比較這些不同的失能以及早逝，也就是說，如何在穆雷由0到1的尺度上設定每種病況的權重？0是相當於完美健康，1則是相當於死亡。對外部人士來說，這或許是整個全球負擔研究最具爭議、最大膽的部分。可是，當穆雷召集國際衛生專家獨立小組以設定權重時，這項在某些人看來是不可能的主觀任務，實際上獲得極大的共識。最後，這些小組擴大規模，加入世界各地一般大眾的成員，可是依舊維持共識。日後的研究將證實，對於不同病況的嚴重性，大家有著明確的共同看法。它可以用一個數字來表示，如果要比較主要的傷痛原因和主要死因的話，就必須這麼做。

最後，該團隊已接近達成穆雷為整體人類健康損失所規劃的單一觀點。計算每個人早逝所損失的生命年數以及失能損失年數，便能得出疾病負擔，按照死因、性別、年齡和地區。可是，人們實際面臨的問題，如何經由衛生體系與國際公共衛生運動所提出的方法來加以解決呢？

疾病負擔初期的失能嚴重性加權	
嚴重性權重	病況範例
0.00–0.02	臉部白斑病
0.02–0.12	水瀉，嚴重喉嚨痛，嚴重貧血
0.12–0.24	上石膏的橈骨骨折，不孕，類風濕性關節炎
0.24–0.36	膝下截肢，耳聾
0.36–0.50	直腸陰道廔管，輕度智能遲緩，唐氏症
0.50–0.70	重度憂鬱症，失明，下身癱瘓
0.70–1.00	精神病發作，失智症，嚴重偏頭痛，四肢癱瘓

1992 年 12 月，在《世界發展報告》的全球負擔內容截稿前四個月，穆雷和羅培茲在日內瓦世衛組織某場一整天的會議上，發表了第一套的初步結果。這似乎已成為他們的習慣，這兩人熬夜工作，清晨四點完成，陪伴他們的只有吉爾斯，羅培茲家養的西高地白㹴。「當時還沒有 PowerPoint，」穆雷回想。「會議開始了，而我們必須請主席拖延一下時間，好讓秘書去製作幻燈片。」世衛組織總部每隔一層樓都有一間挑高夾層的會議室。他們分配到的那一間坐滿了人，部門主管和每個計畫地區的國際幕僚人員由各樓層過來聚集在這裡。

　　全球負擔的概念——統計所有地方的所有人的所有事情，包括失能和死亡，並且確保各種原因的死亡人數沒有超過總死亡人數——即使對會議室裡的許多公共衛生專家來說，也是新穎的概念。但在後續的討論中，明顯可以看出，這項新穎做法可能帶來的好處，在許多人眼中比不上另一個更迫切的議題。大家最關心的是，這種評量健康的方法可能對他們自己的工作造成何種不良影響。「成員國、世衛組織內部的科學家、外部的科學家，他們都會產生損失，」羅培茲觀察到。高估某項疾病的傷亡人數可以為你自己的計畫或國家爭取到更多經費和注意。低估死傷人數可能意味著你已做出長足的進展，值得增加你的經費，或者給予你新的任期。救援團隊莫不希望他們的議題被視為最迫切的，研究人員希望他們的題目被認為是最重要的。而且，沒人會強迫不同團隊去確認他們的數目彼此相符。

　　日內瓦的運作架構恰好說明了缺乏大全景的危險。在世衛組織總部，超過九成的人員與資源投入在傳染病和妊娠、生產和幼兒的問題。這些都很重要，可是根據穆雷和羅培茲，它們只占總健康損失的一半不到。幾乎同等比率——42%對46%——是非傳染病造成的負擔。受傷則占了12%，這是個巨大的比率，因為整個世衛組織受傷防治計畫仍只

有一名人員。

　　將資料根據性別、年齡和地區來分類，可看出公共衛生需求與目前資源配置之間的驚人差距。穆雷和羅培茲表示，在開發中國家，車輛傷害是年輕成年男性第三大健康損失原因。憂鬱症是年輕成年女性第五大健康損失原因。對男女兩性，自殺均為第六大健康損失原因。骨關節炎這種不會致人於死的疾病，則是第九大健康損失原因。他們估計，在撒哈拉以南非洲，**牙齒問題**的總損失相當於貧血。在整個亞洲，缺血性心臟病所造成的生命損失年數多過妊娠併發症，神經精神病的傷害多過營養不良。而在中東，傷害造成的健康問題是癌症的四倍嚴重。以上結果令全球負擔團隊感到意外，對於現狀更是一大衝擊。

　　如果穆雷和羅培茲是對的，那麼世衛組織在全球投入龐大的時間、經費和熱情，對於世界將近一半的健康問題可說幾乎毫無幫助。在世衛組織、國家和捐贈機構決定優先事項的人因此獲知，他們對病人的計算有誤，對進展的報告有誤，甚至完全忽略了就在他們眼前發生的嚴重健康問題。

　　因此，毫不意外，他們最初遇到的反應是爭論穆雷和羅培茲錯了。

　　「一般來說，大家的反應是：『我是某某某，我負責某某領域，你是如何得知某某事項的？』」穆雷回想。「標準的回應是『**我們**都不知道，**我們**沒有充分的資料。所以**你**怎麼能夠發言呢？』」

　　穆雷和羅培茲回答說，因為我們必須這麼做。這些問題等不及充分的資料了。「公部門與私部門的決策者，每天都在互相競爭的健康優先事項之間做出選擇，」他們寫說。「這些選擇反映出每個決策者對於人口分布和介入機會的潛在認識。我們相信，最好是對特定情況造成的失能做出正確估計，勝過完全不估計。」最好是把傳染病學逼到極限，再加以改進，勝過坐等更多資訊，任由數十億人的苦痛繼續受到忽視。

即便遇到這種挫折，穆雷和羅培茲還是覺得他們在日內瓦的時光很令人興奮。他們能與其他人往來。等穆雷回到劍橋時，他在 Pop 中心的某項座談會簡報相同的研究結果。「那是一個很小的團體，但討論十分熱烈，」他還記得。後來在 1998 年榮獲諾貝爾經濟學獎的哈佛經濟學家阿瑪雅·沈恩（Amartya Sen），也在現場。還有哈佛醫學院社會醫學系主任凱博文（Arthur Kleinman），牛津大學知名經濟學教授蘇德希·阿南德（Sudhir Anand），和哲學家兼倫理學家希塞拉·柏克（Sissela Bok）她的雙親都是諾貝爾獎得主（譯註：其父親在 1974 年獲諾貝爾經濟學獎，母親於 1982 年獲諾貝爾和平獎）。與穆雷年齡相仿的與會者包括世界銀行全球愛滋病計畫將來的主管，到孟加拉鄉村促進委員會（前身為孟加拉復興援助委員會）未來的執行副主任，根據其員工與服務人數，為全球最大的非政府發展組織。他們每個人都坐在一張橢圓形古董大木桌前的位子上。

　　Pop 中心的座談會傳統是鼓勵所有與會者熱烈甚至尖銳的意見交流，無論他們的專長為何。「沒有人會覺得他們並未提出正確的問題，或者是有諾貝爾獎得主在場，你不該發言的，」某位經常參加這類座談會的人士回憶說。「他們都有興趣聆聽大家的意見。」

　　同樣地，會中也有反對意見，但這次卻是來自不同觀點。穆雷立刻發現到，牛津經濟學教授阿南德和一名崛起的衛生經濟學家卡拉·韓森（Kara Hanson），質疑他進行計算所用的假設。他們認為，穆雷將經濟理論不恰當地移植到他的健康架構。他的核心指標，失能調整損失年數，是早逝和失能的損失年數的總和。可是，穆雷又加上一個重要的變數。在所謂的「年齡加權」，他最後評估疾病負擔時，對於中年的重視超過童年或老年，理由是中年是一個人對社會貢獻最大的時期。

　　阿南德和韓森起初是在座談會上，後來又發表文章表示，這對倫理

有害。「舉例而言，」他們兩人在《衛生經濟學期刊》（*Journal of Health Economics*）撰文指出，「醫師與護理師的時間可以說比其他職業更加寶貴。」同樣地，執行長對於世界的貢獻可說高於遊民，而四肢健全人士的貢獻可說高於殘障。穆雷反駁解釋說，不同年齡層的權重設定來自於徵詢國際衛生工作者，不過他坦承這個議題需要進一步的考量。在後來的版本，這項加權便加以修改。

失能調整損失年數（DALYs）的核心概念，則逃過了批評，儘管有些人對於在實際政策建議採用新的評量制度覺得不安。「就失能調整損失年數的概念來說，有人極為擔憂如果你的計算數據錯誤，而你只有一個指標，那麼你就會誤導資源配置，」穆雷後來說。可是，什麼都不做，等候完整的資訊或是永遠都不會出現的共識，也是助長錯誤決策的一種方法。看看他和羅培茲在別人數據裡發現的廣大問題吧。反對全球負擔估算的不是合理的謹慎或明智的審慎，而是躲避責任。

「想想你自己的家人吧，」穆雷說。「你關心他們，人們都關心自己的家人。」你不會等到你確知自己的女兒得了闌尾炎才帶她去看醫師，並指出她的腹部右側劇烈疼痛。假如醫師拒絕進行診斷，你不會默默地回家。「在學界，他們說：『我們會下注。我們會讓決策者把所有資料匯集起來，做出正確的決定。』可是，決策者更沒有時間，也更沒有能力整理所有必要的資料。」

穆雷和羅培茲並不是宣稱他們的計算絕對正確，人口健康研究從來都不是絕對精確，他們知道自己的資料和初始方法的極限。但他們也明白，他們的估算是廣泛的，是公平的，他們幾乎計算了世界各地對人類健康有害的所有事物，以相同的態度，使用既有的最佳證據，包括成人與兒童，男人與女人，窮人與富人，非致命的與致命的。在全球各社會中，最脆弱的人背負著最沉重的疾病與失能負擔。儘可能完整地衡量某

項負擔，或許是要求政府與國際機構改善對他們照顧的最好方法。

在小組截稿的兩周前，桑默斯問詹米森全球負擔計畫如期完成的可能性。詹米森想了一下說：「八成五。」。桑默斯搖搖頭。「不夠好，」他說。詹米森把這項訊息傳達給穆雷，穆雷於是叫羅培茲立刻和他會合，進行最後趕工。

羅培茲從日內瓦飛到波士頓的羅根機場，在將近午夜時分降落，接著立刻趕往克里斯與艾格妮絲在劍橋租的公寓，就在哈佛與波特廣場之間，那是資淺教授所能負擔得起、離學校最近的地點。他和穆雷在清晨五點摸黑起床，避開交通顛峰時間，前往 Pop 中心，再開一段路，到達白雪覆蓋的穀倉改造辦公室，這是穆雷花一點錢在緬因州買下的渡假小屋。穆雷的白色福特小轎車車牌是「GBD1」，也就是全球疾病負擔的縮寫。車子前座散落著喝光的 Dunkin' 甜甜圈的咖啡杯。

在穆雷加速前進之際，羅培茲不禁回想起他為何來到這裡的原故。十二歲時，他離開成長的寧靜西澳鄉村小鎮納洛金（Narrogin），到伯斯的貴族寄宿學校阿奎納斯學院（Aquinas College）就讀，當時那個城市人口 50 萬人。他的同學是律師、醫師、房地產大亨和其他富裕商人的子弟，而羅培茲的父親則是警察，兼差做校車司機，才能負擔得起羅培茲的學費。他對於家人為了他的教育所做的犧牲，一直耿耿於懷。「我的經歷因此受到很大的影響。我一定要好好表現才行。」

在阿奎納斯學院的五年期間，羅培茲是物理、化學、數學及拉丁文的高材生，並且領導班上的運動隊伍：第一年是板球，第二年曲棍球，第三年徑賽。他們的教練，是基督兄弟會的成員，對孩子十分嚴格，大夥都叫他「釘子」。「你做得到！」釘子說。「很接近了還不夠好。」「他激發出我們的最佳能力，」羅培茲回憶說。「你絕對不會找他抱怨。」

要是這麼做的話，他會叫你跑步五哩，而且他會陪著你跑。

　　羅培茲這才了解到，那正是趕上穆雷準備《世界發展報告》全球負擔這部分內容腳步的完美訓練。「二十年後，當我結識了穆雷，當我們面對這項艱鉅任務。我沒有說我們做不到，」羅培茲回想。「我的骨子裡早已銘記著，我可以做到，我們可以做到，我們應該去做，即使那並不容易。」

　　穆雷和羅培茲窩在緬因州的穀倉裡，以馬拉松式的作息編纂資料，由早上六點到午夜，俾以修改最後呈交的計算。副題為「投資於健康」的《世界發展報告》於 1993 年 6 月發布。內容穿插著疾病負擔的數據，第一頁便說明失能調整損失年數的新概念。在十八個月的期間，以大約 10 萬美元的預算，穆雷、羅培和他們的同僚已開始改變我們對生命與死亡的理解。

　　感謝你，釘子。

　　「真理征服一切（*Veritas Vincit*）」，阿奎納斯學院的校訓如是說。

第七章
離家在外

說明與法規——「親愛的克里斯多福」——徵才演說

　　1993 年發布的《世界發展報告》提出一個評量健康（不只是沒有死亡而已）的新方法，以及計算世界各地疾病與失能所造成的經濟與社會成本的新方法。接下來的障礙是讓決策者及公共衛生當局接受這項改變。著手的方法就是讓他們接受這些基於迅速變化的全球資料，所初步估算出來的數據。

　　1994 年，哈佛公共衛生學院將穆雷由助理教授升等到副教授。他和艾格妮絲如今已有了兩個小孩，安妮蘇菲和提摩西，並且在麻州艾克頓購屋，就在劍橋西北二十哩處，不過穆雷依然馬不停蹄地工作。他有了新的經費，並和羅培茲合作，在 Pop 中心的碉堡成立了正式的疾病負擔單位，雇用數名資淺人員來蒐集與修改更多有關各地死亡、疾病和傷害的資訊。

　　圍繞著一張搶救過來的會議桌，這個小組吃著外送披薩，一邊看著數百頁的圖表。奇特的圖形表示不良的資料或意外的趨勢，而他們的目標是要找出何者屬於前者，何者屬於後者。這門科技原已面臨要求改變或壓制的外部壓力，世衛組織會議和 Pop 中心簡報所引發的反對聲浪也越來越大。「克里斯跟某些人樹敵，或者至少讓他們很不高興，」穆雷最初在 Pop 中心的共同研究人員凱薩琳・米蕭（Catherine Michaud）表

示。這位瑞士醫師後來成為公共衛生專家。「他會非常詳細地說明他的邏輯和思路,但若是人們不同意他的看法,他也不會改變態度。他不會說:『喔,你在世衛組織工作,你是瘧疾權威。所以我必須修改我的估計來配合你。』那種事絕對不會發生。」

因為病況遭到忽略而受苦的人,注意到新的擁護者出現,並開始利用其數據來強化自己的立場。而為長久以來病況受到漠視發聲的人士,尤其是針對精神病治療、受傷防治及舒緩骨頭與關節疼痛,都引述疾病負擔的調查結果來遊說增加經費。美國參議院邀請穆雷為糖尿病、愛滋病和吸菸相關疾病趨勢發表證詞。當哈佛的同事編纂一份低所得國家心理衛生問題及未來照護優先事項的報告時,第一個圖表就是不同病因的全球失能調整損失年數的圓形圖,直接取材自《世界發展報告》。「該份報告使得心理衛生及福祉問題確定被納入國際議題,」聯合國秘書長蓋里(Boutros Boutros-Ghali)寫道。

墨西哥給予疾病負擔方法更大的肯定。自 1992 年到 1993 年,墨西哥國家公共衛生研究中心創設主管胡利歐・法蘭克(Julio Frenk),利用休假研究在哈佛 Pop 中心待了一年。他在那裡認識了穆雷,並獲悉剛成立的全球疾病負擔調查。他一眼便看出這項工作的重要性。「我了解到,如同給病患看診的醫師沒有實證醫學便無法進行分析,沒有科學證據做為基礎,我們便無法在國家或全球採取適當的政策,」法蘭克回想。「我們有數百種疾病,」他想著。「我怎麼知道結核病是否比癌症更加重要?失能調整損失年數可以由年數看出總疾病負擔,將疾病互相比較,並決定經費運用。」

法蘭克派遣墨西哥市的工作人員前往哈佛去受訓,並在墨西哥進行疾病負擔調查。其成果是 1994 年出版的一本著作、一項研究計畫和一個非營利智庫中心,全部取名為《健康與經濟》(*Health and the*

Economy）。「我們的想法是要向政壇人士提出建言，比如某套解決方案，以改革衛生體系，」該小組的首席流行病學家拉斐爾‧洛薩諾（Rafael Lozano）表示。

繼 1993 年的《世界發展報告》之後，《健康與經濟》是第一本採用失能調整損失年數概念的出版品。這兩份報告均認同，唯有提出相應的行動計畫，疾病負擔才會對決策者具有實際價值。「『當然啦，』政客們會說，『我們有著肺癌的龐大負擔，』」羅培茲表示，「『可是，我們該怎麼辦呢？』」為此，《世界發展報告》明確建議開發中國家將政府支出由特殊照護轉移到低成本、高效益的免疫、賑飢、和傳染病防治計畫。這些不會解決所有的問題，卻可以用相同的預算減少開發中國家 25％ 的疾病負擔。

僅專注在一個國家，並由可以取得更多數據的內部人士撰寫，《健康與經濟》及其後續報告也讓其說明符合法規。在流行病學家洛薩諾計算整個墨西哥的疾病負擔時，世界銀行的資深人員波巴迪拉（José-Luis Bobadilla）則協助統計衛生支出，不同的可能介入措施的成本，以及每項措施的成本效益。源自《健康與經濟》的後續報告，說明了墨西哥的各種病因，他們如何支出來加以改善，以及何種治療可以產生最大的影響。「有了這些，你便可以開始提出建言，」洛薩諾表示。「如果你投資 X，你便可得到 Y。」

法蘭克監督整項計畫。「它徹底改變墨西哥的觀感以及對於優先事項的看法，」他說。「在還沒有失能調整損失年數這項概念之前，我們用死亡人數來評估健康問題的重要性。很顯然有許多疾病不會致人於死，卻會造成許多失能，心理疾病正是如此。」有史以來，不只是憂鬱症，還有骨關節炎、關節炎和下背疼痛首度被視為重要的國家議題，上述各項病況都不會致命，卻被列為墨西哥成人十大負擔的健康問題。對

男性而言，尤其是年輕男性，道路交通事故造成多年的年數損失。至於女性則是乳癌與子宮頸癌。可是，該國很少有衛生計畫投入憂鬱、焦慮、關節疼痛、背痛、受傷或癌症。

墨西哥衛生體系是在 1950 年初期打造的，當時對外的努力幾乎全部集中在促進安全生產及傳染病防治。當時，墨西哥婦女平均生育 7 次。至少七成的嬰兒是在自家生產，大約六分之一的新生兒夭折。平均死亡年齡為 24 歲。「活下來並不容易，」洛薩諾表示。「除了狂犬病和天花，就沒有什麼疫苗了。」麻疹、腮腺炎和百日咳每年造成數千人死亡。而今到了 1990 年代，對抗傳染病已有了長足的進展。女性生育的嬰兒數只有 1950 年代的一半。這個趨勢與美國明顯相似 [2]。

根據《健康與經濟》，按照死因的排名，1990 年代初期墨西哥最大的健康問題是心血管疾病。若按照失能調整損失年數排名，則是意外傷害。若只按照早逝損失年數（YLLs，即生命損失年數）來排名，則是妊娠問題最嚴重，不過這是因為該國鄉下南部的數據特別嚴重所致。法蘭克表示，全國負擔調查「徹底改變了政策對談。」「不是只有痢疾的問題而已，」他說人們這才明白。「我們有雙重負擔」——傳染病和慢性病。「情況更為複雜。」

沒多久，法蘭克和穆雷便有了機會來領導決策回應，不只是在墨西哥，更擴及全世界。

1996 年，穆雷與羅培茲在學術期刊《科學》（Science）發表〈實證衛生政策——全球疾病負擔研究的經驗〉，這篇文章後來有一千八百

---

2 事實上，在 2010 年，墨西哥每個婦女平均生育 2.1 次，美國則是 1.9 次。

多名學者引述。同時，他們準備了一份該小組修正過後的調查結果與方法概述，做為同儕審查之用。「父親訓練我投稿給《刺胳針》，」穆雷回想說。所以，他便投稿了。

《刺胳針》的影響力與地位自 1970 年代以來不斷升高。現在要在該雜誌發表文章更困難了。如果你是國際衛生界的人士——由基層研究人員到世衛組織秘書長，《刺胳針》是你專業聲望的首要仲裁者。「親愛的克里斯多福（請容我如此稱呼），」當時該雜誌新任總編輯理查・霍頓（Richard Horton）回信寫說，「這是一項極為困難的編輯抉擇。」不過，穆雷鬆了一口氣，霍頓決定讓他和羅培茲過關了。根據疾病負擔所進行的科學研究大量出現，《刺胳針》於 1997 年刊登的前四篇全球疾病負擔報告，加總起來被引述了超過 1.3 萬次。

文獻引用不只是專業上的小事情而已。它們是影響力的表徵，是後來的作者為了佐證新研究而承認先前的作品。大量的引用表示你在某方面主導著對談，轉移科學調查的路線及隨後的行動。憑著衡量世界衛生的嶄新方法，這些局外人已成為權威人士。

可是穆雷對於自己工作與同儕的堅持也付出了代價。他和妻子艾格妮絲漸行漸遠，原因包括興趣不同及他長時間離家在外。1997 年底，在他們的第三個孩子艾蜜莉出生後沒多久，他們便仳離，之後為了穆雷的親子探視權而上法院。後來，他們得越洋打官司，因為艾格妮絲賣掉他們在艾克頓的房子，和孩子們搬到緬因州的渡假小屋，最後帶著他們回去法國。等到艾格妮絲和克里斯正式離婚時，她已經重回克萊蒙費朗，而他在日內瓦。

將近十五年的時間，穆雷在世衛組織盤旋，卻沒有真正加入其中，有時當個批評者，有時則是合作人員。即便在他與艾格妮絲仳離後，他

好像也不太可能離開哈佛。1998 年初，公共衛生學院的人口與國際衛生學系將他升等為正教授，年僅三十五歲。他在十年間由研究人員晉升到最高教職人員，並且在這段期間讀完醫學院，完成實習醫師與住院醫師訓練。他所籌募到的補助金讓他在 Pop 中心的單位可以財務獨立，雇用 6 到 8 名博士生或研究人員。他的小組士氣高昂，因為他們準備將迄今的全球負擔研究，發行數冊的系列書籍。不過，他們首先發行的是一份 50 頁的大眾簡介，旨在接觸比系列書籍更廣大的讀者。格羅・哈萊姆・布倫特蘭（Gro Harlem Brundtland）拿到這 10 萬份簡介當中的一份，她曾任三屆挪威首相，最近一任是由 1990 年到 1996 年。

布倫特蘭當初的職業是醫師，因而成為極為罕見的政壇人士：她對獨立科學的信任程度，幾乎跟穆雷與羅培茲相同。她四十一歲時成為第一位擔任挪威首相的女性，也是最年輕的首相。挪威人稱她「格羅」，或是比較親切的稱呼「國母」（Landsmoderen）「很多時候，在很多地方，最大聲的倡議人士會得到大眾注意，」她在看完全球疾病負擔計畫之後表示。「許多面臨嚴重問題的人們往往遭到忽略。」1998 年當她有這種感想之際，她獲選為世衛組織秘書長。

世衛組織在當時是個麻煩很多的機構──「失焦散漫，甚至貪瀆，中階主管橫行，」人們告訴她[3]。然而，它理論上是聯合國最重要的專門機構，對於全球衛生政策有著舉足輕重的影響力，而且經驗證明有可能改善數十億人口的生活。1967 到 1977 年間，世衛組織最出名、協調良好的疫苗與汙染防治計畫，成功消滅了地球上的天花，這項疾病曾在二

---

3 世界衛生組織於 1993 年由於低階貪瀆的情事而遭到指控。外部稽查發現，該年度選舉時，投票給選上秘書長的人有超過半數拿到「研究合約」，不需要做什麼工作便可拿到最多 15 萬美元的報酬。

十世紀造成多達 5 億人死亡。而在 1978 年，世衛組織領導階層發布一項歷史性的呼籲，希望「在 2000 年前讓所有人都健康」，這項願景是，不論貧富，所有人類都能享有最高水準的健康。

布倫特蘭邀請穆雷到華府，參加挪威大使館為慶祝她當選所舉辦的雞尾酒會。她的職責是要進行大規模組織改革。在 1980 年代及 90 年代，「大家健康」（health for all）的計畫陷入停頓。世衛組織的影響力已不如聯合國兒童基金會（UNICEF）及世界銀行，並且以沉睡文化而出名，有人說是思想封閉及安逸自滿。最顯著的例子是，面對一個世代以來最嚴重的傳染病威脅，亦即全球愛滋病蔓延，世衛組織成了旁觀者，另一個全新的國際衛生機構——聯合國愛滋病規劃署（UNAIDS）——則在同時創設了。布倫特蘭寫說，為了恢復其國際聲譽和權威，世衛組織需要「一場小革命」。

雞尾酒會舉行後的翌日，布倫特蘭與穆雷在水門飯店對街的餐廳「Jolly Roger」單獨會面。她跟他說的事是他早已相信的，「你只能管理自己可以衡量的。唯有掌握數據，你才能做出改善。」那是一場徵才演說，隨意翻譯之後的意思是：告訴我世衛組織該怎麼做，然後跟我合作來進行。

「那是相當誘人的挑戰，」穆雷回憶說道。

與法蘭克合作之下，穆雷建議設立一個新的世衛組織高階部門，名為「政策實證與資訊」。「隨著衛生日益成為全球經濟的重要部分，它在政壇的能見度升高了，」法蘭克回想。他和穆雷表示，世衛組織所能扮演的重要角色之一，就是提出全球決策的確實證據。成功的話，世衛組織將成為各類衛生議題確實、即時資訊與建言的來源，包括致人於死的以及可以拯救他們性命的，讓人們生病的以及可以改善病況的，衛生支出以及我們如何妥善運用這項支出。

布倫特蘭全盤接受。穆雷則見證她重整世衛組織的官僚體系。處理心理衛生及主要的非傳染性疾病的計畫，像是癌症、心血管疾病和菸害相關疾病，跟瘧疾與結核病等傳染病計畫獲得相同的重視。布倫特蘭實施新計畫以改進國家衛生服務的水準與評鑑，強化世衛組織本身的科技能力，以及成立政策實證及資訊部門，幾乎完全按照穆雷和法蘭克的建議。「她的工作是設定政策與策略，」布倫特蘭的幕僚跟穆雷說。「你的工作則是去執行。」

　　穆雷跟哈佛大學請假兩年。他在 Pop 中心收拾物品時，同事看到他帶著有關領導能力的財經書籍。

第八章
迎向全世界

推動與反抗—擴大規模—「間諜計畫」

　　1998 年 7 月 21 日，穆雷上任世衛組織新成立的政策實證及資訊部門主管，領導大約一百五十名專業與行政人員。羅培茲所主持的單位將用擴大版的 Pop 中心疾病負擔小組，來評量健康損失與核對其他組織的統計。第二個單位將追蹤衛生支出。第三個單位的重點是成本效益，將研究哪些投資創造最大的福祉。在穆雷的直接監督之外，另有 100 到 150 人將進行衛生體系與衛生研究的相關調查，或者是管理世衛組織圖書館與出版品。穆雷等所有人的頂頭上司是墨西哥的法蘭克，他直接向布倫特蘭報告。

　　事實上，法蘭克的職位——也就是負責整個新部門——原本是要給穆雷的，卻被他自己搞砸了，而且是用他慣常的速度與效率。一抵達日內瓦，他就在晚宴上與某位重量級反菸倡議人士爭執。「我年輕氣盛，」他後來回想。「那些陳腔爛調的人，我看不順眼。」他坦承，自己的回應「並非總是合宜，」「而是想要指出他們錯了。」這件事傳到他的老闆耳中。布倫特蘭不喜歡當眾鬧事。「她管理組織偏好的方法，是找來一群年輕力壯的新人，」她的特助跟穆雷說。「他們總會想要往四面八方奔馳，她便會管束他們。」「我被判出局，法蘭克勝出，」穆雷說。「在當時，那是正確的決定。」

即便是擔任一名「區區」的主管，對穆雷也是一大轉變。他曾經只是個年輕的教職人員，督導麻州劍橋一個獨立學術研究中心中幾乎不起眼的附屬單位的六名研究員。後來，他成為全世界最有權力的衛生組織中高能見度、高影響力的人物。如果你是教授，你可能在整個學術生涯都無法影響到各國衛生部長。如今，這些部長跟他距離近到能以耳語交談，假如他們肯聽的話。

大家都說，在官僚體系裡，什麼事都不准做，但是上有政策、下有對策。多疑又好辯的穆雷，現在必須熟悉微妙的辦公室政治。舉例來說，凡是敏感的事，一定要當面講，不能用書面，否則會對你自己不利。想要簽署在南美洲舉辦會議的合約嗎？官方流程要填寫四份表格和六周的時間，不然你可以打一通關鍵電話，兩個小時便可搞定。初期，有個員工去穆雷的辦公室要便利貼。根據規定，某些文具只有主任以上的主管才能使用。「便利貼必須來自於我，或是波士頓，」穆雷說。世衛組織每一份需要簽名的文件，都放在「卷宗」裡。秘書長使用紫色或綠色墨水，執行主任則必須使用其他顏色；單位主管用第三種顏色，普通人員則用第四種。穆雷把他收到的第一份卷宗拿給他的助理說：「我再也不要看到這種東西。」第二天，卷宗又來了，而且堆得更高。「我輸了，他們贏了，」穆雷回想。「那使我驚覺到現實。」

穆雷與法蘭克的上任，對於世衛組織也是一大改變。這個機構從不曾設立過政策單位，只有防治不同疾病的獨立計畫。每項疾病都有自己的專家和評估方法。在那個狹窄的領域內，政策建言係依據成員國送交的、或許可靠也或許不可靠的數據來特製化，而不是全面化。打從第一天，穆雷便宣布，世衛組織將首度自己提出疾病、傷害與死亡的官方估計與預測。他不僅想要複製，更要超越他和同事在世銀與哈佛所做的。「我們必須進行全新的估計，」他說。「我們必須開發全新的方法。」世

衛組織將是獨立、公正、創新及廣泛的；它將提供別人缺少的資訊，或是曾經錯誤的資訊。

換句話說，世衛組織現在不單純是政策機構，還是精密數據分析中心。穆雷的部屬和他都一起在世衛組織總部三樓工作，用活動式白色模組牆隔成小房間。他們使用的科技也沒有比一般辦公室標準好到哪裡——穆雷後來回想，「很蹩腳的」桌上型電腦——不過，他要求部屬撤掉瑰麗的成員國衛生報告和非政府機構、聯合國外部機構、個別世衛組織計畫未經檢查的統計，換上直接來自於官方出生登記紀錄、醫院檔案、家庭調查、人口統計評估和金融報告的數據。只要還有人處於疼痛及死亡，政策實證與資訊部門就會像是國際救難客服中心，查出病因並追蹤回應。如果政府及援助團體無法或者不肯提供誠實的估計，世衛組織將代替他們進行，並將數據公諸於世。

跟穆雷共事的人都有個問題，那就是熬夜加班、周末加班及假日加班。「克里斯期望大家這麼工作，因為他就是這樣工作的，」羅培茲表示。他和穆雷在此時已經合作了十五年，比誰都還要熱烈支持這項新計畫。「能夠有他這種天才來到這個組織，試圖改變世衛組織的慣例、成果和名聲，真是太好了，」羅培茲表示。但是，「這給我造成很大的壓力，」他回憶說。「我必須提升組織裡的人員績效，好讓大家都做出貢獻，但在同時，很難讓眾人都達到這種高水準。」

世衛組織的員工屬於國際公務員，習慣在固定時間上班，大約是早上八點半到下午五點，每周工作五天。「他們依照傳統作息在做事情，不論是上班時間或工作成果都一樣，」羅培茲表示。「他們花很多時間在開會。」學術界與企業界常見的競爭在這裡的辦公室是很陌生的。穆雷從先前衛生統計與衛生體系研究部門接收過來的人員，很多人根本不信任他的指示。「他們跟以前一樣在相同時間上班及下班，」羅培茲表

示，「他們希望克里斯趕快走，好讓世衛組織恢復到以前的美好。」

人類在緊急情況下可以做出神奇的事情，可是很少人想要在永久的危機狀態之下生活或工作。可是，他的新同事和部屬發現，穆雷是少數愛好瘋狂步調的人。一部分原因是，他是那種腎上腺素狂飆的人，又具有奇特的願景、企圖心和耐力，生理與心理上皆然。不管是住院醫生或雙黑鑽滑雪斜坡，他都不會累。但另一部分原因是，跟全人類的急迫需求相較之下，他對於個人的私生活有一種相對不重要的感覺。他對工作的沉迷，或許再加上他想要實現目標的強大壓力，已經造成他的婚姻破裂，害他不能跟子女聯絡。他不會被日內瓦的職場習俗給嚇倒的。

穆雷非但沒有因挫折而放棄，為了回應世衛組織的悠閒傳統，他找來一批臨時雇員做為地下幕僚，他們認同他的迫切感，他希望藉由他們來活化整個世衛組織。他在世界各地大學刊登廣告，提供短期職務給多種領域的工作狂，他們願意接受一年到三年的合約來到日內瓦，協助「提供各類證據的客觀評估，以影響衛生政策」。這些職位由聯合國基金會與洛克斐勒基金會贊助。

世界各地將近一千人來應徵「全球衛生領導研究員」。穆雷欽點了24人加入他的團隊。雖然有些人後來留在世衛組織，但所有人一開始都不是正式員工。相反地，如同職務說明所說的，「研究員將不會是世衛組織的員工，而只是某段期間附屬於該組織。」

做為穆雷的統計特種部隊成員，你可以在早上九點或十點到班，這比一般員工稍微晚一些。可是你的下班時間是在晚上七點、十點或者半夜，如果你可以下班的話。穆雷的高階臨時雇員是靠著夜以繼日進行特定計畫，然後再處理接下來的情況來凝聚團隊精神，從來不必跟世衛組織的終身雇員打交道。

舉例來說，曾參與穆雷在哈佛 Pop 中心疾病負擔小組的喬許・所羅

門（Josh Salomon），在穆雷提供他一項每個月到日內瓦工作十天的獨特職務時，他已經是衛生政策和決策科學的研究生。他的第一項任務，是全面檢討國際間對於愛滋病的統計。「我去的時候，便會儘量工作，」所羅門回憶說。他有很多人作伴。世衛組織總部的八樓有間休息室，旁邊有個淋浴間。「到這裡為克里斯工作的一些年輕人就住在那裡，」所羅門說。「那裡就是他們的住處。」他回想，有個人吹噓他一個月都沒有踏出世衛組織的大樓。研究員計畫的關鍵，亦即它之所以可以讓大家有這麼高的工作成果，是因為大家都明白這是臨時的。

政策實證與資訊部門的一些正式人員也接受新的步調與氛圍。然而，享受世衛組織合約福利的人——「探親假，朝九晚五，舒適的周末滑雪，錢多事少，」羅培茲概括說明——不滿至極。他們以前數年才需要完成的任務，現在數周或數月便得做完，否則就交給別人去做。每項結果的證據均由穆雷和他的小朋友嚴格審查。「他無禮又大膽，」羅培茲說。「他改變了這個組織的性質，讓它更科學，更盡責。他督促人們追求卓越，他催促世衛組織提升水平。」

這種推動與反抗絕對不僅限於政策實證與資訊部的辦公室。為了成立這個新部門，布倫特蘭必須從其他世衛組織部門抽走經費。日內瓦總部許多人因而把政策實證與資訊部視為威脅。技術性計畫再也不能在未經核對、確認其邏輯合理與內部一致之前，便公開宣稱死亡或疾病人數。外部驗證工作落在穆雷的小組身上。當所羅門走進會議室的時候，他聽到人家竊竊私語說：「喔，思想警察來了。」

在世衛組織以外，其他聯合國機構同樣很不爽。他們並不希望世衛組織對於決定援助分配、國家衛生優先事項和拯救生命或死亡人數的統計數字具有最後裁決權。「1999 年時，聯合國人口部、聯合國統計部、聯合國兒童基金會和世衛組織，對於尚比亞兒童死亡率分別做出四種不

同的估計，」羅培茲回想。「氣氛極為緊張。」若想要改善兒童衛生前景，你需要對於現況有著共同的認知。舉例而言，尚比亞的死亡人數是在增加或減少，死亡率是多少？「若產生混淆，就很難取得政治及社會共識來採取行動，」穆雷同意說。可是，解決混淆的方法不是讓大家都同意錯誤的數據。「那樣可以減少混淆，可是人們會做出錯誤決策，」他表示。「你無從得知誰的工作做得好，誰做得不好。」只要布倫特蘭及法蘭克支持他，穆雷便拒絕對於衛生評量的任何環節做出讓步。

事實上，他想要擴大規模。

1999 年初，在日內瓦上任六個月後，穆雷認為，光是評量健康還不足夠。為了真正改善生活，他認為世衛組織應該領導全世界主行更大規模的衛生體系分析，類似他在哈佛 Pop 中心及世界銀行所做的。即便是最近的全球疾病負擔研究，雖然號稱全面性，也只顯示人們面對的衛生**問題**，而且只有大的全球地區。各個社會想要解決這些問題就必須透過衛生體系——明確的研究中心和公共衛生機構，醫院與診所，家庭照護與傳統醫療。如果你是尚比亞的兒童、阿根廷的年輕成人、印度的一家之主或是義大利的老年人，而你生病或受傷了，你根本不會在乎統計數字，你和你的家人只希望醫療水準越來越好。穆雷重申他的問題：**誰的工作做得好，誰做得不好？**

隨同布倫特蘭和法蘭克，他選擇用來回答上述問題的工具是下一版的世衛組織年度《世界衛生報告》。1993 年的《世界發展報告》由世界銀行發起，世衛組織共同贊助，提出了一個評量國際衛生的新方法；2000 年的《世界衛生報告》將提出一個方法來評量國家衛生體系的績效。世衛組織將使用數值尺度，把成員國的表現排名，由最佳到最差。

即便以穆雷的標準來看，這項計畫也是野心勃勃。與法蘭克合作，

他設定評量國家衛生體系績效的標準，不只是一國人民有多健康或多不健康，還有健康改善或退步的程度，一國健康差距是大是小，以及衛生服務是否滿足需求。如果你花費較少的費用，不論公家或民間，便達成其他國家的相同成果，你的排名就應該上升。假如你的花費較多，那麼排名就會下降。造成病患破產或者讓窮人完全得不到醫療的衛生體系，排名也會下降。

在布倫特蘭上任前，世衛組織向《刺胳針》雜誌發布的聲明指出，穆雷與羅培茲的看法「並不代表世衛組織的意見、政策或標準。」聲明表示，失能調整損失年數及疾病負擔「或許對於評估健康狀態有用，但需要進一步研究。」現在，當內部人士發現穆雷的小組正計畫提出國際排名，而在其中，一項全新的世衛組織全球疾病負擔研究不過是數項複雜組成因素之一時，便爆發出更加激烈的反彈。

「官僚暴怒，」穆雷後來回想。「人們講話都很激動：『這將造成會員國的反對聲浪。』『這將引起爭議。』除了公開衝突，還有官僚試圖加以阻撓的計策。」不過，高層的支持始終沒有動搖。布倫特蘭站在穆雷與法蘭克這一邊。她相信，他們所提出的排名將可展現這個組織改造後的新科學權威性。「她很大膽地的說：『不，不，我們應該繼續進行，』」他記得。布倫特蘭希望新資訊能夠引發世界各地衛生體系的大規模改變及改善。畢竟，這才是世衛組織和其他國際衛生組織的目標。

在獲得支持後，穆雷對他正式幕僚之中的親近成員及短期研究員提出更多要求。每天他都會催促他們蒐集更多更好的數據，更快更正確的估計與分析。1999 年秋天，穆雷到世衛組織工作十五個月了，他的工作小組的成員已固定在晚上七點下班。冬天到來時，下班時間已延後到十點。新年過後，半夜時大家要經過激烈競爭才能在販賣機買到食物，參與這項計畫的每個人，不只是特別召募的全球衛生研究員，都在辦公

室裡放一把牙刷。位在日內瓦郊外的世衛組織，四周是田地環繞。馬路對面的草地是聯合國愛滋病規劃署新總部的預定地。黎明時，小組成員都會聽到山羊和雞隻的啼叫聲。

穆雷到底有沒有讀過他帶去日內瓦的管理書籍？甚至連最投入、最理想主義的研究員都可能懷疑，他們的領導人是個狂人。在星期六和星期日，總部大樓的燈大多是熄滅的，辦公室也大多空盪盪，穆雷騎著一部 Razor 滑板車，2000 年熱門假期禮物，在三樓長長的走廊騎來騎去，跟大家打招呼。儘管他已成為老練的計畫主管，他還是當年那個小伙子，會叫大學室友騎獨輪車在校園穿梭，帶他第一次嘗試滑雪下坡，以號召搭四等艙前往北非。如果你跟隨穆雷的榜樣，你會覺得冒險是唯一值得去做的事。而且除非你達到自己體能與智力的極限，否則就稱不上真正的冒險。

穆雷單獨拜訪每一個工作小組，「就好像間諜計畫一樣，」羅培茲回憶。「他有好幾組人馬一起工作，但彼此獨立。我知道自己在做什麼，但不知道衛生經濟學家在做什麼，經濟學家也不知道我在做什麼。」穆雷的目的或許是想要讓每一組人馬專注在他們自己的工作內容，但摸黑工作並不是維持士氣的好方法。「克里斯對我們施加更多壓力，要我們提出正確的方法和評估，」羅培茲回想。「那真的很不容易。事情越來越糟，大家工作到越來越晚。」他說，穆雷「把大家逼到走投無路。」

最後，在二月的某個晚上，為了幫團隊加油打氣，穆雷把大家叫到一個大房間。羅培茲記得，當時是半夜。「他首次向我們說明，大家做的事情如何整合起來。他打算如何整合我們所做的事，以及它們為何重要。」大家第一次了解到自己的小組在這項大計畫之中的角色。他們開始了解穆雷在他們的統計數字所看到的：父母希望自己的孩子戰勝致命

的疾病，年輕成人面對著嚴重意外與傷害，祖父有中風的危險，而照顧他的人患了背痛及憂鬱症。

不過，他們對於如何設定國際排名的每一項因素仍有著數百個問題。將「衛生體系回饋度」、「財務貢獻公平性」等個別因素設定權重是全新的概念。不論好壞，2000 年的《世界衛生報告》會不會成為世衛版的《美國新聞與世界報導》的「大學排名」或者《汽車趨勢》雜誌的「年度汽車」排行榜──確實無法忽略，但勢必引發爭議。

「克里斯學到了教訓，」羅培茲說。即便是他最親近的人都不相信他可以戰勝這種爭論。「他開始了解到，雖然就評量人口健康與衛生體系績效而言，這是巨大成就，卻也是極具爭議、很難令人接受的事情。」如果連他自己的小組都有疑問了，其他人會怎麼想呢？統計數字不僅代表著背後的人們，前面也要面對人們──政治領袖，而這些人最終將監督世衛組織。

第九章
北韓沒有人生病

封面故事—「堅持可戰勝反抗」— 旁觀者—小隔間

　　2000 年的《世界衛生報告》於 2000 年 6 月 21 日發布。該報告將使得更廣大的群眾看到世衛組織以實證手法來建議衛生政策，報告在撰寫時便是以此為目標。前面 140 頁是以不偏不倚、高中教科書式的散文體呈現，輔以圖表，以回答基本問題的方式來編排：「衛生體系為什麼重要？」「衛生體系表現得好不好？」「誰在為衛生體系付費？」「公共利益得到多少保障？」之後的 60 頁則是統計表格，向對數字有興趣的人提出相當驚人的研究證據。最後，第兩百頁的「附表十」，發表各國衛生體系績效的排名。當然，這是大多數人的目光焦點所在。

　　這份排行榜登上全球新聞頭條，迄今仍為世界各地的新聞記者、政界人士、政治分析師和社論作者引用。排名第一的是法國，之後是另外四個富裕的西歐國家，新加坡排名第六。其中至少有兩個讓人訝異的故事。中東國家阿曼排名第八，打敗奧地利，布倫特蘭的家鄉挪威，以及全球平均壽命最長的日本。哥倫比亞排名二二，高出瑞典一名，比德國還高三名。

　　然而，在排行榜上，有贏家就會有輸家。美國排名三七，介於哥斯大黎加與斯洛維尼亞之間。（美國在衛生體系回饋度排名第一，可是健康平均餘命排名二四，此指一般新生兒在今日各年齡的疾病標準之下，

所能預期的健康生命；財務貢獻公平性排名五四，這個指標是評估多少家庭無法負擔醫療費用，或者可能因為醫療費用而陷入貧困。）印度和巴西這兩個新興大國，在全球 191 個國家當中，分別排名第一一二及一二五。俄羅斯排名一三〇。過去至少二十年的公共衛生寵兒，中國，則排名一四四，甚至輸給了海地。

媒體熱愛排行榜。有關 2000 年《世界衛生報告》的報導既迅速、激烈，且普及國際。「美國支出多過所有國家，在 191 國之中卻排名三七，」《紐約時報》的標題寫說。而在排名四九的馬來西亞，「世衛組織的排名並不正確，」吉隆坡的《新海峽時報》表示，引述自馬來西亞副衛生署長。《歐洲華爾街日報》某篇評論將穆雷拿來與馬克思比較。巴西左派批評者則說穆雷參與某個龐大的保守派政治計畫，目的是要「縮減公部門的規模，增加私部門的參與，將決策民營化並授權給獨立機構。」

穆雷、法蘭克和布倫特蘭都歡迎論戰，爭論意味著他們受到良性的注意。各政府由於國家經濟的成長或衰退，而總是在輪替。他們說，讓各政客也在衛生紀錄上較勁吧。至於美國，穆雷被引述說，高達一成的美國人平均餘命不到 50 歲；法國用幾乎一半的成本便達到更好的成果。阿曼的名次超前是因為「醫療設施與服務的升級規劃完善」；中國的排名落後是因為高昂的費用讓大多人得不到有效的醫療。哥倫比亞在拉丁美洲國家拔得頭籌，因為分級制健保計畫讓人民每年只需支付 1 美元便可投保。

就導引各國衛生體系改進來看，2000 年《世界衛生報告》絕對是個開端，而不是結束。「這項報告的內容無法明確回答衛生體系績效的所有問題，」布倫特蘭寫道。「可是，它確實蒐集了迄今最好的證據。」數十年的臨床試驗，讓醫師得以向他們的病患提供一致的實證建議與醫

療。可是，我們卻沒有比較並改進大型衛生體系績效的傳統。針對那些不滿這項新排行榜的人士，她在倫敦記者會上表示：「我們要說的是：『來幫助我們修正與改進明年的分析，還有後年的。』」

　　然而，世衛組織可不是 Pop 中心的座談會。其決策機構「世界衛生大會」，係由 191 名國家代表所組成，通常是衛生部長，每個人都要向自己的國家元首負責，平均任職不到兩年。若讓國家元首難堪的話，任職的時間甚至可能更短。巴西衛生部長荷西・瑟拉（José Serra），正在角逐總統大位。「因為我們說巴西的表現不太好，他就發怒了，」穆雷回想。「大排長龍的巴西人來到世衛組織，跟秘書處說：『你們沒有權利這麼做。』」

　　2000 年《世界衛生報告》的背後有一個很激進的概念，」所羅門後來說。「世衛組織想要設法讓理事們，也就是會員國，負起責任來。」他嘆息說。「但這不是世衛組織運作的方式。在其治理架構下，沒有人管得了會員國。」那些因為本國衛生體系排名被穆雷排到很低，而心生不滿的政客，是他的上司的上司的上司。

　　瑟拉宣稱巴西的排名是政治破壞舉動，極力要把法蘭克及穆雷趕下台。因為布倫特蘭是他們選舉出來的，其他部長也直接去找她抗議。「那是政策單位的代價，」貝瑞・布魯姆表示，他是穆雷先前合作結核病研究的同事，也是世衛組織的長期顧問。「一旦你開始任職，便可能有 191 個人不滿你的談話。」2000 年夏天，法蘭克離開世衛組織，回到墨西哥擔任衛生部長。儘管爭議不斷，而且有個主持牛津大學公共衛生系的好機會，穆雷還是決定接受布倫特蘭的邀約，接替法蘭克擔任政策實證與資訊部門的執行理事，只需向她報告。

　　接下來的一年，布倫特蘭派遣政策實證與資訊部門的高階代表到世

界各地去說明，並回答有關新衛生體系評鑑的疑慮。世衛組織稱這項流程為「國家諮商」。其結果則好壞參半。有時，對話產生了更好的數據；其餘時間，政客們衝著你吼叫。「意見非常非常的分歧，充滿情緒，充滿憤怒，」羅培茲記得。他們所到之處，大家都是意見分歧。「有人同意我們的方法，」羅培茲表示。「有些人則說，我們可以用其他或更好的方法。還有人說，除非我們有更多數據，否則我們根本不該這麼做。」

在幾個國家，像是排名一二二的巴基斯坦，有關當局幾乎就 2000 年《世界衛生報告》的每個層面都提出抗議。不過，大多數政府只想要「修改」一個或兩個敏感性數字。一個格外超現實的例子是北韓代表團抗議，認為報告中對於該國健康平均餘命的估計「不正確」。「北韓的健康平均餘命跟平均餘命是一樣的，因為沒有人生病，」他們說。穆雷努力不要笑出來。「你怎麼做呢？」「我們當然不予理會，可是那是翻譯員覺得十分古怪的時刻之一。」

他暫時控制住自己好辯的天性。「聽著，在你開口前，想想好處與壞處，」法蘭克曾經勸過他。「堅持可戰勝反抗。」然而，在無法達成協議時，世衛組織便公布兩組數據，例如，印度政府對兒童疫苗施打的官方統計，或者衣索比亞的官方愛滋病感染率，以及世衛組織自己的估計。穆雷覺得那「非常具啟發性」。「各國對於某些具有政治意味的疾病非常關切。如果你在世衛組織，你要有著強悍的領導地位，願意承受批評，不然就要非常謹慎。」

在穆雷的建議下，世衛組織成立一個獨立的科學同儕審查小組，以審查整個衛生體系績效評鑑流程。主席是阿南德，正是在哈佛 Pop 中心與穆雷激烈辯論的那位牛津大學經濟學家。「那段時期壓力很大，很緊

張，要戰鬥才能活下來，才能讓分析工作進行下去，」穆雷後來回想。他把隨之而來的官僚與科學拉鋸比喻為棋賽：「我們知道自己的弱點和最容易招致批評的地方，所以急著填補我們的缺陷。」

在這段期間，《刺胳針》總編輯霍頓到訪日內瓦一周。那是他首度和穆雷見面，兩人關係很緊繃。霍頓認為布倫特蘭是個笨拙、專制的領導人，並且認為 2000 年《世界衛生報告》是世衛組織的災難。「他們惹惱了所有成員國，」他後來回想。「那是最惡劣的專制及傲慢。我到那裡是當個旁觀者，想看看這種事究竟是怎麼發生的。」

霍頓於 1961 年出生在倫敦，與穆雷同齡。他在伯明罕大學攻讀醫學，於 1990 年進入《刺胳針》擔任助理編輯。1993 年，他晉升該雜誌的北美主編，派駐在紐約市，1995 年奉命回到英國，接任總編輯。此後，這本原為研究報告最重要發表管道的雜誌，成為科學期刊，同時扮演著獨特的運動人士角色。霍頓贊助調查報導，並經常主導爆料新聞。他發表言詞激昂的社論，呼籲採取行動，並坦率地批評那些阻撓進步的政治、學術、官僚絆腳石愚蠢至極。「他儼然成為一股勢力，」穆雷後來說。「美國的主編們認為那是一種暴行，但你若想影響全球衛生，你一定要登上《刺胳針》。」他接著說，去參加聯合國會議時，在講台上，「會有兩名國家元首，聯合國秘書長和霍頓。」

《刺胳針》早已提供版面給巴西和其他人批評 2000 年《世界衛生報告》。不久之後，該雜誌更刊載該份報告的總編輯菲力普・穆斯葛洛夫（Philip Musgrove）的文章，他後來任職於美國國家衛生中心。文章指出，穆雷和法蘭克在關鍵決策時排擠他，穆斯葛洛夫全盤拒絕接受評鑑的排名。霍頓自己的報告，題為〈世界衛生沒組織〉（World Health Disorganization），文中表示許多幕僚「對於跟這種飽受批評的作品扯上關係而覺得難堪。」穆雷後來說，霍頓就是這種人，「鼓動公眾交談」，

「但有一段期間，《刺胳針》不是我們的朋友。」

2002 年 5 月，由阿南德主持的科學同儕審查小組向秘書長提交最終報告。其結果攸關穆雷身為公共衛生領導人的聲望和前途。阿南德和他的同儕非但沒有支持那些批評者，反而都力挺穆雷的研究。「衛生體系績效評鑑的目標是正確的，」他們結論指出，「提供衛生體系方面的比較數據，是確保衛生體系進步的重要一環。」他們表示，「2000 年《世界衛生報告》做出了重要的突破，試圖提供衛生體系績效的整合量化評鑑，讓全世界決策者注意到衛生體系績效的議題。」

看起來，穆雷已遭遇他的第一場嚴重職涯危機——他不但倖存，並且獲勝。健康平均餘命及衛生體系權益與效率等新指標也是，雖然不保證將來不會進行一些調整。後來，由最佳到最差的排行榜取消了，但世界衛生組織表示，將每年更新全球負擔的數據，並且每隔一年用 A 到 F 的英文字母等級來評量各國衛生體系。諷刺的是，這整場爭議只是為了讓世衛組織聘請一組外部專家來指導穆雷的團隊如何改進。「我們的計畫原本就是：強化實證工作，強化方法，」穆雷後來宣稱整個諮商與審查流程是他的計畫的一場勝仗，「我們做到了。」

如果說目標是要經由彼此競爭，刺激各國改善其衛生體系，他們顯然成功跨出了第一步——吸引到各國的注意。至於世界衛生組織是否會繼續支持這名標新立異的人士，支持他的外部經費，他的地下幕僚，以及他面對想阻擋他幫助廣大人群的政客時，毫不抑制的衝突，則又是另外的問題了。

2002 年 8 月，布倫特蘭做出一個令眾人意外的宣布，說她即將在隔年 7 月離開世界衛生組織。她已經六十三歲了，位居高官要職已經三十載，她想要多一點時間跟家人相處。

穆雷和依賴她支持的人都深受打擊。在他們眼中，布倫特蘭是罕見

的公共衛生領導人，能了解忽視各方面議題的隱藏成本——漠視愛滋病與結核病所造成的孤兒，被疫苗救活卻死於車禍傷害的成人，焦慮與骨關節炎等沒有加以治療的流行病，因為它們沒有被納入死亡率的統計，還有數十億人從未尋求必要的醫療，因為他們負擔不起。她的離職，危及她所促成的思想革命。將來能否根據實際情況、而非根據最顯眼卻不是最重大病痛來提出政策建言，也受到質疑。「她應該再任職五年的，而且她也可以，」穆雷心想。「她上任後做出這麼巨大的改革。你不可能在五年內改變像世衛組織如此龐大的組織。」而且沒有布倫特蘭掌舵，政策實證與資訊部門可能遭到廢除。

　　如同聯合國所有的重要職務，世衛組織秘書長的候選人必須由他們國家提名。然而，大家都無法想像美國提出的人選會被選為領導人。美國的勢力已經太過強大了。穆雷於是詢問紐西蘭代表團他們是否可以提名他做為紐西蘭的人選。「因為我雖然是紐西蘭人但也是美國人，他們拒絕了，」他回想。他苛刻的領導作風以及跟其他會員國的高調摩擦，可能也是他受到拒絕的原因。無論如何，穆雷此時隨同他人，一起遊說他的老長官，現在擔任墨西哥衛生部長的法蘭克，出馬競選。法蘭克同意了。「當時，你只能盡力，觀察事情的發展，迫切期待法蘭克可以當選，」穆雷說。

　　2003 年 1 月選舉的數周前，角逐者縮減為 3 人：來自墨西哥的法蘭克；比利時籍彼得・皮歐特（Peter Piot），聯合國愛滋病規劃署署長；南韓籍李鐘郁，任職逾二十年的世衛組織資深官員，他負責日內瓦的結核病計畫，是主張專注在某些重大疾病，而不是同時解決所有疾病的公共衛生領導人之一。依據選舉流程，投票要進行數回合，每回合得票數最少的候選人將遭到淘汰。法蘭克一早就出局了。他和穆雷一起待在墨西哥駐日內瓦大使的家中，用電話追蹤計票，並為皮歐特加油。「他相

信評量與實證，」穆雷心想，「並且會策略性使用數據，不論成員國喜不喜歡。」兩人在隨後的投票中平手。接著有人轉換陣營，改為支持李鐘郁。「完蛋了，」穆雷說。

李鐘郁預定 7 月就任。穆雷有六個月的時間茫然不知所措。新的現實會如他恐懼的那般糟糕嗎？「你永遠無法確知，」他說。在整個過渡時期，李鐘郁和他的幕僚都沒有跟穆雷說過一句話，不論好壞。世衛組織是否將再度成為過去成員國的行政部門，只接受舊有的優先事項與接收資訊，抑或將持續推動獨立實證以確保人類福祉的最大利益？「直到最後一周，我們還存有一絲希望，新長官會支持我們，」穆雷記得。

李鐘郁上任那一天，那一絲希望也破滅了。「他辦公室的一名小職員過來說：『明天以前，你要搬走，』」穆雷說。李鐘郁保留了政策實證與資訊部門，但把核心評量指標由全球負擔換成千禧年發展目標（Millennium Development Goals），這是新近設定的國際方案，俾以降低兒童與妊娠死亡率，扭轉愛滋病、瘧疾和結核病的蔓延，及其他目標。取代穆雷擔任主管的是提姆·伊凡斯（Tim Evans），他是名加拿大人，和穆雷一樣以羅德學者身份在牛津大學深造，並且同樣在 Pop 中心擔任研究員。「真的很尷尬，」穆雷說。「我認識多年的人接替了我的工作，我們卻從來沒有提起這件事。」

穆雷後來獲悉，李鐘郁不准伊凡斯跟他講話。造成他被孤立的原因還有羅培茲的離去。羅培茲在世衛組織工作二十二年後，已於 2002 年12 月離開日內瓦。時年五十歲，他受邀擔任澳洲布里斯本昆士蘭大學新設立的人口衛生學院院長，距離世衛組織總部十萬八千里。

日內瓦疾病負擔小組的人員由 22 人被砍到剩下 2 個人。穆雷被趕出他的執行主任辦公室，換到通往員工餐廳的走道上的一個小隔間。「真的很不堪，」他回想。「我沒有事可做，」沒有部屬，沒有職責。

他已經四十歲了。熱愛工作、探險、學習、領導改變的穆雷,得到「顧問」的職位,卻沒有人需要他的顧問。

第十章

虛晃一招

「注意，注意，注意」—大膽的提議— 5200 萬墨西哥人— 瑞士與索馬利亞—兩個賴瑞的故事

　　這裡不是古羅馬，當時由單一權力統治已知的世界，而遭到流放的領導人宛如自世界邊緣墜落。日內瓦雖然是世界衛生組織的總部，卻不再獨占生與死的討論。2003 年時，全球衛生與對抗愛滋病儼然成為一項流行運動與名人運動。由一小群運動人士和組織者領導，億萬富翁、總統和總理跟隨在後。

　　1999 年末，全球首富夫妻比爾與梅琳達・蓋茲，捐款 7.5 億美元，成立了全球疫苗免疫聯盟（GAVI），這個由公家與民間合作的組織總部設在日內瓦與華府，使命是提供必需的疫苗給貧窮國家的兒童。在 2001 年到 2002 年間，全球對抗愛滋病、結核病和瘧疾基金（GFATM）創立，初期經費超過 10 億美元，其中 1 億美元來自比爾與梅琳達蓋茲基金會，剩餘資金幾乎都來自於八大工業國家政府（美國、日本、德國、法國、英國、義大利、加拿大和俄羅斯）以及歐盟。2003 年 1 月 28 日，小布希總統（George W. Bush）宣布推出「總統愛滋病救援緊急計畫」（PEPFAR）。這項特別計畫為期五年，規模 150 億美元，目標是治療 200 萬名患者，預防 700 萬例新感染，以及為全球受愛滋病影響的 1000 萬人提供照顧。該計畫成為史上最大規模防治單一疾病的國際計畫。在

美國，民眾對小布希的記憶是減稅和伊拉克戰爭。但在烏干達，據《紐約時報》報導，民眾「一想到當布希先生下台時，他們所稱的『布希基金』也會隨之結束，都嚇壞了。」

穆雷在布萊根婦女醫院擔任住院醫師時的朋友，金墉和保羅·法默，說明這些大型新計畫影響並改變運動人士及他們這些醫護人員的生活。「在那之前，似乎沒有人關心全球衛生，」金墉回想。「沒有人在對抗這些重大致命疾病，保羅和我好像在荒野中哭喊著：『注意，注意，注意！』」如今，他和法默得到權貴人士的資金和關注，新一代熱誠又年輕的專業人士搶著跟他們一起工作。他們共同創立的非營利機構「健康夥伴」，由海地擴大到南美洲和俄羅斯，並且成為崔西·季德（Tracy Kidder）2003 年發行的暢銷書《愛無國界》（Mountains Beyond Mountains）的題材。該書出版後，參與國際公共衛生計畫的人數便告暴增。

如果世界衛生組織不想要穆雷，哈佛大學要。他先前一同合作結核病的同事布魯姆，如今已是公共衛生學院院長。桑默斯，詹米森在世界銀行的老長官以及柯林頓政府時代的財政部長，則已在 2001 年就任哈佛大學校長。上任之初，桑默斯便在尋找重大的構想，而布魯姆建議實施一項新的大型衛生計畫。桑默斯欣然同意。在擔任哈佛大學校長的前六個月，他便發表演說表示，人們對於二十一世紀上半將會有兩件事最為印象深刻。一項是生命科學的革命，另一項是開發中世界的改變。「而把它們結合起來的，」桑默斯表示，「正是全球衛生。」

然而，這項構想由 2001 年延宕到 2003 年。「什麼事都沒發生，」布魯姆記得。「除非找到領導人，不然他不肯推出計畫。」事情在 2003 年有了轉機。桑默斯自 1993 年《世界發展報告》便已認識穆雷。他後來說，支持該項報告「是我所能做的重要事情之一。」「克里斯並不是

最適合做官僚的人，」桑默斯坦白說。但這也未必是壞事。「如果處理數據只是為了證實人們先前存在的偏見，那就沒有理由去做，」他總是說。「處理數據的理由是有些事情會讓人意外。」

聘用穆雷的流程必須通過大學委員會，其委員包括被他質疑研究成果的人，可是作風強悍又好與人爭的桑默斯，駁倒這些反對意見，順利聘用了穆雷。「克里斯頗具爭議性，」他記得。「他不是跟別人共事的那一型，他有自己的做事風格。」桑默斯並不是認為批評穆雷的人都是錯的，而是覺得最好讓百花齊放。「與其放棄克里斯，我們寧可選擇克里斯和其他事情，」他說。如果全球衛生確實是未來領域，他希望哈佛大學做到最好。

2003 年 9 月，穆雷在學術生涯中第三度回到劍橋。他現在不但是哈佛醫學院、哈佛公共衛生學院的正職教授和藝術與科學院教職員，還是新成立的哈佛全球衛生計畫（HIGH）主任。

除了看起來很高明的縮寫，HIGH 要做些什麼都還沒有確定。可是在穆雷掌舵下，事情會如何發展早已一清二楚。他在 Pop 中心小組的老同事凱薩琳・米蕭表示，穆雷還是他離開時的樣子。「克里斯就是克里斯，不論他去到了哪裡，」她說。「他很歡迎你跟他辯論，也很要求你要拿出有道理的東西。」她苦笑著說，他不在的時候，她最懷念的是辛苦工作。「克里斯不在這裡的時候，我的工作輕鬆許多。其他計畫沒有那麼折磨人。」穆雷同樣很高興再見到她。「被踢出世衛組織很令人難過，」他老實說。「我很感激能夠做些有意義的事。」

跟他一起前來的還有一名老同事，艾曼紐艾拉・佳吉杜（Emmanuela Gakidou），她是評量各國家與同儕團體之間健康不均等的專家。1990年代初期，她從雅典到哈佛讀大學時，便主修生物學和神經科學，卻痛

恨研究室工作，於是加入 Pop 中心的疾病負擔小組，當成是大三那年為期一學期的獨立研究內容。當時有些疾病還沒有找到人負責，於是佳吉杜被分派到她從未聽過的慢性阻塞性肺病（COPD）。「這種病在中國一年造成 100 萬人死亡，」穆雷告訴她。「好極了，」本身就有著一股蠻勁的佳吉杜表示。她在研究所讀國際衛生經濟學與衛生政策時持續這項計畫，並且為三千頁的全球疾病負擔書籍校對，以精進她的英語能力。

在日內瓦，佳吉杜擔任世衛組織的衛生經濟學家，那時她和穆雷便開始交往。「艾曼的體格和內心都很強悍，」他說。她是天生運動員，而且總是以牙還牙。大學時期參加滑雪隊的穆雷，又重新在瑞士滑雪。他不知道是他自己抑或裝備之故，他的技術大為進步——「毫不懼怕，」人們說。他立刻就迷上了「大山」滑雪，從纜車躍入原野之中，馳騁於冰河及冰河裂隙。朋友們口耳相傳說，如果你不是認真的，就不要跟穆雷一起去滑雪，至少不要想跟上他。「他差點害死我兒子，」有名同事說。佳吉杜則始終跟隨他。「我們來到剛下過雪的厚厚雪地，」穆雷回想早期一次滑雪。「天色開始黑了，我們不該待在這裡的，」佳吉杜抱怨說。「妳怎麼把這麼簡單的事搞得這麼困難？」穆雷大喊著，由她身邊呼嘯而過。如果這就是他的目的，那麼他的煽動發揮作用了。「我快要氣炸了，」佳吉杜說。「我要宰了他，我一路滑下山去。」

穆雷遇到和他一樣勇猛的人了。甚至連他們對彼此的情感也在相互較勁，例如，他們搶著要把最後一口巧克力留給對方吃。「你們是消極反抗，」有人曾就他們的關係這麼跟穆雷說。「不，我們是積極反抗，」他回答。跟世衛組織日內瓦總部的其他人一樣，他們兩人開始到北美渡假，挑戰洛磯山脈最高難度的滑雪坡，從科羅拉多州的克雷斯特德比特山（Crested Butte），到加拿大英屬哥倫比亞中部。佳吉杜和穆雷同樣有著用不完的精力，「有人很高興能到海灘待一個星期，呆呆地坐在那

裡，」她說。「我覺得那是噩夢。」穆雷再同意不過了。

做為美國的第一批學術界全球衛生計畫，哈佛全球衛生計畫是勇闖新境界、開闢新蹊徑的另一個案例。這是一整個嶄新領域——以前是**國際**衛生，只關心一些主要國家；接著是**世界**衛生，政府間國際組織與一些大型民間基金會霸占的地盤；現在是全民共享的**全球**衛生。波諾（Bono）等名人和愛滋平權聯盟（ACT UP）等公民運動，引起各界的關注。學生們高聲要求新的課程，信託委託人要求進行新研究。穆雷將徵人啟事擴大到整個大學體系，聘用並聯繫對此感興趣的公共衛生與公共政策、醫學和哲學、人口統計、政府和經濟學人員，可是他沒有經費來繼續他在世衛組織推動的進展：評量全球疾病負擔及相關事項。

為了再次推動他的衛生評量，穆雷把所羅門和米蕭，還有新進人員，找回他的小組。佳吉杜則就特定衛生計畫的影響，展開新的研究領域。他們開始接到零星的合約。國家酒精濫用與酒精成癮研究院(NIAAA)，提供這些科學家 25 萬美元，評估美國酒精濫用與酒精成癮的負擔。國家老化研究院（NIA），給他們 730 萬美元，進行老年人的全球負擔研究。世界銀行，贊助了新的跨國交通事故傷害資料庫。墨西哥的法蘭克，委託哈佛全球衛生計畫來評估他上任墨國衛生部長以來，所推動的衛生體系改革。這些都是很好的計畫，但以穆雷的口味來說，實在太過零碎。「那不是全球疾病負擔，」佳吉杜說。「我們的構想是要有核心經費，每年提供這些計量指標。」她解釋說，在指定經費沒有要求下，「你不能把經費用在每年統計每個國家的死亡率，因為那不是你受命要做的事。」

可是，缺乏可靠數據之下，誰知道援助團體和各國政府產生了什麼改變，遑論如何做得更好？這個問題穆雷已經問了二十年，而且牽涉到的人口與預算都越來越多。1990 年，衛生發展援助費用總額為 58 億美

元；2000 年為 109 億美元；2010 年的時候將達到 294 億美元。在美國，國內醫療照護支出達到 1.7 兆美元，將近美國經濟規模的 16％；世界各國的平均占比則超過 10％。然而，比起國家或國際衛生結果，我們更加關心晨間肥皂劇收視率或線上鞋子廣告。

穆雷預見哈佛將成為公平、科學統計的永久根據地，不受世界衛生組織及其他聯合國機構的箝制。一而再地，這些機構證明他們無法公平及不加干預地監督及評估他們的會員國。舉例來說，在瘧疾盛行率的報告中，世衛組織索性直接重複會員國自己的報告。結果，報告說奈及利亞每年每 10 萬人發生 30 例的瘧疾。然而，奈及利亞每年每 10 萬人有超過 150 人死於瘧疾。若根據死亡率來判斷，盛行率一定是每 10 萬人有 3 萬病例。在 2004 年《英國醫學期刊》（*British Medical Journal*）的一篇文章，穆雷、羅培茲和世衛組織執行理事會的泰國理事蘇威特（Suwit Wibulpolprasert）斷言，「世衛組織不適合擔任全球衛生監督與評估的角色。」

穆雷、羅培茲和蘇威特認為，決策者真正需要的是一個獨立的全球專家小組，專心追求事實。雖然沒有直接要求籌劃該小組的工作，他們還是費事地提出預算建議：一年 5000 萬至 7000 萬美元。

而在同時，穆雷一直強調需要蒐集及詮釋更多資訊，才能讓挽救性命的新工作開花結果，又說國家層級的疾病負擔研究已證實了這點。2000 年，法蘭克任墨西哥衛生部長之際，大約 5000 萬名墨西哥人沒有健保，差不多跟美國一樣。兩國之間另一個相似處是，醫療費用是個人破產的主因。「問題在於，就業才能享有保險的福利，」法蘭克說。「凡是自雇、失業或退出勞動市場的人」，占人口的一半，「都要自求多福」。鄉下的墨西哥人缺乏醫療管道。即便是在有衛生體系的地方，即

便是有保險的人，衛生體系也都資金不足。墨西哥1990年代的全國疾病負擔分析已證實這點；整個衛生體系架構的目的是為了應付嚴重傳染病，而那是半個世紀前該國的疾病負擔。

為了做出回應，法蘭克提出新的全國保險計畫「全民保險」（Seguro Popular）。「我們使用國家疾病負擔來設定優先事項及其順序，」法蘭克說。「你必須納入那些讓你獲益最多的作用。」乳癌和子宮頸癌，骨關節炎和關節炎的醫療均納入保險。以往車禍後的急診治療是無法負擔的費用，現在亦納入給付。精神疾病、兒童癌症和成人失明的禍首白內障，也都有醫療給付。另外亦針對婦女、愛滋病患、清寒家庭與鄉下墨西哥人推出其他計畫。

如此龐大的體系調整，需要更多的投資，不只是人手、設施、醫藥和儀器，還有專業訓練中心、蒐集衛生資訊的能力、公共教育和法規保障。法蘭克的建議事項已是衛生部2000年至2010年預算的一倍以上。可是，什麼都不做，對於國家經濟造成的拖累將超過擴大墨西哥衛生體系的額外費用，新增的生產力也可改善稅收。醫療費用造成眾多個人與企業破產的確切實證，引發媒體與公眾一陣譁然。由法蘭克與穆雷監製的2000年《世界衛生報告》，在「財務貢獻公平性」的項目，墨西哥衛生體系被評為一四四名。

2003年末，全民保險的計畫獲得國會多數通過。在2004年到2010年間，墨西哥的人均醫師數增加逾五成。幾乎在同期，該國護理師比率躍升29％，完成治療的乳癌病患人數大幅增加，因醫療費用而陷入貧困的家庭銳減到不及全國的1％。

墨西哥總統一屆任期是六年，可是這場改革延續到新任總統與新任衛生部長，即便在2008至2009年全球經濟危機時，還擴大規模。「這是巨大的成功，」法蘭克認為。及至2010年，墨西哥的兒童死亡率下

降到每 1000 例活產不及 17 例，幾乎是 2000 年的一半，及 1950 年的十分之一。最後，在 2012 年 3 月，墨西哥達成全民健康保險。「以前墨西哥有 5200 萬人沒有保險，現在他們都有保險了，」法蘭克說。「如果不是有疾病負擔的證據，我們可能無法納入他們現在獲得承保的疾病。」

其他國家也開始使用疾病負擔的研究來擬定他們的衛生計畫，並顯示如何妥善分配資源。2006 年時，已完成了三十多項本地疾病負擔研究，而且精密度更高。如果說最初的全球疾病負擔研究像是第一張世界地圖，本地疾病負擔則是公共衛生的 GPS（全球定位系統）。當高階分析送交給決策者時，便會產生立即衝擊，無論該國政治或醫療體系的情況為何。

在伊朗，研究顯示，交通事故造成的傷害，原來是首要可預防的健康損失原因。該國交通部長因而遭到革職；興建新的道路；重新訓練警察。第二大的原因是精神疾病問題，研究發現女性自焚死亡是恐怖的隱藏性流行病，在揭露之後，這個問題也獲得因應。第三大原因是心血管疾病，政府於是調整補給，改分配不飽和脂肪酸食用油給家庭，而非飽和脂肪酸食用油。

在澳洲，拜全國負擔分析之賜，憂鬱症的短期治療變成免費，並在同時取消了全民前列腺癌篩檢。這些大力推廣的檢查造成高比例的錯誤陽性結果，反而弊人於利，因為人們被迫經歷痛苦、昂貴並且沒有必要的後續診斷流程和治療。在泰國，一項為期五年的負擔評估顯示，愛滋病死亡人數遠超過官方數據，以及中風和心臟病人數激增。在眾多應對中，泰國在提供雞尾酒療法這方面很快便超越大多數國家，愛滋病死亡人數銳減，全國保險計畫也納入降血壓與降膽固醇藥物。在鄰近的越

南，政府看到機車車禍所造成的國家負擔大過肺癌、妊娠併發症及結核病之後，便連夜下令規定騎機車要戴安全帽。

　　徹底及敏銳的疾病負擔與成本效益分析，壓過其他考量，像是你最想接觸到那些人群或是誰有獲得醫療的第一優先權。因為注意到不同的人口族群，澳洲研究者同時完成全國研究及針對原住民族，原住民與托雷斯海峽島民的單獨負擔研究。這兩項研究結果的差距頗大。澳洲原住民族的癌症健康損失是全比率的 1.7 倍到 1.9 倍。自殺、暴力和意外傷害的人數則是 2.4 倍到 5.3 倍高。心臟病與糖尿病的影響則高出 4.4 倍到 6 倍。研究指出，如果維持這種比率，原住民與托雷斯海峽島民每 3 名青少年便有 1 名在六十歲之前便會死亡。就所有澳洲人來說，這個比率低於每 12 人有 1 人活不到六十歲。該份研究公布後，政府宣布新的原住民與托雷斯海峽島民衛生計畫，包括調高出生體重及防治糖尿病。由 2009 年到 2014 年，投入將近 9 億美元於減輕澳洲全國疾病負擔的計畫。「抽菸的情況降到谷底，」2004 年至 2014 年間擔任澳洲衛生部長的珍・荷頓（Jane Halton）表示。「兒童肥胖症人數未再增加，糖尿病人數也沒有增加。」

　　公共衛生計畫向來充滿政治意味，令人不安的事實是，獨裁政府的改變有時比民主政府來得快多了。可是墨西哥和澳洲都是民主國家，他們的衛生體系是疾病負擔分析紮根最深的兩個國家。這兩國的領袖相信，這筆投資實際上可替他們省錢。同時，在美國，長久以來反抗任何形式的單一衛生體系，不只是為患者，也為整個國家帶來經濟成本。「證據顯示其他國家比美國更能確保其人民的健康，無疑是在改革派的脈搏刺了一針，」穆雷與法蘭克在 2010 年《新英格蘭醫學期刊》的投書指出，「叫人難以忽視的是，2006 年，美國是人均醫療支出排名第一，可是嬰兒死亡率排名三九，成年女性死亡率排名四三，成年男性死

亡率排名四二，平均餘命排名三六……比較亦顯示，美國逐年退步。」

美國排名落後的原因之一，是不同人種之間的健康差距甚至比澳洲更加極端。根據穆雷在哈佛主持的分析，2000 年左右紐澤西州柏根郡（Bergen County）的亞裔美國女性平均餘命為 91 歲。南達科他州班奈特郡（Bennett County）的美國原住民男性則是 58 歲。在同一時期，瑞士與索馬利亞之間的差距還比較小。

就疾病負擔來看，我們不妨忘掉「開發中」與「已開發」國家之間的舊差別。所有美國人可以說生活在已開發國家中，但疾病負擔卻非常不同。「健康最佳的 1000 萬名美國人已達到最高平均餘命紀錄」——女性比日本高出 3 年，男性則比冰島高出 4 年，穆雷和共同作者指出。「但與此同時，數千萬名美國人的健康程度卻比較像是中低收入開發中國家。」光是財富並無法解釋這種差異，人民居住的地方或是他殺、愛滋病等單一死因，亦無法解釋。

穆雷再度證明，數據有能力搜出當局可能遺漏的重要故事。他和這項研究的共同作者在結論時，再度呼籲改進衛生體系監督與報告。他們寫說，無論在美國或世界各地，「唯有公眾、社區和專業團體、媒體和政客專注在達成的結果，以及為何計畫在某些地方奏效，其他地方則否，才能增進以創造健康結果為務的盡責文化。」

穆雷在哈佛的小組，以及羅培茲在昆士蘭大學成立的另一個小組，完成或提供諮詢大部分的新疾病負擔或本地平均餘命研究，可是他們仍無法成立經費充足的研究機構，可以承擔為所有地方、所有人編纂數據的挑戰，包括或許永遠都不會自行委託進行研究的地方。然而，雖然一年 5000 萬到 7000 萬美元的預算，對於穆雷及其同事所構想的龐大全球衛生監測計畫規模而言，並不算是不合理，卻已好過哈佛或任何政府補

助所能提供。有沒有哪位重視科學的新一代億萬富翁可以幫忙？

透過哈佛全球衛生計畫的某位捐贈人，穆雷在 2004 年春天認識了羅倫斯・「賴瑞」・艾利森（Lawrence "Larry" Ellison），資料庫軟體巨擘甲骨文（Oracle）的創辦人及執行長。根據《富比士》雜誌，當時艾利森是全球排名第十二的富翁，他的公司在 1986 年公開上市，與他的死對頭比爾・蓋茲讓微軟上市只相差一天。當穆雷遊說成立一個獨立的學術機構以監測及評估衛生計畫時，艾利森頗感興趣。「他喜歡成為全球衛生數據重要分析的贊助人，」穆雷後來回想。

艾利森本人是非常成功的脫韁野馬：聰明，有力，極其獨立，精力充沛，無法預測到了一個極致。五十九歲，身高逾六英尺，灰白的鬍鬚與小鬍子修剪成放蕩不羈的風格，這名甲骨文執行長得知穆雷熱愛戶外運動之後，便邀請他加入為期一周的美洲盃帆船賽並擔任他的船員，而他們確實也敏捷迅速。當艾利森的帆船獲勝時，擔任第十八名船員的穆雷，正好緊貼著站在艾利森的身後，被慶祝的香檳泡沫濺個正著，那看起來也像是哈佛的一大勝利。之後，艾利森請穆雷遞出書面提案。

大學校長的主要工作之一是攏絡捐贈者。2005 年春天，穆雷和桑默斯由波士頓飛到北加州與艾利森進行最後磋商。桑默斯心情糟透了。前一天，大多數哈佛教職員投票通過，譴責他數月前發表的評論。在全國經濟研究局（NBER）主辦的某場多樣性會議上，桑默斯表示，男女之間的「天資問題」，可能是女性在一流大學科學工程系所較少獲得終身職位的原因之一。不論是誰都不該說出如此欠缺考慮的話，更何況是哈佛大學校長，桑默斯在該大學的職位突然顯得岌岌可危。然而，這個爭取到大筆捐款的機會能讓他敗部復活。「我們有這個機會可以動用可觀的資源，」桑默斯後來回憶說。艾利森位於加州伍德賽德（Woodside）、占地二十三英畝的莊園，靠近帕羅奧圖（Palo Alto），

「真是誇張，」穆雷心想，仿照日本天皇十六世紀的行宮興建，有一座五英畝的湖，兩座瀑布，在原生紅木之間，艾利森還種了數百株櫻花與楓樹。

在這種令人肅然起敬的環境下，穆雷和桑默斯儘量保持自得，並與他們的東道主達成協議，新的機構將命名為艾利森研究所。其標誌是一個小地球夾在像是大寫字母 E 的卡鉗裡，標語是「經由盡責改進世界衛生」。他們將研究每個國家的每項重大衛生問題，艾利森同意提供金援給穆雷和桑默斯。他們達成協議了。

這件事登上頭條新聞，畢竟這可是哈佛史上最大筆的捐贈，初始經費 1 億 1 千 500 萬美元，之後每年再 5000 萬美元，自 2009 年開始。「這項與大學的協議尚未簽署，」《華爾街日報》（ *The Wall Street Journal* ）於 2005 年 6 月 30 日報導，「可是艾利森在受訪時表示，『這件事絕對會敲定。』」霍頓隨即在《刺胳針》發表評論，標題是：「艾利森研究所：監測衛生，挑戰世衛組織」，他寫說：「去年傳出艾利森研究所的傳言時，部分世衛組織的高階人士感到焦急。」穆雷是否在哈佛複製了日內瓦的政策實證與資訊部門？「穆雷和艾利森決心在現今世衛組織所提供的之外，找出替代的、更好的衛生資訊來源，」霍頓說。艾利森研究所將重新進行全球疾病負擔研究，同時評估特定衛生計畫的實際效果，在結構上獨立於政府與援救及倡議團體。

2005 年 6 月中，穆雷與佳吉杜在雅典結婚。他們婚禮的當周，佳吉杜的姪兒在玩風帆衝浪時落水了，新娘子立即衝出去救他。「克里斯的母親很高興，」某位賓客回憶說。「她喜歡強悍的女人。」穆雷與佳吉杜的蜜月是到紐西蘭，他們搭直昇機去高山騎自行車。回來後，其他夫妻或許會裝潢住家，開始討論生孩子。這對夫妻則是找尋辦公室地點，因為穆雷聘用了其他資深人員，並且開始在世界各地刊登廣告，召

募新的艾利森研究所的員工。「那是一件大事，」米蕭說。「穆雷幹勁十足。」

計畫是在 2006 年 1 月正式開幕，十二個月內擴充到 130 名員工。他們在等待艾利森的支票之際，哈佛先動用資金，在美國、歐洲、非洲、亞洲、拉丁美洲和中東召集專家諮詢團體。穆雷決心要改變這個世界，彰顯生命與死亡的真相。有了新的統計，就會有新的分析。有了新分析，就會有挽救性命的行動。同等重要的是，他斷開了基本數據的鎖。如今，公共衛生將會真正公開。「世衛組織有些人並不關心真相，」穆雷惱怒地說。「八面玲瓏被當作成熟世故，但那和說謊之間只隔著一道斜坡。」這是典型的穆雷誇大說法，被他批評的人士嘆息著說。這是典型的、沒有必要的敵意。但說到底，誰會受到這種漫無目的敵意的傷害？

三個月過去了，六個月也過去了。當他們沒有跟艾利森的團隊進行諮詢時，穆雷和佳吉杜不斷往返於劍橋和墨西哥市之間，俾以完成哈佛全球衛生計畫對墨西哥衛生體系改革的評鑑。期間，他們的億萬富翁一毛錢都沒有寄過來。「大家覺得焦躁，哈佛希望看到一些錢，可是我們沒有想到他會反悔，」佳吉杜回想。艾利森是個朋友，穆雷覺得。他們一起去航海，艾利森還邀請他去家裡。桑默斯依然相信這筆錢很快會到手。穆雷借用法蘭克的辦公室，那是美麗古老的墨西哥衛生部大樓裡的國王寶窟，充滿里維拉（Diego Riviera）的壁畫，穆雷定期與艾利森的律師討論如何經營這家研究機構以及其組織架構。

有一天，氣氛出現意外轉折。艾利森的團隊並沒有明確說些什麼，可是穆雷後來跟佳吉杜說：「事情不太對勁。」艾利森原本還在評估最後的標誌設計，不到一星期，便完全不再發言。之後過了十個月才知道究竟為什麼。他因為某件內部交易案件而達成庭外和解，艾利森必須捐

贈 1 億美元給慈善活動。究竟是個人或法律原因不得而知，可是艾利森把錢捐給了他先前設立的非營利醫學基金會。該基金會的重點是老化的生醫研究。首先，投資人表示艾利森欺騙了他們；現在，人們可能發現到，他還想長生不老。

艾利森如果下定決心，是不是真會捐款給哈佛大學？穆雷不得而知。無論如何，將近一年的時間，艾利森一直在狡辯著是否要履行對哈佛大學的承諾，即使他面對另一椿九位數金額的官司。為了給穆雷加油打氣，艾利森的一名律師跟他說，他的老闆已經把要給哈佛的付款文件簽了名，放進信封裡了。他們只需把文件交寄給聯邦快遞（FedEx）即可，但之後他們打電話把文件取回，撕掉了。「他都簽名了，」穆雷說。「我難過死了。就某方面來說，那反而讓事態更糟。」

2006 年 2 月 21 日，桑默斯宣布，他將辭去哈佛大學校長職位。他與教職員的衝突一直沒有結束。2006 年 6 月底，桑默斯擔任校長的最後一周，倫敦《每日電訊報》（*Daily Telegraph*）的記者聯絡到艾利森，要求他說清楚他是否要做出先前答應的捐贈。這個終於底定的答案是他不要。「我沒有完成捐款給哈佛的理由是因為桑默斯突然離開哈佛的方式，」艾利森表示。「我沒有信心這筆錢會得到妥當使用。」他沒有說出來的是，自從前一年的 11 月以後，他就不回桑默斯的電話，或是兩天之前，知名投資人華倫・巴菲特（Warren Buffett）搶盡他的鋒頭，允諾捐贈 310 億美元給日益擴大的蓋茲基金會，那筆錢幾乎是艾利森全部財產的兩倍。穆雷無法置信。「重點是，他言而無信，」他說。

艾利森研究所落空了。成立公正、非政治研究機構的夢想破滅了，至少不會是現在，至少不會在哈佛。穆雷必須裁撤他雇用的所有人。

一路橫越大西洋彼岸，他好像可以聽到日內瓦傳過來的笑聲。

第三部
重生

Part Ⅲ
RESURRECTION

第十一章
與比爾共進晚餐

恰巴王八—「你需要錢」— 美國大陸的另一邊

　　穆雷不是輕易流露情感的人。然而，2006 年 6 月艾利森研究所無疾而終之後，不難想見他覺得屈辱。艾利森決定不贊助這所哈佛機構，不僅是對穆雷個人及其專業的不認同，並且受到各界矚目，由美聯社到《金融時報》的所有媒體都報導了。「當時，那很難受，」佳吉杜後來說。「我們得了臨床憂鬱症。我們往返出差了十八個月，」她的聲音漸漸停止。他們是從報紙上得知的。「艾利森和他的律師都沒臉跟我們說。」

　　穆雷在哈佛的同事米蕭表示，他最不好受的是必須遣散他已經雇用的新人員。「克里斯跟同事很親近，」她回想。但是，事情落幕後，他不想再沉淪下去。「他繼續工作，」米蕭說。你必須在一大早看到他，才能知道他真正的感受。每天早上六點，穆雷在橢圓滑步機上運動，聽著「恰巴王八」（Chumbawamba）樂團的〈群情激昂〉（Tubthumping）：「我被擊倒了，但我又站起來。」他後來說。「那是我的主題曲。」

　　可是，光是運動或歌曲無法彌補失去艾利森的贊助。無論公共衛生盡責這個新運動有多麼重要，很難想像會有別人提供 1 億 1500 萬美元來贊助穆雷提議的研究機構。當他原地踏步之際，他想要與世衛組織在全球衛生評鑑互別苗頭的構想似乎已消失在遠方。

2006 年夏天，對於全球衛生高層而言是個多事的時節。5 月，世衛組織秘書長李鐘郁在任期中猝逝。多達十三名候選人——創紀錄的人數——企圖接替他，其中包括法蘭克。6 月，幾乎在艾利森反悔及巴菲特允諾捐贈 310 億美元給比爾與米蘭達蓋茲基金會的同時，蓋茲宣布他本人即將辭卸監督微軟日常營運的工作，全職投入慈善事業，並以公共衛生為重點。

起初，蓋茲想要藉由提供免費的公共圖書館網路連線來改變世界，可是他到印度參訪之後，便明白還有更加基本的需求。1997 年，蓋茲詢問美國疾病防治中心主任威廉・佛吉（William Foege），怎樣才能更加了解國際公共衛生並且盡更多心力。心存懷疑的佛吉給這位四十一歲的億萬富翁開出一份八十二本書的閱讀書單。兩個月後，他和蓋茲又碰面了。「我問說：『你那些書看得怎麼樣了？』」佛吉在 2005 年接受《紐約客》雜誌（The New Yorker）訪問時表示。「他說：『嗯，我太忙了，我只讀了其中十九本而已。』我還是不確定該不該相信他，所是我又問：『你最喜歡那一本？』他絲毫沒有猶豫。『那本 1993 年世界銀行的報告棒透了，』他告訴我。『我讀了兩遍。』」

蓋茲說的當然是 1993 年的《世界發展報告》，內容包括全球疾病負擔第一批初步結果。他很訝異地發現，他從未聽說過的一種病，輪狀病毒，每年造成開發中世界超過 50 萬名兒童死亡。「我跟自己說，『那不可能是真的，』」蓋茲後來跟公共電視網的記者比爾・莫怡斯（Bill Moyers）表示。「你知道的，畢竟，每當有墜機及 100 人死亡，報紙總會報導的。這種病怎麼可能一年造成 50 萬人死亡？一直到現在，我從未看到一篇相關的報導。」而這甚至不是一篇報導。「它只是一份圖表，說明最致命的十二種疾病，」蓋茲說。那些病包括利什曼原蟲病，血吸蟲病，沙眼——這一串重大疾病只需低廉費用便可預防，但這些病

名他也是從來都沒聽說過。「我心想：『真是怪哉，』蓋茲說。「為什麼都沒有人報導？你知道的，每一個死亡的孩童背後都有母親與父親必須承受這種悲劇。」

蓋茲把這份報告拿給他的妻子米蘭達和他的父親老比爾看，他們倆同樣大吃一驚。「『注射式小兒麻痺疫苗』不是你會脫口而出的東西，」米蘭達後來說。「但是某個孩子因為那種疾病而死亡卻是你會關心的事。」尤其令人驚訝的是，該報告主編詹米森，結合了穆雷與羅培茲的新數據，與他自己進行中的成本效益研究。蓋茲讀到，只需每年每人幾美元便可挽救數十載的生命，卻沒有人去做。他們不想成為另一對捐贈數百萬美元給歌劇、美術館或精英大學的有錢夫妻，這些都是值得的，卻無法對生命與死亡產生衝擊。「這整件事震驚了我們，」蓋茲向《紐約客》表示。「我們甚至無法置信。你以為自己的錢在慈善事業起不了作用，因為真正顯而易見的事都有人做了。因此，看到這份報告時，我們大吃一驚！當有人告訴你，你可以用每個人數百美元的代價去拯救許多生命，你一定會回答，不可能。那一定早就有人去做了。」

蓋茲成年以來一直相信馬爾薩斯（Thomas Malthus），十八至十九世紀的英國經濟學家及神職人員，其著名的《人口論》（*An Essay on the Principle of Population*）嚴正警告說，人口成長的速度超過糧食及其他資源。蓋茲認為，降低最貧窮國家的兒童死亡率是徒勞無功，因為無可避免的是，越來越多人將競爭有限的資源，造成更嚴重的新戰爭、饑荒和疾病。可是，1993 年的《世界發展報告》卻不這麼認為。總的來說，數據顯示，當兒童死亡率大幅下降，家庭人數也跟著下降。人口統計學家在 1920 年代首次發現這個模式。這個理論是說，人們想要生養足夠多的小孩，好讓一定數目的孩子可以存活到成年。所以便有了一個看來弔詭的結論：**為了減少人口，要讓大家活久一點**。在大部份的拉丁美

洲、北非、中東和東亞，每對夫妻的子女數目已由六個、七個或八個減少到只有一個或兩個。

「這是最令人訝異的事實，應該廣為周知，」蓋茲跟莫怡斯表示。「你知道的，基本上，馬爾薩斯是錯的。如果你累積財富，並且改善健康，尤其是教育婦女，那麼就會啟動良性循環，社會不但可以自立自足，還會向上提升到完全開發狀態。」

蓋茲在其商業生涯中數度引領追尋新觀念：首先是個人電腦作業系統，其次是圖形使用者介面，然後是網路瀏覽器。不論在哪個領域，他的目標都很宏大，同時為他本人及其他利益相關者，取得最大的可能報酬。而今在 1997 年，兩度閱讀最初的全球疾病負擔研究所提出的摘要表格之後，這名執行長看到穆雷所看到的：一個活生生、會呼吸的世界，但是對數據沒有銳利目光的人卻看不見。「我想很難光是用研究數據來產生親眼目睹的效果，」蓋茲跟莫怡斯說。「我是指，如果我們現在說，『隔壁房間有人快要死了，我們盡全力去拯救他們的性命吧，』你知道的，大家都會馬上站起來，參與其中。」他指出，可是人們鮮少因為讀到下列句子便受到激勵去做些什麼：「每年有 300 萬名兒童死於我們用今日科技便可完全預防的疾病。」一個病童是一則故事。不幸的是，300 萬名病童只是一個統計數字。

1999 年，蓋茲看到全球疾病負擔而改變人生之後的兩年，他和穆雷見面了。穆雷去西雅圖為世衛組織募款，蓋茲邀請他到位於華盛頓湖的豪宅共進晚餐。剛開始的時候，平常很不容易感動的穆雷因為目睹名人而食不知味。這個畢生都在處理巨量數據的人，正坐在資訊革命的英雄家裡。蓋茲則是毫不做作，而且相當親切。極端的數字狂熱者遇到了另一個同類。這位電腦軟體大亨向這位追求數據的科學家展示他的個人圖書館，包括萊布尼茲與牛頓的第一版數學書籍，以及珍稀罕見的達文

西手抄本，那是蓋茲五年前用超過 3000 萬美元在拍賣會買到的。可是，藏書當中他最仔細閱讀的是 1993 年的《世界發展報告》，書頁充滿摺角，蓋茲差不多背下來了。「他大量閱讀，而且注意細節，」穆雷後來說。「他很驚訝，或許有些失望，我們在全球衛生研究的實證基礎如此薄弱。」

蓋茲是大量蒐集與精密分析數據資料的文化教主之一。微軟的經理人在做出所有決策之前都會分析數據，他們應該讓花出去的每一塊錢都能創造出可量化的結果。「花了數年時間才查明事情，還有直到全球疾病負擔之前，人們都不知道死亡的原因，」穆雷說，「蓋茲無法相信這種事情。」

蓋茲的批評者與競爭者總是說他冷酷。事實上，他是更少見的個性：冷酷理性。在穆雷的研究當中，蓋茲看到他在每次董事會要求的正確資料與全面分析。在蓋茲身上，穆雷則是看到他的理想讀者：有想像力和能力的人，決心去做改變世界的善事，對所有地方的所有人充滿興趣，沒有先入之見和政治考量，願意並能夠隨意投入經費，來創造數據顯示出可能創造的最大成果。全球衛生的最知名權威機構，世衛組織，一整年的預算只有大約 10 億美元——「一所中等規模大學醫院的財力，」布倫特蘭寫說。相較之下，蓋茲身價接近 1000 億美元——而且他和妻子決定要悉數捐贈出去。《世界發展報告》為他們指出一條明路，他們後來說。失能調整損失年數和全球疾病負擔研究，則為他們指出一條正道。「我們因而展開學習的旅程，」米蘭達十五年後回憶說。可是，「不單是學習的旅程，」她接著說。「而是『你能做些什麼？』」

在見到穆雷的前一年，直接受到五年前《世界發展報告》的影響，蓋茲夫婦已捐贈 1 億 2500 萬美元贊助比爾與米蘭達蓋茲兒童疫苗計畫。在和穆雷用過晚餐之後不久，他們又再捐贈 7.5 億美元給新成立的全球

疫苗免疫聯盟。蓋茲後來說，他在開支票時，手還在發抖。他還說：「這是我所做過的最佳投資。」

根據 1993 年《世界發展報告》，「大多是能預防或者是可低價治癒的兒童疾病」，仍然造成撒哈拉以南非洲 43％的疾病負擔，中國以外亞洲及波灣中東大約 30％的疾病負擔。利用這些分析，蓋茲可以做個精明的慈善家，就像他是個精明的企業家一樣。「成功指標是能挽救生命，孩子沒有瘸腿，」他向《富比士》雜誌表示。「這與銷售量及獲利略有不同。但都是完全可以測量的，而且你可以設定野心勃勃的目標，看自己做得如何。」

2000 年，蓋茲夫婦將他們先前的慈善事業整合到新成立的比爾與米蘭達蓋茲基金會，總部設在西雅圖，捐贈大約 160 億美元，而這只是開始而已。全球衛生是該基金會最大的補助領域，「我們在決定重點領域時的起點是開發中國家的疾病負擔，以失能調整損失年數做為指標，」該基金會表示。當時穆雷擔任世衛組織新設的政策實證與資訊部門主任，對此感到極為欣慰。「那是一件大事，」他記得。「那代表著全球衛生的推手採用我們的計量指標。」

這筆捐贈十分引人注目。比爾與米蘭達蓋茲將捐出他們的個人財富，而穆雷的方程式將是他們的指引。這個圈子的人把二十一世紀的第一個十年稱為「全球衛生的黃金年代」，新的經費與注意力在世界各地促成衛生照護的創新。諷刺的是，在 2003 年及 2006 年那段期間，許多受到疾病負擔研究啟發的新計畫相繼展開，然而穆雷卻被趕出世衛組織，他想在哈佛大學成立的研究中心也胎死腹中。

2006 年 6 月，穆雷正面對殘酷的任務——必須裁撤為艾利森研究所聘用的員工，他的朋友金墉和法默，在哈佛醫學院和「健康夥伴」再度

共事之後，正為了一項盧安達新計畫尋找外援。《愛無國界》已凸顯他們在海地、秘魯和俄羅斯醫療工作的可觀成就。現在他們提議把盧安達當成實驗室，以改進撒哈拉以南非洲的衛生體系。他們覺得，穆雷可以幫他們，他們也可以幫穆雷。

「歷史以極為巧妙的方式，將我們的計畫結合得天衣無縫，」金墉回憶說。他甫結束世衛組織三年的工作重回哈佛，而他在日內瓦擔任資深顧問及該組織愛滋病計畫的負責人。在盧安達及整個撒哈拉以南非洲，愛滋病已是疾病負擔的第二大原因，僅次於瘧疾。然而，非傳染病，像是心臟病、中風、糖尿病、精神疾病等等，加總起來的負擔更大。穆雷資料豐富的分析正可以著重於投資建立完整衛生體系，以統一打擊這些問題的必要性。

在全世界新聞媒體報導艾利森確定不會捐給哈佛他先前允諾的資金之後一星期，金墉、法默和蓋茲基金會領導人在西雅圖進行先前安排好的會面。「他們很想要找我一起去，」穆雷回想。他同意和他們一塊去。

以前一起當住院醫師的這三人聯手遊說，但各自訴求衛生體系的不同層面。法默談及以往在世界各地的成果，和盧安達及整個撒哈拉以南非洲的機會。金墉呼籲擴大與加強當地員工訓練，「投資於人力資源，」他說。穆雷則是發表已講了兩年的演說，強調健康計量指標的必要。

製藥大廠葛蘭素史克公司（GlaxoSmithKline）的前任研發主席，現任蓋茲基金會國際衛生業務負責人山田忠孝（Tadataka "Tachi" Yamada），感謝他們撥冗前來。最後，蓋茲基金會決定不資助盧安達計畫。可是，穆雷的演說引發共鳴。事後，有一天他坐在第二大道的某家餐廳裡，基金會執行長佩蒂・史東希佛（Patty Stonesifer）走到他面前。「你需要錢，」她唐突地說。

那是觀察心得，而不是捐款承諾。「那裡有一點希望，」穆雷說。

即使艾利森已決定不贊助，也不保證蓋茲現在就會贊助他。

　　儘管（或許因為）有著明顯共通點──他們都是改變世界的軟體企業家及億萬富豪，艾利森和蓋茲在其他方面正好是天南地北。艾利森在2010年前便已四度結婚及離婚；蓋茲則是居家男人，跟老婆與父親一起加入基金會董事會。艾利森愛好極限運動和顯眼的服裝；蓋茲是個戴眼鏡的書呆子，很少穿著比現成扣領襯衫及卡其褲還炫目或是其他運動服飾。艾利森皮膚曬得黝黑，而且精心打扮。《紐約客》報導，蓋茲的膚色「發青」，而且「他最近一次理髮好像是用一把鈍剪刀和一個湯碗完成的。」與艾利森最親近的創新者是史蒂夫‧賈伯斯，超酷有型的蘋果執行長兼共同創辦人；相反地，蓋茲在照片上跟比他年長二十五歲的巴菲特在內布拉斯加州奧瑪哈坐在牌桌上打橋牌。對穆雷來說，問題是他能否說服蓋茲基金會的領導人，他對獨立研究機構的願景是正確的，即使找艾利森當機構的贊助人是錯誤的。

　　穆雷在秋天時又遇到了山田忠孝。蓋茲基金會在學術界的補助幾乎都是實驗室科學家，研究新疫苗的開發。穆雷再度推動衛生評量，讓山田頗感興趣，但仍不打算投資。至少不是現在。

　　山田忠孝說，如果法蘭克成功當選世衛組織祕書長，那麼蓋茲基金會希望和穆雷再度在西雅圖會面。結果，法蘭克撐過了將近三天的淘汰回合投票。11月8日最後投票，他輸給了來自中國的陳馮富珍（Margaret Chan，前香港衛生署署長），邀請函馬上寄來了。「我們就在那時遇到了比爾，」穆雷回想。

　　自從1999年首度會晤之後，穆雷和蓋茲至少兩次短暫相遇，但都是擦身而過。一次是在達沃斯的世界經濟論壇，另一次是在搖滾樂手波諾的一場社交活動。不過，感覺上，穆雷和蓋茲在一塊好一陣子了，蓋茲仍然把《世界發展報告》當成北極星。他贊助羅培茲、詹米森、穆雷

和其他人員進行全球疾病負擔數據的部分更新，可是基本上相信全球衛生評量應該是公部門的責任。穆雷和法蘭克也同意：公共機構有他們的問題，可是艾利森研究所鬧劇的其中一個教訓就是，你無法讓民間資金負起責任。他們在西雅圖會議上表示，問題在於公部門沒有人願意去做這工作，美國不肯，歐盟不肯，日本或中國不肯，世衛組織不肯，連哈佛也不肯，除非有人提供 1 億 1500 萬美元。

他們主張，要真正做出改變，全球衛生監督必須要從學術研究機構做起。唯有如此，研究工作才能嚴格確實，而且才能被視為可以驗證及提供重要成果的出版品。「我們的文化是『證據是什麼？』」穆雷說。「我們的目標是要避免虛榮的媒體報導，把我們的作品放在同儕審查的科學期刊，最好是一流的期刊。」必須經由同儕——通常是不滿你說法的人——審查的紀律，需要強化。「不是交出報告就能了事，」他形容。「你總是在想，『我如何向嚴苛匿名的審查者證明這點？』」這種壓力改進了分析的每一步。

「這是我們必須附屬於大學的重要原因，」穆雷接著說。「事實上，世衛組織有能力在未經同儕審查之下發表自己的研究，而仍受到重視。他們所做的很多事從來沒有得到檢驗。」關心全球衛生的大多數人，都以為世衛組織是所有議題最可靠的資訊來源。他們確實最知名，他們有能力發表任何想發表的東西，無需經過同儕審查。而且，世衛組織擅長——也正是穆雷不擅長——的是，他們獲得世人的認可。然而經常發生的問題卻是，世衛組織讓世人認可的是那些相信起來很省事的，而非真正的事實。

當穆雷遊說衛生資料應該要更多及更好時，他通常會發現聽眾討厭繁瑣的細節，蓋茲則正好相反。在開會前，他甚至下載及研讀穆雷最近在哈佛公共衛生課程使用的 PowerPoint 簡報。「他真的注意到每個細

節，」穆雷指出。「我看到他從一大張圖表中挑出一個數字說，『說明一下這個。』」諸如何者死於何種病痛這類基本問題缺乏實質細節，依然令蓋茲感到火大。

他們說，穆雷與法蘭克的提議將改變這一切。這所新機構將追蹤衛生支出的管道，評估主要衛生計畫，旗艦產品便是全部更新全球疾病負擔，其規模將同於《世界發展報告》，精密度與墨西哥的全國疾病負擔研究無異。穆雷跟蓋茲說，想像一下，他們將有能力從原先分析撒哈拉以南非洲地區改為分析安哥拉等個別國家，由分析 15 歲到 44 歲的廣泛年齡層，縮窄到像青少年等年齡層。當人們在實地規畫各種拯救生命與延長生命的行動時，他們可以看到任何病因所造成的健康損失，分辨死亡與失能，並且看到隨著時間改變的結果。所有的成果都與資料來源和使用的估算方法清楚連結，包括不確定性的計算——科學家對於每一項估算有多少信心，他們所清楚知道的，以及需要進一步蒐集資料的地方。它的規模將比穆雷在世界銀行或世衛組織所主持的任何研究都來得更大，品質更好，範圍更廣，這一切都將可以做到，只要得到資金。

蓋茲的回應除了鼓勵，也提出他自己的條件。他喜歡穆雷和法蘭克的想法，他也滿意假如有人可以提出人類衛生的真正革命新願景，那便是穆雷。可是他不打算在麻州劍橋資助研究機構。他認為，西雅圖是全球衛生的新首都，至少在美國。「我不會捐錢給哈佛的，」蓋茲說，雖然他曾在哈佛讀了兩年便輟學了。如果穆雷和法蘭克想要打造他們形容的那種研究機構，他們必須來到美國大陸的另一邊，瀕太平洋的美國西北部。

法蘭克隨即加入蓋茲基金會擔任兼職的資深顧問。穆雷則花了較長的時間才找到跟蓋茲相同的立場，他不想要顧問職，再一次地，他想要領導自己的獨立研究小組。1992 年以來，穆雷一直領導或者嘗試領導

世界銀行、哈佛 Pop 中心、世衛組織和構想中的艾利森研究所的全球疾病負擔研究，這會是他第五次——也可能是最後一次——實現理念的機會了。如今，穆雷相信，如果全球疾病負擔想要完全發揮潛力，並且免於政治影響，就需要全新的研究機構。或許，他現在終於遇到知音了。

穆雷、佳吉杜和麥可・麥金泰爾（Michael MacIntyre），哈佛全球衛生計畫資深研究主管，在 2006 年的感恩節與耶誕節假期都在寫提案。感謝艾利森，他們早已花了將近兩年來討論細節。「我們所有累積的知識都投入於撰寫核心補助項目，」佳吉杜回想。這樣夠了嗎？基金會將贊助他們的研究嗎？

穆雷需要蓋茲的錢才能重新啟動全球疾病負擔。蓋茲需要相信他必須有穆雷的分析，才能明智地投資於衛生。「衛生決策者需要更好的資訊，才能做出有效決策，」穆雷寫信跟蓋茲說。「資訊必須能比較，值得信賴並有全面性。方法必須能清楚解釋，可以辯護。光是煽動情緒而起的辯論，儘管引人注目，卻未必會促成好的政策，想法必須搭配資訊才行。」

年底之前，他們便交出提案。數周後，2007 年 1 月底，蓋茲基金會正式決定贊助一個獨立研究所，總部設在西雅圖，附屬於華盛頓大學，由穆雷主持，名為「健康計量評估研究所」（Institute for Health Metrics and Evaluation，簡稱 IHME）。他們允諾提供 1 億 500 萬美元，條件是華盛頓州額外提供 2000 萬美元。華盛頓大學讓穆雷和佳吉杜搭機到西雅圖去面試教職，沒過多久，他們倆都成為華盛頓大學醫學院及公共衛生學院的全球衛生教授。

2007 年仲春，州議會已提撥這筆經費，大學董事會也已通過計畫。蓋茲為穆雷的小組在基金會最初的總部設置了臨時辦公室，東湖大道 617 號。有個新型態的國際機構成立了——這個本地公共機構主要利

用民間融資，提供全球衛生福祉。

在失去艾利森贊助與得到蓋茲贊助之間相距不到一年。可是，感覺上過了更久。「當全球疾病負擔眼看走投無路時，有人開了一扇窗，」穆雷後來說。「蓋茲花時間了解到，如果他想得到數據，他就必須贊助。」

2007 年 7 月 1 日，營運的第一天，IHME 有 1200 萬美元的初期投資，大約 3000 萬美元的補助，以及 3 名員工。

第十二章
冒險事業

前往綠區—完美世界—大膽比較

　　IHME 於 2007 年成立時，穆雷的首要任務是建立一支新團隊，現在以西雅圖為中心，能夠使用比以往更加精細的全球疾病負擔研究，來帶領世界邁向更好的健康。佳吉杜是這項任務的關鍵人物，負責聘雇人員並規畫廣泛且為期數年的研究員計畫，就像穆雷在世衛組織與哈佛全球衛生計畫所做的。麥金泰爾將監督策略規畫、計畫實施和外部合作。他們從頭開始，首先分派新的工作小組，組裝新的電腦，並且為他們再找一個新家。他們在舊蓋茲基金會總部的臨時地點，雖然有聯合湖（Lake Union）的無敵湖景，可是距離劍橋太遠了。佳吉杜回想，起初，「我會坐著看飛機降落在海面。」夏天結束，健康計量評估研究所往北搬了一哩，就在某家烘焙店樓上，她和穆雷三餐都在那家店解決。

　　一開始，教職人員橫跨學科與國際。來自中國的王海東（Haidong Wang，音譯），原是研究所研究員，晉升為全球疾病負擔的人口統計學者。流行病學家拉斐爾·洛薩諾是最初墨西哥疾病負擔研究的主要作者，他負責世界各地死亡的統計。美國數學家艾比·佛萊斯曼（Abie Flaxman）設計軟體程式以計算每種疾病或傷害的損害程度。另一位流行病學家摩森·納哈維（Mohsen Naghavi）進行伊朗的疾病負擔研究，將協調三十多個外部專家團體。其中規模最大的心血管疾病團體，便擁

有 100 名專家。

羅培茲當時擔任澳洲昆士蘭大學人口衛生學院院長，與 IHME 密切合作，該學院也有自己的一個小規模疾病負擔中心。該中心的主任席歐・沃斯（Theo Vos）是在荷蘭出生及長大的醫師，在非洲西南部行腳，後來協助模里西斯、澳洲、泰國、越南和馬來西亞進行疾病負擔及成本效益分析。現在，沃斯負責全球疾病負擔失能年數的計畫。其他主要的夥伴包括穆雷和羅培茲在哈佛大學、約翰霍普金斯大學、倫敦帝國學院、東京大學和世衛組織的老同事。

但是聘任資深人員只是開端而已。新的全球疾病負擔追蹤自 1970 年以來的 20 億死亡案例當中，僅 25％ 是研究人員可以取得的出生登記制度中的列冊紀錄。查明另外 75％ 的身份及死因，大約 15 億人，便需要其他資料來源和創新的策略。「我們的核心信念是，你首先必須檢查所有資料，」穆雷表示。「接著才能抽絲剝繭。」他提交給蓋茲基金會的計畫表示，整項計畫預計費時三年才能完成，並設定 2010 年 7 月是最後期限。換句話說，他們必須在三年內蒐集並分析地球上每個人所有能取得的健康資料。

為了取得全球疾病負擔需要的資訊，他們找來一組數據檢索人員。來自德國的負責人彼得・史派爾（Peter Speyer），之前是媒體高階主管，他講電話就像個八卦專欄作家似的。「一開始要打電話拜訪或利用自己的人脈去找資料，」他說明。相關的檔案包括各國醫院及衛生診所紀錄，家庭調查和普查資料，外加「口頭驗屍」，也就是跟最近過世的死者家屬進行回溯訪談。不同的國家有不同的挑戰。在中國，主管機關禁止大多數核心衛生數據外流，所以必須由中國合作夥伴進行分析，再提供結果。相反地，在美國，每個人都能買到每年的住院病患資料庫，價格介於 35 至 2000 美元不等。在迦納，這套紀錄則是免費提供。

在奈及利亞，非洲人口最多的國家，數據檢索人員訪查醫院、警察局、衛生診所、圖書館、殖民地檔案，甚至是墓地紀錄。在利比亞，最近的人口普查與出生登記原來可以在線上取得，只不過要點擊七個阿拉伯語的網頁才行。在伊拉克，美國主導的占領期間快要結束時，歷經數月的費力挖掘終於找到兩份最近的政府家庭調查。這些調查有助於估計多少伊拉克人在戰爭中傷亡，相對於其他死因，這是高度爭議的問題。嘗試過電子郵件、Skype 和電話之後，史派爾終於聯絡上負責統計與資訊科技的伊拉克官員。「她說他們很樂意提供調查的細節，我說：『妳可以使用電郵或上傳到網站嗎？』」他回想。「她說不行。她已經把資料做成一張光碟，我必須去巴格達綠區（譯註：2003 年伊拉克戰爭後，以美國為首的盟軍劃出的特定區域，內有盟軍總部與各國使館）拿才行。」

史派爾很不想去買西雅圖往返巴格達的機票。不過，這可是珍貴的資料。他終究還是拿到手了。「我有個在疾管中心的同事，他的妹妹在巴格達工作，」他說。「我問他是否可以設法請她去拿光碟。」她真的去拿了光碟，郵寄給亞特蘭大的哥哥，後者再寄給 IHME。接著，他們開始把資料譯成英語。「那是數萬人的兩組資料，」史派爾說。

另外一個完全不同但卻是很大的資訊來源，是他人已發表的科學研究。有關什麼？有關「衛生」。一個月就有上萬篇文章提及流行病學。穆雷要求盡可能取得這些報告，並數位化及輸入全球疾病負擔。換言之，大家必須去從科學家研究報告所取得的資料中找出一絲一縷。

這些無法儲存在桌上型電腦，像以前在世衛組織那樣。2008 年，IHME 又搬到西雅圖貝爾鎮（Belltown）社區的某棟建物頂樓，就在單軌電車的對街，介於太空針塔（Space Needle）和市區商店與高樓大廈之間。從辦公室窗戶看出去，史派爾可以看到四哩半路之外的華盛頓大

學，那裡有棟大樓設置著 IHME 不斷擴增的超級電腦。檢索人員的工作就是爬梳資訊，從國際勞動組織的傷害數據到石綿的進出口統計，都將納入這項新研究。「住家數公里外便有水源的人口比率與溺水有關，」穆雷舉例說明。「人均豬隻數量則與肉瘤病有關。」蒐集與整理大型數據的每一個子集，是我們了解生與死的又一大進步，而且這只是完成這項大型研究的某個部分所需的數十項複雜費力工作的其中之一。

32 名研究員，有男有女，都是最近才從大學畢業，具有數據專長，簽下兩年或三年的任期來協助擘畫大全景。他們的工作是把 IHME 的資訊轉換成死亡與失能的最後估計。就像是數據統計人員的和平工作團（Peace Corps），他們學習最新的統計方法後，選擇某個地區或衛生問題，全年無休跟穆雷、佳吉杜、王海東、洛薩諾、佛萊斯曼、納哈維等教職人員分析數據。某個人可能研究波蘭的愛滋病趨勢，阿根廷的肺癌發生率，埃及的糖尿病盛行率，或者南韓焦慮症的罹病期間。他們問說，人們的死因是什麼？生病的原因是什麼？什麼事可以有效挽救或改善生命？大多數研究員在這段期間都拿到了公共衛生的碩士學位，「我們的目標是招募到可以進入 Google 或高盛，」穆雷說，「卻想真正改變世界的人。」

畢業自達特茅斯學院的卡崔娜・歐布雷德（Katrina Ortblad）便是獨特研究員的典型。她曾是游泳比賽選手，原本想要研究藝術史或設計，後來明白她的視覺敏銳度也可以應用在衛生方面。「這是一項統計計畫，可是很少人具有統計背景，」歐布雷德談到她的同僚，其他人主修經濟學、社會學和人類學，其中過半數是女性。「我覺得我一半是在研究所，一半是在顧問公司，一半在智庫。」

歐布雷德的職務說明加起來是「一個半」的工作，頗符合她上班的時數。即便在她旅行時，穆雷也會用 Skype 跟她聯絡，調整既患愛滋病

又患結核病的人數估計。他複雜的問題及指示，向來是急如星火：「西歐的一些數據扭曲了所有的數據，把地區效應找出來。」「拉丁美洲的早期資料有著巨大的選擇偏差，他們只檢驗他們懷疑有愛滋病的人。用最後兩年的數據就好了。」「在東非，愛滋病的 70％ 死亡率似乎偏高。」那麼雞尾酒療法「沒有作用嘍？」

歐布雷德從頭到尾都在微笑。「把圖表或結果拿給他看，」她說，「自動地，」她彈了手指頭，「他便看出我數據的缺口。」這已變成某種遊戲，歐布雷德的目標是她自己先找出漏洞。針對一個問題的各種可能解決方法，她設計出數百份試算表和圖表，供她自己參考，她稱之為她的「儲備」（穆雷則是曬稱為「卡崔娜的垃圾郵件」）。「他思考迅速，也期望你思考迅速，而你會想要做好工作，」歐布雷德解釋，為自己的漫長工時辯護。「如果他詢問某個東西，我可以立刻拿出數值或圖表。」

如果有什麼統計數字是 IHME 沒有，可是全球疾病負擔需要知道的，不論是玻利維亞人均水果消費或是印尼騎機車的人口比率，研究員都會找出來。他們查閱文獻，詢問外部專家團體，前往國外進行田野調查計畫，並鑽研特定疾病、失能或傷害的研究結果，像是慢性腎臟病、失聰、跌倒；為了估計親密伴侶暴力的程度，該小組使用人口調查和流行病研究；人們食用多少午餐肉的資料來自營養和衛生研究。30 種傷害要依據原因（例如，被公車撞到）和性質（頭部創傷）來加以分類；遠超過 100 萬個資料來源，已發布及未發布的，將為新的全球疾病負擔估計數據提供資訊。

歐布雷德的同事，史賓塞·詹姆士（Spencer James），申請了醫學院，也獲得入學許可，但選擇延後十二個月來完成他在西雅圖的研究。「全球疾病負擔最新穎之處在於完善的程度，」詹姆士後來說。「有每一種疾病，每一個國家，每一種年齡層。要做到這點，你需要這些的共

變項，預測變項。我們無法同意受限的資料，因為那會侷限我們的分析。」

這或許正是 IHME 最重要的層面。全球疾病負擔讓那裡的工作人員個個都達到穆雷的執著程度。

穆雷組成了一支菁英團隊，並給予他們承諾，基本上也是對他們的要求。加入他，你便加入一項你在其他地方都碰不到的重要計畫。你將會比以前更加勤奮工作，你將會拓展人類知識的範疇，你將會發現自己的極限。風險因子評估的新興領域就是一個很好的例子。

每項負擔分析都會有兩項重要成果，一是疾病負擔，一是後果負擔。疾病負擔可讓你知道某個地區衛生問題的範圍——誰在何處病了及死了，以及他們傷病的原因。各種失能的後果負擔，則可讓你知道需要何種計畫才能改善人們的情況。為了讓 IHME 晉升為全球衛生資訊與分析領導者的全新擴大版全球疾病負擔研究，穆雷想要增加一項更有力的資訊：全球風險因子負擔（global burden by risk factor）。它可讓你知道根本的原因：吸菸，缺乏衛生設備，體能活動不足等等，每種疾病、失能或早逝背後的行為或情況，最初導致人們健康不佳的錯誤舉動或不幸環境。這是個了不起的任務，也是緊迫的任務。穆雷現在已錯過當初呈報給蓋茲基金會的最後期限，他通知了蓋茲和世衛組織科學家等所有人，他的新目標是 2012 年。

全球疾病負擔判斷各種特定行為或情況風險的方法是，首先由完全沒有風險的基線開始，亦即只可能存在於電腦模型裡的理想存活狀態。假設吸毒（或高鹽份，或運動不足，或都市空氣汙染）為零。IHME 計算，那麼人們的健康會是怎樣？

基線是很容易理解的概念。以吸菸為例，就是沒有人吸過菸。至於

其他健康問題，就不太能清楚界定。你不可能吃無限量的綠花椰菜，「你不可能把血壓降到零，」風險因子評估負責人史蒂芬・林（Stephen Lim）指出，「因為那樣你就會死掉。」對於總體全球人口有益，未必對每個人都有好處：舉例來說，有乳糖不耐症的人不應該喝牛奶，即便有證據顯示牛奶可以降低某些癌症的風險。

至於飲食或生理學，研究團隊調查及整合所有可取得的科學文獻，以找出理想的平均攝取量或情況，按照不同主題，由反式脂肪到哺乳皆列出。在飲食方面，舉例來說，全球疾病負擔的理想設定是一天食用300公克的水果，400公克的蔬菜，125公克的全穀，和450公克的牛奶。理想情況下，每個星期，每個人應該至少攝取114公克的堅果和種子食物，包括花生醬，和100公克以下的紅肉。不包括加工肉類（像是培根，臘腸和香腸，或者熟食火腿、火雞肉和燻牛肉）。當然不包括含糖飲料，可是百分百的果汁和蔬菜汁可以。理想情況下，嬰兒應該有六個月時間只吃母奶，然後在兩歲以前，除了母奶，飲食還要有充足的鐵、維生素 A 及鋅。理想情況下，料理食物時只用多元不飽和脂肪酸，主要來自沙拉油，而不是飽和脂肪酸。理想情況下，每個人要食用海鮮或營養補充品，以提供每天 250 毫克的 omega-3 不飽和脂肪酸。鈉不能超過一天 1000 毫克，相當於半茶匙的鹽。

在這個完美世界，你也應該要時常運動；你的家庭有無限量的潔淨飲水與烹調燃料供應；不應存在氡與鉛，戶外空氣沒有汙染，工作環境不會讓你曝露於石綿、砷、苯、鈹、鎘、鉻以及另外十餘種職業危險；你沒有吸菸或濫用酒精及毒品；沒有兒童或成人受到性虐待或體罰；你的骨質密度高，你的收縮壓低，你的身體質量指數（BMI）是理想的 21 至 23。

這種理想狀態在任一方面的不足，都會造成特定的後果，超級電腦

模型依據 IHME 估計的曝露程度,提供各種原因的後果。例如,哺乳可保護新生兒免於許多致命的傳染病,以及危險又痛苦的耳朵炎症。高骨質密度,可幫助老人家在跌倒後復原。藍莓、胡蘿蔔、鮭魚和紅花油(簡單例舉四種「優質」食品),有助於預防心臟病和中風。阻止性虐待亦可降低憂鬱症、毒品與酒精濫用,和蓄意自傷行為。削減柴油引擎廢氣可預防氣管癌、支氣管癌和肺癌。

加總起來,全球疾病負擔研究將涵蓋地球上所有人的 67 種風險因子或風險因子組合。「這些都是總人口層級的統計,」林教授說明。「它考慮到目前的攝取量與理想攝取量的比較。」例如,世上所有人每天都吃 300 公克的水果。「那麼水果就沒有造成負擔,但那不表示你可以不必再吃水果了。」

公共衛生計畫中越來越重要的功能是預防,而接觸健康的人有助於了解如何保持健康。舉例來說,禁菸運動或安全帶宣導運動,不需要開立處方箋便能挽救數百萬人的性命。現在,如果做法正確,全球疾病負擔的風險因子評估將可導引新的主要預防計畫及公共安全立法。有了正確及完整的風險因子資訊,理論上,你可以在所有地方、所有年齡、所有人**產生負擔之前**加以阻止。

當然啦,你不可能真的預防所有疾病或失能,就像你無法預防所有的早逝。但若你知道各種特定行為或情況造成多少的健康損失,並且可以用強而有力的方法來分享這種知識,你便能設計介入措施來大幅減少個人傷病及醫療成本。食用蔬果比較重要,還是開始運動或戒菸,還是去除住家的含鉛油漆或清除戶外空氣汙染?針對誰來實施?哪些地方?什麼年齡層?

新的全球疾病負擔研究將會回答你。

2012 年 1 月時，也就是穆雷、佳吉杜和麥金泰爾來到西雅圖的四年半後，也就是新的全球疾病負擔研究將絕對、確實、沒有藉口得提交的那年初，計畫規模卻變得更加龐大，真正全球化：IHME 有 50 名正職教職人員；50 個不同國家將近 500 名共同作者；定期諮詢六大洲的決策者。即便是穆雷前往日內瓦、華府、巴西利亞、達卡、北京、坎培拉、奧克蘭、波士頓、亞特蘭大和路沙卡（尚比亞首都），跟公共衛生官員分享初步結果時，他和團隊也搶時間把研究的最後分析做到完整。那部 Razor 滑板車早已不再是管理工具，等到計畫結束才向大家說明的觀念也已落伍。如今，走在 IHME 各館的路人都會在大多數人的桌上看到一張彩色流程圖，說明那張桌子的主人參與這個大全景的部分。把他們加總起來，就像是一架太空望遠鏡的藍圖，你會看到新的全球疾病負擔付諸實施所需要的數據和方法。可是，穆雷仍執著於每項細節，並不斷擴大研究的範圍。

　　在早期的版本，最大規模的疾病負擔研究追蹤全球 8 個地區一年期間的大約 100 項健康問題。在使用 2007 年蓋茲基金會的補助金時，穆雷曾表示，新的全球疾病負擔研究將追蹤 200 項疾病和傷害，兩個不同的期間，以及全球 21 個地區。如今，他要統計 187 個國家各年齡層及性別的 291 項疾病和 67 項風險因子，回溯數十年的期間。死亡人數的部分是計算 1990 年到 2010 年的每一年，所有男女及兒童的傷病部分則是計算 1990 年、2005 年及 2010 年。某些估計，像是不同年齡層、性別及國家的平均餘命，則是最晚回溯到 1970 年。結果即將公布。然而，努力想完成全球疾病負擔研究的數百人，是否能趕上他們的領導人想要擴大其規模的決定，還是個問題。

　　在編輯資料的同時，全球疾病負擔的研究員也在調整他們的方法。自從阿南德及韓森早期在哈佛 Pop 中心的批評之後，就失能調整損失年

數如何計算的倫理選擇（ethical choices）已發表了大約四百篇論文。2011 年 7 月，穆雷召開一項會議，20 名哲學家、倫理學家與經濟學家與會討論這個議題。在他們強烈共識建議之下，年齡加權（中年的年數權重高於童年或老年）及其相關計算，年齡折扣，都不再運用於全球疾病負擔。這項調整帶來一些好處，其中之一是更容易向決策者與公眾說明失能調整損失年數如何計算。假設理想的壽命是 86 歲，「如果 10 歲便死亡，你便損失了 76 年，」穆雷說。「如果你有一項權重 0.2 的失能，你便損失了 0.2 年。」

懷疑者長久以來一直批評不同失能的權重觀念。他們說，設計初始值的國際專家未必能代表一般民眾。無論如何，健康的價值觀不是因不同國家及不同文化而異嗎？在狩獵採集的民族，視力不好或跌斷腿可能是所遭遇到最嚴重的災厄。但是靠電腦鍵盤維生的人，或許更重視要避免智力失能。對那些相信投胎轉世的人來說，死亡或許沒那麼糟糕。

這些都是極有力的議論，但是訪問更龐大與更多樣人口的新調查指出，人們的想法其實比預期中更一致。在哈佛公共衛生學院，穆雷以前在 Pop 中心與世衛組織的老部屬所羅門，完成了一項不同的非致命性衛生問題的全面重新評估。為了調查地區、年齡、性別和教育程度的看法有何不同，220 種不同的情況，由氣喘到性無能，由語言問題到思覺失調症，由截肢到重度憂鬱症，直接互相比較，並與早逝比較，使用世界各地一般民眾具統計代表性的家庭調查，其結果相當驚人。「我們發現，事實上，各種背景之間存在相當高的一致性，」所羅門表示。舉例來說，國家特定反應與合併模型之間的相關性在美國達到 97％，秘魯和坦尚尼亞為 94％，印尼為 90％，孟加拉為 75％。

很難想像其他議題，不論是倫理學或經濟學、性別或宗教，能取得如此高的全球共識。「對於健康的共同看法已超越了文化，」所羅門後

來說。「我很訝異這種一致性。」非洲人與美洲人都討厭頸痛及害怕愛滋病；不論是孟加拉人或秘魯人，沒有人想要失去視力。後續的網路調查加入沒有受過教育及擁有碩博士學位的人，結果仍然沒什麼差別。

或許會有人說，這個題目應該只能去訪問那些受到某種情況影響的人，他們才真正知道那是什麼滋味。這是有力的議論，然而實證證據顯示，有某種問題的人，相較於沒有那種問題的人，幾乎總是認為問題沒那麼嚴重。「令人困擾的是，我們不想因為人們擅於適應某種情況便懲罰他們，而做出結論說這種情況不值得預防或解決，」所羅門表示。沒錯，你可以從截肢或飲食障礙，中風或乳癌中恢復，可是他說，「我們不想要低估某種情況，只因為人們擁有了不起的能力去克服挑戰。」

假如其他社會科學家能證實所羅門的結論，那將產生劃時代的意義。根據他的研究，不論富裕或貧窮，受過教育或未受教育，都市，鄉村，東方或西方，人們一致同意哪些疾病比其他的來得嚴重。所謂每個人都是獨特的，對於健康狀態的價值觀也不同，這種說法是錯誤的。因為，健康的看法可說是全球一致。唯有在全球疾病負擔所進行如此龐大的規模之下，所羅門的調查結果才會像是一項註腳。如今，不僅我們的平均傷病時間成為資料，我們的傷病程度也成為了資料。

第十三章
傳教士與皈依者

70%—「死亡人數就是金錢」—塞內卡的風格

全球疾病負擔從以前到現在一直是個動態系統。它假設，健康的每個層面都影響到其他層面，其結果將造成一個熔合後的永久狀態。由天災、傳染病爆發到暴力突然激增，會嚴重影響某個國家（或某個城市或某個家庭），可能每年完全不同。人們的終極目標向來是健康生活，可是達成目標的路徑一直在改變，必須不時計算及重新計算。隨著穆雷的團隊在 2007 年至 2012 年間擴增，全球疾病負擔的一大動力依然是，他們相信凡是想知道什麼，就必須去調查所有事情。

可以確定的是，所有人、所有地方的一致的、可比較的數據依舊難以取得。可是沒有人做的比 IHME 更好，其他人在說明全球衛生問題時甚至還更糟。幾乎每個國家，都有數百或數千個倡議團體。如同穆雷與羅培茲自 1980 年代不斷發現到的，把倡議團體宣稱的人數全部加起來，將是死亡人數的好多倍，這還不包括全世界根本沒有人去計算的那些受苦受難的人。如果這些議論沒有受到外部核對，你便讓倡議人士給打動，你幾乎必然會為了某個團體而犧牲另一個值得協助的團體，所造成的傷害和療癒是一樣多的。

以千禧年發展目標為例。2000 年的時候，聯合國全體 189 個會員國、世衛組織、世界銀行和其他大約二十多個國際組織，就他們認為是

全球赤貧人口面對的最大衛生問題達成協議。挑選要因應的重點問題，雖然有部分是政治操作，可是他們想要達成的結果全部都以確實的數字表達。他們宣布，在 2015 年前，在地球上的每個國家，我們將要並且應該要把不及 5％ 的死亡率降低三分之二，將妊娠死亡率降低四分之三，我們必須阻止愛滋病、瘧疾及結核病的蔓延。這些與另外五項決議，導引了過去十年來這些組織在全球衛生的投資。

「聯合國一直在推動這些事情，」穆雷後來說。「我不認為有人相信他們會扮演核心角色。」大型跨國機構讓全世界重視兒童死亡率、妊娠死亡率、愛滋病毒（HIV）／愛滋病（AIDS）、瘧疾及結核病，是一項真正的成就。不過，那些問題究竟造成多少個百分點的全球健康損失？新的全球疾病負擔顯示，2010 的全球負擔有 70％ 跟千禧年發展目標沒有關係。在整個拉丁美洲、東南亞和東亞，重疊的部分甚至更少。

千禧年發展目標是解決全球最重大衛生問題的必需、重要環節，可是它們絕對不夠。如今，由於推行成功，這些目標所涵蓋及未涵蓋的部分之間的差距越來越大。比如 1980 年代降低嬰兒死亡率的類似計畫，在某些時候，實施計畫就只為了降低嬰兒死亡率，而偏離了國家或全球健康狀態已經改變的現實。2010 年時，他們列出平均餘命最低的赤貧國家的優先事項，根本沒有道理可言。

舉例來說，印度、奈及利亞、巴基斯坦、阿富汗、衣索比亞和剛果等六國便占所有妊娠死亡案例的將近一半，為什麼要在每個國家執行相同計畫？還有，為什麼說要降低所有 5 歲以下兒童的死亡率，可是對女性卻只鎖定妊娠和傳染病所導致的死亡？當千禧年發展目標最初在 2000 年設定時，妊娠疾患只占 15 到 49 歲（生育年齡）女性死亡案例的不到 10％。心血管與循環系統疾病則造成其中 11.1％ 的死亡，癌症占 12.9％，自殺、公路傷害和火災則占 11.5％。

「為什麼只重視某一種死因？」穆雷問說，他指的是妊娠。「假如你關心母親的死亡，那只占其中一成而已。為什麼不關心其他九成的死因？」各地母親都需要一系列的醫療照護，包括心臟科醫師，腫瘤科醫師，心理諮詢師，創傷外科和產科醫師。

這類感想在蓋茲基金會、世界銀行和聯合國愛滋病規劃署的計畫規劃人員，引起共鳴。可是，聯合國兒童基金會的統計主管不肯跟穆雷說些什麼。羅培茲則說，世衛組織的統計主管「希望我們滾開。」在估算中國的總死亡率時，全球疾病負擔的結果與聯合國人口部的結果相差20％。至於撒哈拉以南的非洲中部，差異達到將近40％。

穆雷說，他不在乎其他單位公布不同的估算結果。他不能忍受的是那些人宣稱他們自己才是唯一的權威。全球疾病負擔的目標之一，是永遠把科學與倡導議題切割開來。另一個目標是成為所有人、所有地方的實用激勵，評估健康的每件事，提供正確的數字。他關心的是衛生計畫針對的男性、女性和兒童，所以導引那些計畫的統計數字必須盡可能有效及嚴謹地蒐集和分析。「當大家意識到身處於競爭環境之中，工作就會做得更好，」穆雷說。「如果證據夠力，議論就會趨於一致。如果證據不夠力，就會產生良性辯論，對大家都有好處。」

穆雷在 2007 年成立 IHME，並開始發布新報告時，他隨即在健康計量界重燃古老的爭議。而新的全球疾病負擔研究展開後，穆雷再次宣稱他們評估的範圍甚至大過聯合國旗下眾多機構所做的。全球疾病負擔不僅挑戰聯合國的機構，也好像要取代他們的職權，它同時大力質疑聯合國機構和其他歷史悠久的組織多年來所報告的數據，尤其是千禧年發展目標。

舉例而言，二十多年來，雖然推行全球「安全孕產」（Safe Motherhood）運動，每年死於妊娠併發症的女性似乎一直卡在 50 萬以

上。然後在 2010 年春天，憑著新方法和更多研究資料，全球疾病負擔團隊指出，妊娠死亡率事實上已減少三分之一以上。如同後來納入完成版全球疾病負擔研究的許多分析，團隊先行單獨公布這些結果。

有人或許以為，死亡的母親人數減少，應該會是個好消息。《刺胳針》雜誌同意刊登這份分析，然而，總編輯霍頓接到一些女性健康倡議人士的來電，敦促他再三考量。「那些人士擔心，那項分析將影響到經費，或者讓人覺得他們不曉得自己在幹些什麼事情，」穆雷猜想。援助工作者與倡議團體總是陷入這種困境：他們以往的成功有時非但沒有改善，反而威脅到未來繼續減少苦痛或早逝的情況。

IHME 該份分析所引發的騷動，登上《紐約時報》2010 年 4 月 14 日的頭版。該報報導，「在醫學期刊《刺胳針》所發表的調查結果，挑戰了妊娠死亡率是個棘手問題的普遍看法，並違抗各項為了解決這個問題所做的努力⋯⋯可是一些女性健康倡議團體試圖壓迫《刺胳針》延後刊登這項調查結果，唯恐這項好消息將削弱他們運動的急迫性。」《紐約時報》接著說，穆雷表示他的團隊報告所遭遇的阻力「令人失望」。「它真的是全球衛生的重大結果，」他說。「我們相信同儕審查的科學流程，同時也是執行這類研究的適當方法。」

五個月後出現了獨立的確證報告。「世界各地妊娠死亡減少三分之一」，某份新報告《孕產婦死亡率趨勢》（Trends in Maternal Mortality）的新聞稿標題這麼寫著。這次的評估機構是穆雷團隊質疑其先前數據的那些：世衛組織，聯合國兒童基金會，聯合國人口部和世界銀行。「死於懷孕期間併發症的女性人數減少了 34%，由 1990 年 54.6 萬人，下降到 2008 年的 35.8 萬人，」新聞稿表示。文中當然沒有提到今年稍早穆雷和他的同事已說過幾乎一模一樣的話並激起公憤，不過大家確實已達成新的共識。

2012 年 2 月初，全球疾病負擔的另一項研究先行在《刺胳針》刊登，IHME 指出，瘧疾致死的人數是世衛組織先前報告的兩倍之多，在 2010 年達 120 萬人。為了提出這項說法，研究人員蒐集了 105 個國家的三十年資料，包括非洲病媒蚊對最常用抗瘧藥物氯奎寧的抗藥性、青蒿素合併療法的使用程度、雨量等環境因子等最新估計。他們發現到的新病患包括數十萬名成年人，這牴觸了數個世代以來醫學界普遍認為年輕時自瘧疾倖存下來的人可獲得終身免疫。他們表示，各種年齡的人都需要協助。

　　追蹤寄生蟲病的進展與生態，跟計算妊娠與生產的死亡人數，基本上是兩回事。不過簡短來說，這兩件事有著很類似的共同點：世衛組織的估計錯得離譜。「瘧疾死亡人數被大幅低估」，英國廣播公司的標題說。世衛組織瘧疾專家同日提出他們自己的聲明以反擊：「（IHME）的主要結果似乎並不是依據確切證據」，穆雷則以孕產婦死亡率的經驗做為回應。「數十年來全球衛生界流傳著一套故事情節，大家都已習慣了這套故事情節，並向民眾與決策者宣揚，」。正在執行特定疾病計畫的人員認為若要修改這套故事，都是種威脅。「他們在短期內做出相當負面的反應，他們若不是極力撇清說：『不，不，不，新的故事是錯的，』便是說：『好吧，新的故事是對的，我們必須回去我們工作多年的社區，跟他們說我們錯了。』」

　　這種爆炸性的爭論掩蓋了重要的事實：IHME 的報告其實包含許多打擊瘧疾的好消息。即使全球疾病負擔估計的瘧疾死亡人數遠高於世衛組織的估算，該計畫的研究人員表示，瘧疾死亡人數在 2004 年觸及高峰，之後便逐年銳減。這是因為全球協商運用資金來打擊這項疾病，以及在現場執行的新機構，包括世衛組織的「擊退瘧疾」（Roll Back Malaria）等計畫。報告指出，快速擴大使用添加殺蟲劑的蚊帳及青蒿素

合併療法，亦已奏效，並且應該持續進行。「我們看到過去十年來瘧疾經費及政策關注程度皆大幅增加，並已產生實際效果，」羅培茲在報告發布時表示。「確實呈現效果多麼龐大，可促進瘧疾防治計畫的進一步投資。我們因此更需要提出各種死亡的正確估算，而不只是幼童，也不只是撒哈拉以南非洲。」

全球疾病負擔的領導人相信，這個問題比互相衝突的分析更為基本。他們私底下指出，對他們的某些對手來說——羅培茲稱他們為「傳教士」——方法並不重要。這些人是特定受難者團體或對抗某種疾病的倡議人士：什麼都比不上他們的運動來得重要，唯有他們可以提供數據來支持他們的運動。意識型態壓倒證據。「我不喜歡傳教士，」羅培茲說。「他們認為天底下只有一個真理，那就是他們所說的。」

2012 年 5 月 11 日，《刺胳針》發布聯合國兒童基金會與世衛組織共同贊助、總部設在約翰霍普金斯彭博公共衛生學院的獨立兒童衛生專家團體，對於 2010 年 760 萬個 5 歲以下兒童死亡案例所做的估計。根據全球疾病負擔團隊，比較正確的估算是 2010 年 5 歲以下兒童死亡案例為 695 萬例。你相信哪個數據，將影響這個全球危機。兒童死亡普遍被視為全球衛生的最嚴重問題。就個人層面，誰敢爭論說這不是最嚴重？在其他因素相同下，一切的可能資源都應投入於預防 5 歲以下兒童死亡。但是 IHME 認為，追蹤這些死亡案例的專家至少有 10% 以上的誤差。2010 年死亡的 5 歲以下兒童，要比專家所說的少 65 萬名。「其中有著系統性的偏差，」穆雷後來說。要記得，千禧年發展目標是預訂在 2015 年前取得進展。「我們希望在 2015 年取得更好的成就，勝過人們可以宣布的消息，」他說。「以 2015 年來說，人們實際上低估了降低兒童死亡的成就。」

該項於 5 月發布的報告作者之一，不僅是約翰霍普金斯團隊的負責

人，也是全球疾病負擔的官方合作夥伴。可是，誰對於估算數字具有最後定奪權，以及該名作者前不久不再提供數據，都引發爭議。穆雷說，他甚至向華盛頓大學的管理階層投訴。他似乎是要爭論說，應該只能有一個獨立團隊來估算兒童死亡率。可是，兒童死亡人數被估算得越高，研究人員便能得到越多資源，這也是事實。IHME援引他們的證據，而降低兒童死亡人數的估算，有可能危及該領域所有人的研究經費。「那真的很過分，」穆雷說。科學家不應該只投資於特定結果，「那位作者是減少兒童死亡的倡議人士，他知道死亡人數會把資金吸引到兒童衛生計畫。死亡人數就是金錢。」

正是這類煽動言論，讓穆雷不可能獲得公共衛生界的一致支持。可是，他和其他機構所做估算的差距大到無法掩飾。先是孕產婦死亡人數相差15萬，後來是瘧疾死亡人數相差60萬，現在則是兒童死亡人數相差65萬，差距越來越大。新的全球疾病負擔研究不是只涵蓋上述3種死因，而是總共235種死因，每種原因各20個年齡層。誰更接近事實，是一場名符其實攸關生死的專業對抗。

穆雷與羅培茲不會受到批評者的箝制，也不會停止挑戰公認的事實與普遍流傳的既有估算。「誰是對的？」穆雷在IHME及他所到之處一直這麼問。「那才是唯一的問題。而唯一重要的就是做出對的估算。」然而儘管擁有強大的人才與科技力量，穆雷仍舊是新創機構，不是悠久的權威。他所對抗的每個人都可能打壓他，穆雷樹立敵人的本事也會害到他自己。

2012年6月，學術期刊《科學》刊載一篇文章，標題為〈你如何計算死人？〉全篇文章在談論圍繞著全球疾病負擔研究的爭議。「科學家一致認為，他們需要更準確估算世界主要死因所造成的死亡人數，」文章開頭說。「可是他們對於如何計算卻有嚴重的意見分歧。」

「他們賭上的不只是學術聲望而已」,《科學》雜誌表示:

全球衛生估算可決定數十億美元的衛生經費去向何處。倡議人士用這些數字來佐證某些計畫的公共衛生支出,像是麻疹免疫計畫或愛滋病預防。這些數字有助於評估某些計畫是否具有效用,並且是決策者判斷他們是否明智花用經費的方法之一。

數十億美元與數百萬生命可能因為一項研究而產生改變。

此時,IHME維持其慣有的步調,也就是迅雷般的速度。6月15日,穆雷和羅培茲一同飛往西雅圖,因為羅培茲把背包託運而沒有隨身攜帶,兩人有番口角。「我們有二十分鐘沒辦法進行全球疾病負擔研究,」穆雷抱怨說。羅培茲嘆了口氣,這句話他聽過幾百遍了。

他們兩人過去四天來一直窩在華府,想要敲定最後結果以趕上IHME年度董事會會議。穆雷現在已經四十九歲了,頭髮灰白,但仍清瘦及且外貌年輕。工作時,他會激動大力地踏著腳,彷彿仍是十歲,負責撒哈拉沙漠的嚮導工作。羅培茲已六十歲,但依舊身形魁梧,像個運動員。自從他們在日內瓦認識已過了將近三十年,進行全球疾病負擔研究以來已經二十年。這些年來,他們的人生和這個世界已是物換星移。可是,始終不變的才更令人感動。穆雷和羅培茲仍為了他們的共同目標而密切合作:客觀地評量全世界的健康。他們兩人都相信,他們將會成功。

他們拋開一切可能阻撓他們改進數據的東西,包括食物、睡眠和職場生涯的基本禮儀。他們兩人互稱「克里斯」及「亞倫」,IHME所有人也這麼稱呼他們——除了生氣或開玩笑時。那種時候,穆雷會稱呼羅

培絲「羅培茲博士」，而羅培茲會叫穆雷「穆雷博士」，取笑對方的地位。可是羅培茲也是這世上除了穆雷的父親以外，唯一會叫他「克里斯多福」的人。真叫人感動啊。「克里斯多福，」有一天在華府時，穆雷不願吃午餐而想繼續工作，羅培茲說，「你得吃東西才行」

他們兩人由西雅圖機場直奔穆雷的家，將近晚上十點時，佳吉杜已在等候他們。她本身也是傑出研究人員，了解大型科學研究的壓力，對於她丈夫不在家十分淡定。「克里斯會告訴你，我是宇宙間最不浪漫的人，」佳吉杜後來說。「我的作風務實理性，我們是天造地設的一對。」2011 年 9 月，這對夫妻有了女兒娜塔莎。穆雷休假兩天，佳吉杜自己則設法休了大約三星期。「如果你喜歡慢步調，就無法跟克里斯這種人生活，」佳吉杜說。此時，接近午夜，穆雷開心地跟九個月大的女兒玩耍。翌日早晨，他和羅培茲便回去 IHME 總部工作。

羅培茲揉揉布滿血絲的眼睛，他有嚴重的時差，找了空房間檢視昨晚電子郵件信箱收到的修改資料，穆雷則進到他自己寬闊但沒什麼裝潢的主管辦公室。空了一半的書櫃擺著地圖集和醫學參考書；政治、健康照護、哲學和經濟學的學術書籍；1918 年大流感疫情的敘事史。書櫃上方是小型工作紀念品：醫學研究所的一只時鐘，2011 年印度人口普查的紀念光碟，中國衛生部致贈的銅爐，穆雷與日內瓦老同事合照的相框。牆上掛著一個男人帶領一支沙漠駱駝旅行隊的彩色木雕。

為了準備即將舉行的董事會會議，研究團隊每半小時便有不同批人被叫來質問、諮詢、訓誡及辱罵。每個科學家都會顯示出他們自己緊張時的小動作：負責全球疾病負擔風險因子評估的史蒂芬・林會摸下巴；由數學家改行當醫學教授的佛萊斯曼（Abie Flaxman）咬指甲；負責 IHME 與外部專家協商的納哈維把玩一串紅色串珠（他本人估計，過去三年他光是用電話和 Skype 便召開過一千次以上會議）；負責估計 1970

年所有國家所有人的死亡年齡的人口統計學家王海東，則是抱著一本《星際大戰》圖案的 Moleskine 筆記本。

把大家弄得身心俱疲的穆雷，則是咬著一支白板筆的尾端。隔開他的辦公室與走道的長長玻璃隔間牆，已用特殊塗漆改裝成一塊有六個方格的白板，他和大家在上頭記載最後期限，畫圖表，把他們尚待解決的分析性問題用方程式寫下來。其中一個方格把未來的工作分為四列：「數據」，「分析」，「檢討」，「圖表」。

重點是，所有的細節都很重要。幾乎無止境的細節若出了任何一點差錯，便會毀掉整項研究的可信度。在向董事會報告的前夕，任何資訊都必須一再檢查。

「這些數字有什麼地方錯了，」穆雷跟某位風險因子研究員說。「多囊性卵巢症候群不可能占女性不孕的 40%。」「我會檢查一下，」該名研究員說。

「假如我們報告說不存在霍亂的國家有霍亂案例，我們就死定了，」穆雷對 IHME 死因分析小組負責人洛薩諾說。他記得，2000 年有一項研究，「指出在已消滅小兒麻痺的國家有兩起病例。」

「我在 2000 年寫信給世衛組織，因為你說伊朗有兩起黃熱病，」曾是伊朗衛生醫學教育部資深官員的納哈維證實說。

「沒錯，」穆雷說。「那是我們不能允許的事。」

穆雷和羅培茲用懷疑眼光看著一份圓形圖。「這張圖說，跌倒和交通事故占所有事故的失能生命年數的 65%，」穆雷說。

「自殺占很多啊，」羅培茲說。「他殺也挺多的。」企圖自殺與企圖謀殺都不會顯示在失能統計裡。「還有什麼？火災？」

「我以為動物咬傷會高一點的，」穆雷說。他寄信給 IHME 的一名數據分析師詢問答案。他歪頭看著頸部與背部疼痛、澳洲與紐西蘭黑色

素瘤、西歐心臟病、非洲與亞洲自殺的相對負擔更新圖表。半個小時後，一張新的圓形圖寄到他的電子郵件信箱，這次圖上多了一塊以前沒有的紫色區塊——動物咬傷。「這就是我們為什麼每件事都這麼仔細檢查，」穆雷說。

在他的窗外，觀光客搭乘玻璃電梯到太空針塔的頂層。穆雷將他的黑色 ThinkPad 筆電外接到一部螢幕。六十秒內，他便用 Skype 和 IHME 一名年輕研究員伊恩・波利傑（Ian Bolliger）通話，他坐在和學生宿舍沒兩樣的西雅圖公寓臥室內。「智力失能的情況如何？」穆雷問。

「我們要把所有地區都重新跑一遍 IHME 的疾病模型系統（DisMod），」波利傑說。稀疏的鬍子，黑色眼鏡和淺棕色瀏海，他看上去像個 DJ，其實他剛從哈佛畢業，拿到應用數學學位。「艾比有個新方法可以降低不確定性。」

穆雷揚起眉毛。他上一次和艾比・佛萊斯曼講話，是為了獲悉他估算失誤的消息。「佛萊斯曼博士應該被處決才是，」穆雷後來說他是在開玩笑，可是這種幽默如今給人造成壓力。「我們能否確定你其他的程式碼都沒問題？」他問波利傑。

「已經完成了一半，」波利傑說。他說明團隊如何以模型計算染色體異常與先天性疾病。

「好吧，」穆雷低頭、皺眉頭想了幾秒鐘說。「我覺得很合理。」他又看向螢幕，注意到波利傑的牆上貼著一張未鑲框的海報。

「伯德・米勒（Bode Miller，知名高山滑雪運動員），」波利傑露齒一笑。

接著又回到正事。「你何時可以得出新數據？」穆雷問。

談話結束後，羅培茲走進穆雷辦公室。他手上拿著一份文件，黑框老花眼鏡低垂在鼻頭上。「澳門有任何兒童死亡率嗎？」

「1950 年每 10 萬名有 150 名，」穆雷記得。計算最近的各年齡層死亡率是王海東負責的小組的工作。他們也還沒有完成。「我想海東快要崩潰了，」在華府時，穆雷很大聲地跟羅培茲埋怨。

「留他的活口，我們需要他，」羅培茲說。

此時，王海東也走進了辦公室。跟他一起進來的還有一名才二十幾歲的 IHME 研究員凱特‧羅夫格倫（Kate Lofgren）。王海東、羅夫格倫和羅培茲緊張地聳著肩，等候穆雷的評論。

穆雷在電腦螢幕下載了一份 PDF 文件，裡頭是該小組最新的全球疾病負擔 187 個國家的兒童死亡率估算圖表，以及參考用的所得、愛滋病病毒和教育普及率。彩色的圓形、三角形和鑽石形標示著每個數據點及其資料來源：人口普查，調查，出生登記之類的。紅色、藍色和黑色線條——更加精細的 IHME 模型——穿插過數據點，試圖找出最正確的途徑。對外行人來說，它看起來很整齊很顯眼，可是穆雷快速瀏覽後，立刻指出文件第一一八頁委內瑞拉 1970 年至 1980 年的結果有誤。「看一下出生登記與調查之間的差異，」他說。「不要加上額外的變異數。」

羅夫格倫在史密斯學院主修生物學，今年是在 IHME 的第二年，她點點頭。跟她年紀差不多的其他年輕專業人士談論著軟體錯誤，彷彿那是攸關生死的問題。「Word 檔掛掉，我遺失了整份報告。我死定了。」她的軟體確實是攸關生死。委內瑞拉有多少兒童死亡？情況是在好轉抑或惡化？政府的官方統計好不好？聯合國機構的統計又是如何？這項資訊發布時，將會成為頭版新聞。

穆雷跳到同一份文件的第一四五頁，巴基斯坦的部分。他的游標圈著 2008 年的估算呈現大幅攀升。「這個可信嗎？」他說。「如果我們要說巴基斯坦的兒童死亡率大幅上升，那可是很嚴重的事。」

沒有人立刻回答。「是那場地震嗎？」穆雷問。2008 年，巴基斯坦

西南部發生規模 6.5 的強震，根據即時新聞報導，數百人喪生，1.5 萬人無家可歸。

羅培茲清了清喉嚨。「趨勢是明顯下降的，」他說。

「再找一個數據點，」穆雷跟羅夫格倫和王海東說。「我們將和巴基斯坦的 FETP 人員合作，我們訓練他們。一定會有數據的。」

FETP 是應用流行病學訓練計畫的縮寫，由美國疾管中心在外國執行。在正規訓練之後，23 名巴基斯坦人，包括醫師、流行病學家和政府專業人士，從春季起便參加穆雷在華盛頓大學「全球衛生挑戰」的線上課程。他們遠距收看他上課，並回答和其他學生相同的每周討論題目。現在，除了他們的四個題組和最後計畫之外，穆雷又出了一道加分題：找尋新數據。「印度與巴基斯坦之間相互競爭，」他說。「政治意味極為濃厚，我們一定要弄對才行。」

「我昨晚重新跑了好幾遍模型，」羅夫格倫說。

「這張圖看起來更糟了。」

「跑模型要花多久時間？」穆雷問她。

「五小時，」羅夫格倫和王海東異口同聲地回答。

「我會叫艾倫在下班前去看一下，」穆雷說。

當著他們的面，他並排比對他們新舊兒童死亡率模型跑出來的數據，再參考馬爾地夫與菲律賓的案例。「第一階段的移位改變了，」他指出來說。

「我一開始就校正了偏誤，」羅夫格倫說。

「這就是原因所在了，」穆雷說。他找出癥結了：「妳的偏誤校正弄錯了」。

羅夫格倫皺起眉頭，表示說她知道該如何解決問題了。全球除了大約二十多個國家以外，全球疾病負擔必須用不完整的官方死亡記錄做出

估算。她不小心把同樣的校正套用在非官方死亡記錄，才會造成整體估算偏差。「跑完所有資料組要花上十四個小時，」她說，接著和王海東商量何時安排重新跑一遍模型。

「她會找到的，」穆雷跟羅培茲說，意思是指羅夫格倫和比她資淺的人員。羅培茲點點頭。等羅夫格倫離開後，他們兩人掉頭轉向王海東，他一個人被留下來，看起來悲慘極了。兩個男人開始一個扮白臉，一個扮黑臉的審訊。

「這份報告很好，海東，」羅培茲說。

王海東鬆了一口氣，聳起的肩膀也放鬆下來。這十五分鐘以來，或許是數周以來，他第一次感到放鬆。

「艾倫用塞內加（Seneca，古羅馬時代著名哲學家、政治家、劇作家。）的風格加上廢話，」穆雷。「從屬子句超多的。」

王海東笑了。好賭的人會打賭說他不曉得穆雷博士在說些什麼，可是王海東不在意。他的報告很好。羅培茲博士這麼說了。

「你知道聯合國使用的特定國家模型有什麼差異嗎？」穆雷問。他從書櫃裡找到一把九英寸的金屬匕首，把它從雕花刀鞘拔了出來。穆雷心不在焉地對著這名人口統計學家揮舞著匕首。

臉色發白的王海東說他不清楚。

「我們應該派你去紐約，」穆雷說。

「他們現在很友善了，不是嗎？」羅培茲指的是聯合國人口部的人口統計學家。

「友善得很呢。」穆雷放下匕首。

王海東想了想。「就某些國家，」他大膽地說，「他們跟聯合國兒童基金會有 30% 到 60% 的相對誤差。」

穆雷看著羅培茲。這種誤差讓 IHME 掌握了一項優勢。規模龐大的

聯合國官僚機構之間產生不同的數據，正好可以讓全球疾病負擔當個裁判。「我們要寫一份報告，指出過去十年來不同團體所做的全球死亡率估算，」他說。

「我會跟霍頓抗議這件事，」羅培茲說，他指的是《刺胳針》總編輯霍頓，「因為有人發布垃級，讓我很火大。」

穆雷瞪著眼前的匕首刀尖，他們都得要再加把勁努力才行。

第四部
登場

Part IV
GOING LIVE

第十四章
最後彩排

全員出席─明日的受害者─「人類境況的一部分」─新課題─包羅萬象

　　二十年來，穆雷和羅培茲一直發表全球所有地方所有人的疾病負擔研究的相關報告。自 2007 年成立以來，IHME 便公布他們在西雅圖利用全球健康資料，想要拼湊出巨大拼圖的其中一部分。有些研究，像是修正後的瘧疾死亡人數，極具爭議性。有些研究，像是數據蒐集與分析方面的進步，則已經悄然應用在公共衛生，擴大了科學知識。但在 2012 年以前，在研究所之外，沒有人看過完整的新版全球疾病負擔研究──這種說法實在不足以形容這項如此龐大、大膽的計畫。現在，終於到了向世人展示的時候。

　　6 月 21 日星期四在研究所董事會年會上的簡報，或許是正式發表前最重要的簡報。那是全球醫學與國際公共衛生最高階專家的集會，有的人是穆雷以前的同事，有的至少在某段期間是他的敵人，沒有人會在不加質疑之下就同意任何事。

　　法蘭克已不再任職於蓋茲基金會，目前是哈佛公共衛生學院院長，並且擔任董事會主席。其他董事名單包括珍・荷頓，澳洲衛生部長；霍寧博（Harvey Fineberg），美國國家醫學院院長；皮歐特，前任聯合國愛滋病規劃署署長，現任倫敦衛生及熱帶醫學學院主任；斯里納斯・瑞迪（K. Srinath Reddy），印度公共衛生基金會主席；陳致和，穆雷以前

在 Pop 中心的老長官，現在擔任美國中華醫學基金會主席。今天將和他們一同出席的還有華盛頓大學全球衛生系及醫學院的負責人，聯合國兒童基金會衛生主管，聯合國愛滋病規劃署副署長，蓋茲基金會的愛滋病計畫主管與計量、學習和評估副主管。房間裡還有一名很有興趣的外部觀察員：《刺胳針》總編輯霍頓來到西雅圖，想看看 IHME 的喧囂究竟是預告著一項新秩序，抑或只是一堆噪音。

下了一個星期的雨之後，那是西雅圖入夏以來第一個晴天，與會人士接近研究所辦公室所在的那棟耀眼玻璃鋼鐵大樓時都瞇著眼。他們魚貫走上樓，在 IHME 董事會會議室的指定座位坐下，旁邊是穆雷，他的執行團隊成員和全球疾病負擔研究的主要科學家。大約另外二十多位 IHME 的人員坐在這個狹窄房間倚著牆邊擺放的第二排座椅。早上八點才過一會，洛薩諾和王海東走進房間時，他們必須跟一群穿著正式的 IHME 同事，坐在後面櫃子和窗台上，與一盆蘭花、波茲瓦那、坦尚尼亞和巴布亞新幾內亞的模糊照片擠在一起，妨礙大家眺望西雅圖艾略特灣的風景。

「恭喜各位達成全員出席，」法蘭克在八點半時致詞。「我們都懷著高度期待。各位將可以私底下審查全球疾病負擔的成果。」法蘭克接著說。「克里斯？」

穆雷起身，自信地走到房間前面，穿著在美西可被視為正式的服裝：西裝褲，格紋襯衫和運動外套，不打領帶。如果這位研究所所長有絲毫疲憊，你也看不出來；事實上，他看起來精神飽滿。在這場簡報之前的數周、數日、甚至數小時前，穆雷和 IHME 其他所有人都夜以繼日地工作，想要解答人類健康最急迫的問題，並用清楚、正確和具說服力的方式表達出來。

在董事會及華盛頓大學各級長官面前，穆雷想要表現出他的同事已

達到巨型計畫主持者及嶄新全球機構領頭羊的最高水準，這項計畫與這個機構，均符合或超越他們五年前展開的歷史性遠大目標。

對於蓋茲基金會的代表，也就是他的贊助人和舊版全球疾病負擔最著名的用戶，他想要證明他已妥善運用基金會超過 1 億美元的投資，新的升級版全球疾病負擔即將完成，該項研究將提供他向比爾・蓋茲保證的所有作用，基金會及世界各地的人都可以立即使用該數據來挽救生命，所以他們未來應該要繼續贊助 IHME。

至於對可能審查他投稿的總編輯霍頓，他想要證實，全球疾病負擔不但提供比以往任何科學研究還要豐富的世界衛生資訊，還能大規模擴增我們的知識領域，矯正先前已發布的錯誤，包括刊登在《刺胳針》的文章。

對他的員工，他想要呈現出他們努力工作的回報──他們的巨大計畫有多麼重要，以及他們馬上就會完成研究了。

對所有人，他想要證明那些懷疑者是錯的，全球疾病負擔捲土重來，而且比以前還更好，他和他的新團隊及他們五年來努力不懈，將以無可忽視的方法改變世界各地的醫學與公共衛生慣例。

這其中涉及莫大的利害關係。全球疾病負擔做出兩項相當明確的結論，每一項都對人們實際的日常生活與死亡方式有著無比巨大的影響。第一項結論是，過去四十年來人類在醫學、公共衛生和全球衛生的綜合努力極具價值，應該繼續下去；雖然已有實質進步，但勝利尚未到手。第二項結論則較具爭議，它說即便是全球決策的最高層級都還沒有注意到迫切的衛生需求，亦未推廣有效的措施。全球 70 億人口的大全景既令人鼓舞，亦叫人憤慨。

「全球疾病負擔」，他背後螢幕的投影片寫著，「這門科學」。

穆雷和 IHME 新的比較風險評估小組負責人史蒂芬·林，共同主持這場簡報，斷斷續續發表過去五年來蒐集的大量數據所得出的驚人分析。在將近四小時裡，穆雷和史蒂芬·林發表時，他們背後的螢幕便顯示出一連串五顏六色的圖表，訴說著全球的健康問題。近幾十年來，我們活了多久，我們死亡的原因、我們生病的原因都有了劇烈的改變。每一項改變的細節都說明了，我們現在的行動在哪裡獲得成功，在哪裡還需要改善。

研究結果的第一項重點是，各地人們的壽命延長了。2010 年的全球平均餘命，男性平均是 67.5 歲，女性是 73.3 歲，是 1970 來的最佳水準。例如，在奈及利亞這個非洲人口最多的國家，男性平均餘命已由 47.6 歲增加到 58.8 歲；在巴西這南美洲人口最多的國家，則是由 57.8 歲延長到 70.5 歲；中國則由 60.4 歲增加到 72.9 歲。各個國家與地區之間的差異仍大，不過，如果我們都維持這個步調，幾乎整個世界很快就會活到高齡。

這項趨勢的問題是，衛生體系和防治措施並未跟著它們服務的人口同步改變。在以往死亡率集中於兒童的國家，現在衛生計畫需要注意年輕成人。而在年輕成人以往為主要傷亡者的地方，醫師與衛生官員現在可以預期中年病患成為主力。不久前五、六十歲的人占據醫院與診所病床的地區，現在擠滿了六十到八十歲的病患。

然而，並非所有人都以相同速度在改善。如果不從地區，而是由年齡來看生存年數增加的話，可明顯看出誰受到衛生狀態急速好轉的嘉惠，又有誰受到忽視。穆雷報告，在世界各地，2010 年 10 歲以下兒童的死亡率，不分男女，比起 1970 年下降了 60％到 70％。在 10 歲到 14 歲的年齡層，改善幅度接近 50％。就絕對值來看，1970 年到 2010 年之間的死亡率變化，意味著將近 2000 萬名兒童與青少年的性命獲得拯

救，相當於第二次世界大戰所有的士兵死亡人數。並且不只改善一年，而是逐年都有改善。世衛組織、聯合國兒童基金會和其他機構應該接受歡呼才對。

但這些兒童與青少年的成長過程又會發生什麼情況呢？

在生命的最初四週，即新生兒時期，最強大的敵人當然是和生產有關，例如，死產，早產，窒息。這些危險在出生第一年便會由傳染病取代，像是百日咳、麻疹、上呼吸道與下呼吸道感染。在 1 歲到 4 歲之間，傳染病仍是最大死因，其次是營養不良和寄生蟲傳染。全球衛生在打擊這些死因方面，已成功取得重大進展。因此，出生到 5 歲的存活率趨勢改善了 60% 到 70%。

可是，5 歲到 9 歲以及 10 歲到 14 歲的年齡層，情況開始產生改變。根據穆雷的資料，傳染病的死亡人數開始減少。取而代之的主要死因令人訝異。根據穆雷指出，那是「蓄意傷害」，諸如暴力與自殺。還有「意外傷害」，包括火災、跌倒、溺水、中毒、動物攻擊和其他意外。還有「交通事故」，發生在走路、騎機車或開汽車時。他說，在這三個領域，「進展很少。」

隨著大一點的青少年與年輕成人的受傷率升高，平均餘命延長的幅度急劇收斂。男性尤其如此。在 15 歲到 79 歲之間，2010 年世界各地一般女性的存活率比四十年前至少高出 35%。而男性，尤其是 25 歲到 35 歲之間的男性，增加的幅度低至 15%。

加總起來，傷害約占 15 歲到 29 歲的男性的一半死因，並占同年齡層女性的四分之一死因，這些傷害每年造成至少 120 萬青少年和二十幾歲的男女死亡。每一起死亡都是一宗悲劇，被疫苗挽救了生命的兒童不久便死於其他原因。不同於其他年輕成人的死因——像是女性的妊娠，男女都有的愛滋病與結核病——意外與蓄意傷害構成重大健康威脅，大

多數決策者卻依然忽略。

「這是全球公共衛生的縮影，」穆雷說。某個年齡層的死亡率改善程度越高，便意味著我們現在的努力可能已發揮功效。改善的程度越低，就表示重大問題越可能遭到忽視。而傷害，只是遭到忽略的重大問題清單的開頭而已。

1990 年至 2010 年間，以往困擾富裕國家人們的慢性病症，即所謂的富裕病，像是中風、缺血性心臟病和糖尿病，已成為中低所得國家的頭號殺手。事實上，在 2010 年，根據全球疾病負擔報告，非傳染病所造成的死亡有三分之二發生在開發中國家。這些疾病現在占開發中國家所有死亡的將近六成，每年損失大約 2300 萬條性命。可是由於這些新威脅並未造成兒童死亡，又沒有列入千禧年發展目標，所以尚未得到國際衛生計畫的解決。

穆雷和羅培茲先前在他們 1980 年代及 1990 年代的研究，便曾預測平均餘命延長及死因發生相對的改變。如今，他們的預測成真，意味著衛生體系仍需要照顧以前的所有年齡層，同時還要兼顧健康問題完全不同的老年人。中南美洲人需要胰島素治療和施打麻疹疫苗；非洲人和亞洲人需要化療及雞尾酒療法；加勒比海到中東的人們現在需要降血壓藥物和家庭計畫；全球衛生的下一個領域，就是提供這些服務。穆雷明確表示，如果我們不做出回應，今日的倖存者將成為明日的受害者。

現在是九點三十分。擠得滿滿的房間裡沒有人騷動，但是全球疾病負擔研究已產生驚人的影響。「為什麼我們沒有為 25 歲到 35 歲的男性及女性，設立類似聯合國兒童基金會的機構？」《刺胳針》總編輯霍頓後來說。「為什麼我們不擬定中年人的千禧年發展目標？我不是說我們應該忽略兒童死亡，而是我們不應該只專注在兒童死亡。」而在全球疾病負擔研究，如同穆雷即將要發表的，死亡不過是個開端而已。

穆雷接下來的主題是全球疾病負擔研究的第二部分：失能，在這裡指的是所有非致命性健康問題。失能不同於死亡——穆雷總是說，「讓你痛苦的未必會殺死你。」實際上造成最嚴重健康損失的是什麼問題，對象又是哪些人？

　　「我們的壽命延長後，」國家醫學院院長霍寧博說，「失能的情況是增加還是減少？」平均餘命增加的影響有哪些？

　　穆雷立刻做出回答。他說，大約從 5 歲起，一般人的生病時間便穩定增加。在 20 歲到 30 歲之間，女性因為失能每年損失 0.1 年的生命年數，相當於 1 年 1 個月。40 歲到 60 歲之間，已升高到接近 1 年 2 個月。然後是 2.5 個月；等到 80 歲時，已達到 3 個月，也就是每年有一整季都在不舒服。男性的模式，也幾乎完全相同。只要活得越久，不論住在哪裡，都無法阻擋這個趨勢：壽命延長，苦痛也增加。

　　人們生病、受傷、殘障或憂鬱的時間不斷增加，或許看起來再明顯不過。事實並不然，至少在衛生政策圈之間。佛萊士 1980 年的報告仍舊為人引述，他提出「疾病壓縮」，指人們一生中生病的時間減少了。但是，新版全球疾病負擔指出，情況恰好相反：我們活得越來越久，可是隨著老化而遭受更多疾病與失能。穆雷說得十分清楚。「我們看到傳染病減少了，卻看到糖尿病增加了。」現在，阿茲海默症等神經系統疾病所造成的失能損失年數，幾乎是心血管與循環系統疾病的兩倍。

　　單是這點便需要我們重新考慮衛生計畫和政策，但這還不是新研究結果的結論。穆雷和他的同事所蒐集的空前大量精密數據，亦提出先前全球衛生大型計畫所遺漏或錯估的重要結果。

　　以性別差異來說。穆雷指出，世界各地的女性都活的比男性久，可是健康情況卻比同年齡的男性糟糕。舉例而言，在 2010 年，一般的 40 歲男性每年因失能損失 44.5 天。這是很高的數字。可是，一般的 40 歲

女性損失 48.5 天──每年比同年齡男性多出 4 天以上。這樣的性別差異──根據資料而非民調──幾乎終身持續。穆雷說，就慢性失能而言，「10 歲到 60 歲的女性，比男性高出 1％到 2％。」

換句話說，女性的境遇正在惡化。她們面臨更多苦痛，這還不是在生命結束時。我們可以找藉口說，男性比較早死，而女性活了下來，並承受苦痛。不是這樣的，全球疾病負擔報告指出，跟同年齡的一般男性相比之下，一般女性每年都受更多苦痛，達 50 年之久。聽到這裡，數名 IHME 的董事似乎才恍然大悟。

「有個方法可以理解這點，」穆雷說。「比較起生命損失年數，」──讓你早逝的事情──「失能的主要原因」──讓你生病的原因──「完全不一樣」，焦慮症和憂鬱症就是其一。其他例子包括頸部疼痛，骨關節炎和其他肌肉骨骼傷病。這些疾病本身不會致人於死，卻讓眾多人長時期承受巨大苦痛。全球疾病負擔報告指出，2010 年重度憂鬱症造成的總健康損失，多過結核病。頸部疼痛對人們造成的傷痛，超過所有癌症。骨關節炎比天災還可怕。而憂鬱症、頸部疼痛和骨關節炎對女性的傷害，均超過同年齡的男性。

「10 歲到 60 歲的女性具有存活優勢，但也有著活在失能之中的劣勢，」穆雷結論指出。這種劣勢極為可觀，而且不限於生育的相關傷害和疾病。因此，女性在許多方面都需要更多及更好的照護。現在有些運動便在積極消除全球兩性差距的根本原因，在生物學上、社會上、歷史上和經濟上，女性將可以減少苦痛，增加生產力。她們及其家人，和她們一起工作的人都能有巨大獲益，但前提是主要的個人、公共和全球衛生計畫不要只看死因，而是去想像更健康的生活。

穆雷引述報告裡的一些計算。例如，在安道爾（Andorra）這個富裕的西歐小國，2010 年女性的平均餘命為 85.2 歲，全世界最高水準之

一。但若你以為安道爾的女性在這 80 年中每年都生活幸福，那就錯了。事實上，她們因非致命疾病和失能而損失約 16 年的健康年數。扣除傷病時間，她們的健康平均餘命只有 69.3 歲。

穆雷隨機由全球抽出三個案例——卡達、巴貝多和薩摩亞。在這三國，女性 2010 年平均餘命分別是 82.1 歲，77 歲和 73.4 歲，相差將近 10 年。然而，這三國女性 2010 年的健康平均餘命分別為 65.2 歲，63.3 歲和 62.4 歲，相差不到 3 年。換句話說，一般的卡達女性一生中因為傷病，每 5 天便損失 1 天。

「我們壽命增加的同時，失能也隨著年齡急速攀升，」穆雷說。「這是人類境況的一部分。你的老年要在某種疾病和失能之中渡過。」但是如果我們可以找出最嚴重的痛苦原因，我們或許能夠予以反擊。

原因有哪些？穆雷列出他的團隊計算出的全球失能損失年數主因。在最後分析中，最大原因是下背疼痛，就失能負擔而言，在 1990 年至 2010 年間增加了 43％。第二大原因是重度憂鬱症，同期間成長了 37％。缺鐵性貧血是第三大原因，不過其失能負擔在這段期間實際上減少了 1％。所有成年人，不論男女，都會在他們身上、朋友、家人、同事或鄰居，看到這三種情況或其他的十大原因：頸部疼痛，估計增加了 41％；慢性阻塞性肺病，增加了 46％；其他肌肉骨骼傷病，增加了 45％；焦慮症，增加了 37％；偏頭痛，增加了 40％；糖尿病，增加了 67％；跌倒所造成的傷害，增加了 46％。就全球來看，這些是主要的苦痛原因——2010 年直接造成痛苦的最大原因——除了缺鐵性貧血之外，所有的主因都在惡化之中。

全球失能損失年數的十大原因（2010 年）		
原因	估計失能損失年數 （百萬年）	1990 至 2010 年間 變化率
1. 下背疼痛	57–112	43%
2. 重度憂鬱症	48–81	37%
3. 缺鐵性貧血	28–62	−1%
4. 頸部疼痛	23–46	41%
5. 慢性阻塞性肺病	20–42	46%
6. 其他肌肉骨骼傷病	23–32	45%
7. 焦慮症	19–37	37%
8. 偏頭痛	14–31	40%
9. 糖尿病	14–29	67%
10. 跌倒	14–27	46%

對我們人類在延後死亡所取得的進展而言，這真是諷刺。首先，就定義而言，我們因為活得更久，將有更多時間活在疾病之中。其次，我們活得越久，讓我們痛苦的原因有越高比例來自中老年的疼痛、悲傷、殘障和壞習慣——這些都受到全球衛生界大多數人的忽視。穆雷預言，在不久的未來，全球的失能生命年數將超過早逝造成的生命損失年數。對於無數人，在很快的將來，或許早已如此，讓我們生病的原因，將比害死我們的原因更加嚴重。

「我們大吃一驚的是背部和頸部疼痛，」他說。「這種疼痛大幅影響人們的生活，而且極為普遍。」憂鬱症的情況也是一樣，還有糖尿病，還有慢性阻塞性肺病，還有跌倒。假如你有偏頭痛，或是焦慮，你並不是太過緊張或被慣壞了，你只是個疼痛的普通人，在世界各地都很常見。即便是在撒哈拉以南非洲的中部，安哥拉、中非共和國、剛果、赤道幾內亞和加彭，失能年數的主因是缺鐵性貧血，緊追其後的第二大原因是重度憂鬱症。第三大原因就是下背疼痛。

各地區的主要死因往往很不相同，失能的主因則相當一致。「失能的原因相當穩定，」穆雷說。「它們也是衛生體系費用最高的主因。」也就是說，儘管我們投入各種資源以挽救世界各地的生命，卻有更高的民間和公共衛生照護成本用於治療非致命疾病，而這些問題是我們應該加以預防或治療的。

到了早上十點，他開始報告之後的九十分鐘，穆雷結尾時歸納全球衛生的大全景：死亡加上失能，各種健康問題所造成的「失能調整損失年數」(DALYs)。在世界各地，由城市到小鎮到鄉村，人們面臨的威脅程度升高，將成為新的全球衛生課題。

自 1990 年以來，缺血性心臟病所造成的總健康損失增加了 29％，高居 2010 年全球疾病負擔所有原因的第一名。中風增加了 19％，是第三名。下背疼痛是第六大主因，由於極為普遍且極為痛苦，如今所造成的損失年數已超過謀殺、營養不良、肺癌和結核病。「隨著這個世界老化，疾病負擔也在改變，」穆雷說。援助計畫必須趕上腳步才行。

全球總失能損失年數的十大原因 (2010 年)		
原因	估計總失能損失年數（百萬年）	1990 至 2010 年間變化率
1. 缺血性心臟病	119–138	29%
2. 下呼吸道感染	102–127	–44%
3. 中風	90–108	19%
4. 痢疾	78–99	–51%
5. 愛滋病	75–88	350%
6. 下背疼痛	57–112	43%
7. 瘧疾	63–110	20%
8. 早產兒併發症	66–88	–27%
9. 慢性阻塞性肺病	66–90	–2%
10. 交通傷害	62–95	33%

但這並不是說要全部拋棄舊有的優先事項。十大疾病名單上的第二名是下呼吸道感染，第四名是痢疾，第五名是愛滋病，第七名是瘧疾，第八名是早產兒併發症。防治這些疾病依然重要。然而，心臟病、中風和背痛則是沒有受到世界各地注意的重大威脅。還有其他原因：慢性阻塞性肺病是排名第九的全球負擔主因，交通傷害是第十名，重度憂鬱症名列十一。很顯然，各種倡議團體主張他們各自的計畫並沒有錯。不過，他們現在要更加準確，最好能夠加強彼此協調。想要實現所有人都健康的願景，大家必須把焦點由治療疾病轉移到治療人群，因為人們的苦痛一直在改變之中。

　　穆雷在早上十點十五分前為研究結果做出結論，按下最後一頁簡報，那是一張簡單的黑白表格，說明全球疾病負擔成長最迅速的原因，也就是各地公共衛生工作的新面貌。房間裡眾多的衛生權威機構都瞠直了眼看。1990 年到 2010 年間世界成長最迅速的健康問題當中，只有愛滋病這一項和千禧年發展目標有關，但是穆雷說，「愛滋病已在 2001 年觸及高峰。」前十大問題至少有六項主要襲擊老年人，包括青光眼、黃斑部病變、白內障、周邊動脈阻塞性疾病、阿茲海默症和其他失智症、良性攝護腺肥大。根據 IHME 的初步估計，這些疾病在過去二十年至少都增加了 80％。然而直到目前，幾乎沒有人注意它們。

　　早上十點十五分，法蘭克讓大家休息一下。穆雷報告時的氛圍是友善而專注的，不過董事會和來賓每隔幾分鐘便會發問，中斷他的發言。現在，房間內人聲鼎沸，大家高聲剖析他剛才報告的重大後果和有待解決的爭議，像是各項兒童死亡率估計之間的差異。他們都明白，待會還會有更多爭議。三十分鐘後大家回來後，史蒂芬・林接替穆雷報告。他的工作是要說明全球疾病負擔結果的最新重大領域——該研究對於數十

種風險因子的比較性評估。醫師們看了很多慮病症患者（the worried well），也就是憂慮他們可能罹患疾病的人。可是，公共衛生官員需要更加照顧那些不知道自己可以及應該做些什麼來改善健康的廣大人群。林博士在報告他的小組的研究發現時，他指出，眾人認為的風險和我們實際的重大風險並不相符。

同樣地，世界各地的情況都是慢性病與傷害的負擔不斷增加。林博士說，1990 年，全球首要的風險因子是新生兒體重過輕，第五大的風險因子是母乳哺育不足。等到 2010 年，隨著兒童存活率激增，這兩種情況所造成的健康損失已減少了大約 60％。我們應該為兒童健康的倡議團體鼓掌。不過，現在，高血壓已成為頭號全球風險因子，造成的總健康損失增加了 27％。吸菸是第二大風險因子，飲酒是第三，之後的風險因子令人吃驚：**居家空氣汙染**。亞洲、非洲、大洋洲、加勒比海和部分拉丁美洲的數億人口，仍在烹飪時使用煤炭、木材、焦煤和動物糞便。林博士說，2010 年時，這種習慣給人類造成的威脅，是經常提出討論的飲水不潔與缺乏衛生問題的五倍。

「這是很好的例子，說明我們對因果關係的了解隨著時間而改變，」這名科學家解釋。室內的空氣比我們想像的還要骯髒，而且室內的空氣汙染比我們想像的還要嚴重。如同吸菸或者戶外空氣汙染，骯髒火爐所產生的氣體造成呼吸道感染、慢性阻塞性肺病、心臟病、中風和癌症。居家空汙亦使人們曝露在白內障的風險，其程度雖較小，惟仍可觀。所有年齡層的人，都受到了影響。根據全球疾病負擔報告，取得清潔飲水儘管一如以往的重要，對於真正解決這個世界生病的問題，卻不是那麼強大。

2010 年全球主要風險因子的第五名再度令人訝異：水果攝取不足。該項研究顯示，每個人只要一天吃 300 公克水果，對於生活的改善程度

是**終結各類違禁藥品使用的四倍**。不吃水果的總疾病負擔如此之高，是因為富含水果的飲食可預防缺血性心臟病和中風這兩大健康殺手。

第六項是身體質量指數偏高，亦即肥胖指標，第七項是高血糖，這是糖尿病的常見症狀，這兩項風險現在都比兒童體重過輕來得嚴重。大家要記得，這是就全世界來看，不只是富裕國家，而且研究的計算系統──損失年數──刻意重視年輕人的問題。這些數據和趨勢都與大規模的全球介入有關，或者是缺乏介入措施。二十年來防治兒童痢疾和飢餓已取得成效，而且應該繼續下去。雖然每個生病或挨餓的孩童都是讓人心痛的悲劇，成人體重過重卻對人類構成更大威脅，二十年來所造成的健康損失增加了 82％。解決肥胖症的努力勢必需要加強。

「它要傳達的主要訊息是不是，非洲特別值得關切？」有人問說。「這裡的危險是，我們把非洲排除在外。」

「這是當然的，」林博士說。每個地區的風險都不相同。例如，在撒哈拉以南非洲的東部、中部和西部，2010 年的三大風險因子分別是兒童體重過輕、母乳哺育不足和居家空氣汙染，第四項是鐵質缺乏。在這之後，這個次大陸的情況才和其他地區相同：第五項是飲酒，第六項是高血壓。撒哈拉以南非洲的南部，主要是南非，情況則是完全不同。這個地區的風險因子排名和中美洲最為相似：第一是飲酒，第二是高血壓，第三是身體質量指數偏高。

全球失能損失年數的十大風險因子 (2010 年)		
風險因子	估計所造成的失能損失年數（百萬年）	1990 至 2010 年間變化率
1. 高血壓	156–189	27%
2. 吸菸	137–173	3%
3. 飲酒	125–147	28%
4. 居家空氣汙染	87–138	–37%
5. 水果攝取不足	82–124	29%
6. 身體質量指數偏高	77–111	82%
7. 高血糖	78–101	58%
8. 兒童體重偏低	64–92	–61%
9. 懸浮微粒空氣汙染	68–85	–7%
10. 體能活動不足	59–80	(1990 年無資料)

林博士顯示一張彩色世界地圖，標明每個國家的主要風險因子。像個電視氣象主播，他指向穆雷所說的「血壓帶」（the blood pressure belt），這片相連的墨綠色區塊貫穿大部分的亞洲和中東，而高血壓是各國主要的風險因子。「這是大量攝取鹽份所造成的，」他指出。他接著指向西歐和北美，都是一片橘色。在這裡，「雖然吸菸已在減少，依然是主要風險因子，」他說。「在許多其他國家，」他由墨西哥跳到摩洛哥，由西班牙到沙烏地阿拉伯，由斐濟到阿根廷，「我們都看到身體質量指數的問題」。很多地方的主要風險因子為酒精濫用，像是南韓和南非，白俄羅斯及厄瓜多。「在東歐，」包括整個俄羅斯，林博士說，「酗酒占所有死亡率的四分之一。」

　　林博士所指出的風險，與全球疾病負擔研究的其他部分都不相同。你不單是閱讀到吸菸、飲酒、炭爐燒飯、母乳哺育不足或者飲食不良。你還看到他們實際的影響：世界各地每天都在做出不良的選擇。而你知道，其中涉及可以改變的人類行為。我們很容易把得了瘧疾、妊娠併發症或乳癌的人想像成不幸的受害者，輾轉病床，穿著病人服，或者由憂慮的親人環抱。承受風險的人，似乎比較像是咎由自取。

　　他們真的是嗎？人們時常說吸菸、飲酒和其他危險行為是「生活習慣」疾病，彷彿受害者主動選擇去承受風險。有時這種說法或許是對的，但大多時候導致疾病和失能的風險因子，一般人並沒有能力去改變，像是供給有限的新鮮蔬果，住家旁邊是汙染的工廠，失業的壓力或者是造成人們喝酒或嗑藥的無力感。

　　換句話說，這些風險需要政府與援助團體的大規模介入，實施像重大疾病疫苗及提供潔淨飲水同樣重要、同樣艱難的計畫。林博士表示，這些新策略與可能成果將成為新版全球疾病負擔報告的內容。這項研究已發掘出鮮少當權者認為是迫切健康危機的問題，但在看出它們真正的

風險之後，便會成為消滅的目標。可以用更清淨的烹飪方法來取代炭爐；母親們應該得到更好的協助，以哺育母乳；健康食品的價格應該要更低，更容易取得；抽菸、喝酒、鹽份攝取過多等不健康的習慣可以透過有效的方法來戒除；還需要大規模的教育、介入和社會行動計畫來改變整個情況。這些是可以做到的，當然也值得去做。協助改變這些情況或行為，便能減輕大家共同的死亡與失能負擔。

　　簡報到中午才結束。接下來的半小時，在場人士飛快地向穆雷和林博士提問。有趣的是，聯合國愛滋病規劃署和聯合國兒童基金會的主管似乎都支持 IHME 的研究結果，即便那些結果牴觸他們機構的專家所做的報告。其他董事會成員與來賓，包括蓋茲基金會的代表，則比較好奇內容，尤其是風險因子的研究，林博士表示，相較於全球疾病負擔的其他部分，這個領域尚處於發展初期，穆雷和羅培茲已經修改了二十年。在整場討論時，霍頓一直用 iPad 在推特上發文，複述重要的問題，而沒有偏袒哪一方。「全球疾病負擔將在各大方面挑戰《刺胳針》先前公布的估算，」他向追蹤者報告。「這將引發重要的政策辯論。」

　　大家慢慢才會意識到這天早晨所發布數據的重要性。在穆雷與林博士發言之際，聯合國永續發展大會「里約＋20」正在巴西里約熱內盧召開。會議召開的目標原是為了擬定新議題，接續 2015 年至 2030 年的千禧年發展目標。如果衛生官員和機構認同全球疾病負擔的結果，他們便需要擴大努力範圍，超越母嬰健康、清潔飲水、疫苗、防瘧蚊帳等公認的目標，以及其他雖然值得卻不充分的執行中計畫。他們將必須從小孩這類揪心訴求，轉移到針對莽撞青少年、負擔過重的成人和脆弱老人的艱困計畫。「這份研究的力量如此龐大，」陳致和表示。「人們**在意**的是，衛生照護體系並未顧及全國負擔；要花上一個世代才能因應這種

情況；政府和捐款者的優先事項要了解到這種情況。」

當天晚上，在對 IHME 研究的其他層面發表過更多場的簡報之後，本地及外地的達官貴人在晚宴上繼續陶醉地讚揚與談論可能進行的改革。「我們擁有的是一項資源，」醫學院院長霍寧博說。「它既是人類才智所能做出的最廣泛、正確又可靠的疾病評估，也是平台。它是管理工具嗎？是的。它是政策工具嗎？是的。它是教育工具嗎？是的。它包羅萬象。」

不過，穆雷和他的人員還沒有舉行慶祝。雖然最後排演大成功，但他們知道這只是牛刀小試，而且支持者多過懷疑者，董事會議的人也很高興看到新數據。可是，向普天之下公布 IHME 的資訊，其中包括眾多的批評者，才是真正的考驗。

第十五章
學著在海中游泳

巡迴親善訪問—翻譯員—「那些國家並不笨」—預防浪潮— GBDx

　　穆雷和他的團隊都是傑出科學家。可是科學家唯有在他們的研究結果獲得他人認同與採用時，才能發揮影響力。現在，IHME 需要推銷這項新研究，對象包括重要但時常提出批評的其他國際衛生研究人員、援助機構、慈善團體，同時還有世界各地主管機構和社會。穆雷認為，一旦找到人類最急迫的問題，便能夠解決。那是促使他早上起床的動力，那是促使他一整天工作的動力。「如果你不知道發生了什麼情況，就不會有人用創意與創新去解決，」他說。「這正是我始終執著於整理事實，從需要思考這些事實的人的角度去加以呈現的理由。」

　　為了造成影響，全球疾病負擔必須為決策者和一般民眾所接受。它必須告訴醫師和衛生官員、城市規劃人員和鄉村助產士、病人、父母，政客及地球上形形色色的人們，他們最嚴重的問題是什麼，如何找出最佳解決方案，以及他們（還有其他所有人）對於改善健康有哪些進展。在全球與各個國家，這份報告必須為眾人將資訊化為證據，將證據化為行動，將行動化為成果。

　　這是一項巨大的任務。不過，眼前的挑戰是讓人們知道資訊的存在，並且向他們保證資訊是可靠的。早在新版全球疾病負擔公布之前，IHME 便展開全球巡迴親善訪問，想要當面說服世界各地公共衛生計畫

的主管，全球疾病負擔可提供工具，讓他們設定新課題及改善他們國家的衛生體系。弔詭的是，為了充分推銷這項特殊的研究，穆雷反而必須暫時放下它。這位 IHME 主任必須做他最不擅長的事：好好跟人相處。「我將花兩年的時間去見所有人，告訴他們如何使用全球疾病負擔，」他半開玩笑地說。「我要從西雅圖郊區開始。」

儘管穆雷覺得他個人必須對全球疾病負擔負責，他並不是唯一在推銷這份研究的人。舉例來說，2012 年 7 月初，IHME 死因分析小組負責人洛薩諾前往聖多明哥（Santo Domingo），參加中美洲和多明尼加高階衛生官員的年會。洛薩諾的父親是墨西哥市的鞋子銷售員，他身形矮胖，鎮定自若，紮著馬尾，蓄著濃密鬍子，習慣用隱喻方式講話。對於一名看似友善，卻不能信任的國際衛生官員，他說：「他像是硬幣有兩面。虛假。」對於找出最終決策者，他說：「你必須去問誰是馬戲團老闆，誰在管理駱駝。」對於全球疾病負擔本身，他說：「決策者喜歡在數據游泳池裡游泳。這項工具是要教導他們在海中游泳，不要老是待在沙灘上。」

哥斯大黎加、瓜地馬拉和多明尼加的衛生部長都出席了聖多明哥的會議，貝里斯、宏都拉斯、薩爾瓦多、尼加拉瓜和巴拿馬都派遣高階代表。洛薩諾向這些「馬戲團老闆」簡介全球疾病負擔可以比較國內與不同國家之間的負擔。「我擔任證據或結果以及實際做法之間的翻譯員，」他表示。

這種比較是很重要的，因為即便是在這個地區，人們傷病的原因也大相逕庭。例如，在哥斯大黎加，傳染病及妊娠與營養不良的問題——大家最常想到的——只占實際死亡與失能負擔的一小部分。精神與行為疾患、心血管和循環系統疾病和骨骼肌肉疾病，它們每一項所造成的健

康損失都大過傳染病、妊娠和新生兒疾病加總起來的健康損失。相反地，在鄰近的瓜地馬拉，疾病負擔的主要原因是：第一，下呼吸道感染；第二，人際暴力；第三，痢疾。「這個地區有5100萬人口，」洛薩諾說。「有8個國家，他們在相同地區，卻沒有相同的流行病問題。」

在中美洲，他挑出3個分區。一區是衛生優先事項仍與千禧年發展目標息息相關的國家，例如瓜地馬拉和尼加拉瓜。另一區是非傳流病造成更多傷害的國家，像是哥斯大黎加和巴拿馬部分地方。第三區是宏都拉斯和薩爾瓦多等國家，暴力成為當地最大的健康損失原因，超過千禧年發展目標的疾病和非傳染病。事實上，就整個中美洲來說，沒有什麼問題比他殺造成更多的損失年數，當地的謀殺案是美國的數倍，但和加拿大、西歐或大多數亞洲國家相比，美國的他殺問題又比較嚴重。

「由於瓜地馬拉和宏都拉斯是該地區最大的國家，而暴力是他們首要問題之一，暴力因此成為該地區的首要問題，」洛薩諾說。「這跟那些國家的規模有關。」而且唯有全球疾病負擔同時追蹤非致命疾病情況的後果——重度憂鬱症，該地區排名第五，下背疼痛排名第七，頸部疼痛排名十八，以及焦慮症排名十九。「如果你只看死亡率，你就會遺漏掉這些，」洛薩諾說。「他們先前從沒想過這些。」

與會的領導人對於新方法都很興奮，該次大會的問答時段都在討論疾病負擔。各部長和他們的代表在會議結束時提出一項決議：「了解疾病負擔的分析並在國家層級付諸實行。」

十天後，穆雷、羅培茲和其他人一同參加在約旦安曼舉行的高峰會，世衛組織東地中海地區辦事處（EMRO）的代表齊聚一堂。除了瑞士總部，世衛組織另設有6個地區辦事處：非洲辦事處設在剛果的布拉柴維爾（Brazzaville）；美洲辦事處設在美國華府；東南亞辦事處設在

印度新德里；歐洲辦事處設在丹麥哥本哈根；地中海地區辦事處設在埃及開羅；西太平洋地區辦事處設在菲律賓馬尼拉。這些地區辦事處擁有相當獨立的組織權力，他們可以採用並推廣全球疾病負擔的成果，即使「我們在日內瓦的表親」不肯，某位地區主管如此稱呼世衛總部的同僚。

「有件事很有趣，即使早在 1990 年代後期，中東便深深受到分析的吸引，」穆雷指出。「在世界某些地方，你必須向他們推銷這個想法。在中東卻不必。」與會的代表對於改進出生登記制度和減少誤報的死亡紀錄，都有著明確的技術性問題。「那裡有很多人曾參加過我們的研習營，大約十或十二年前，現在已升到更高的位階，」他注意到。「他們已了解更多，而且地區主管也支持我們。」

然而，這次會議仍有兩個衝突點。第一，蘇丹代表很生氣，因為全球疾病負擔將蘇丹列為一個國家（該研究追蹤到 2010 年；南蘇丹於 2011 年分裂出去成為一個獨立國家）。不過，生氣也有好處，因為蘇丹做出正面回應，承諾要修改數據，以反映新的局勢。「負責的那位女士說，他們將儘快提供我們需要的數據，」穆雷說。

另一個衝突點是跟世衛組織日內瓦總部的代表同台。他們包括世衛組織健康統計及資訊部主任泰斯·布爾馬（Ties Boerma），和副主任柯林·馬瑟（Colin Mathers），後者最初還是穆雷和羅培茲召募和訓練出來的。布爾馬談起穆雷的團隊和他們的研究，「很難不感到訝異」。可是世衛組織無法正式支持新版全球疾病負擔的數據，就算他們想要都不行，因為他說：「我們要考量政治層面。」世衛組織是為會員國所統治。布爾馬必須先和會員國諮詢——更別提其他世衛組織部門和聯合國機構——才能在任何統計數字上簽名，他解釋說，全球疾病負擔的進展「太過迅速」，他根本來不及這麼做。而在同時，有謠言說，假如世衛組織不支持 IHME 的全球疾病負擔研究，該組織別無選擇只好進行自家

的全球疾病負擔。將來，世衛組織或許會是穆雷的客戶、合作夥伴、批評者和競爭對手，或者以上皆是。

　　無論如何，接下來數個月不僅可能是全球衛生的引爆點，也是全球主管當局的引爆點。「那些國家並不笨，」羅培茲說。「他們會去找他們覺得可以得到最佳忠告的地方。」

　　接下來是更多場簡報。穆雷由安曼飛到雅典，再從雅典飛到華府；從華府飛到西雅圖；從西雅圖到波士頓到華府，計畫原本是要再飛到巴西利亞。直到最後一趟旅行取消前，他的行政助理都很苦惱，「你7月和8月只在辦公室待了五天。」

　　「效率，」穆雷回答。他可以用Skype跟同事聯絡。如果必要的話，朋友和家人可以延期再聚。可是，他們沒辦法把整份全球疾病負擔報告用電子郵件寄給重要人士。假如穆雷想要傳達他的想法，就必須親自到場去解說一切。預先告知各國健康官員全球疾病負擔報告的結果，可以讓他們為即將橫掃世界的資訊浪潮做好準備。他們因此會成為這份研究的合作夥伴和在地經理人，而不是驚訝的旁觀者，即將被衝著他們來的新資訊洪流給淹沒。

　　9月中的時候，他在利雅德待了四十八小時，成為沙烏地阿拉伯國王的宮廷嘉賓，因為沙國是健康生活和非傳染病國際會議的共同主辦人。他原本的行程是要搭清晨十二點十分的班機離開利雅德，穆雷把班機改到比較合理的時間，但也好不了多少。隔天早上在麻州劍橋他的下一場會議地點，當被問到他的狀況時，「喔，」他虛弱地回答。「就是在處理各類的全球疾病負擔危機。」

　　他有3811封未讀信件。其中一封是聯合國兒童基金會每年發表的兒童死亡人數。「他們說2011年是690萬人；我們則說2010年是690

萬人，」穆雷大聲唸出來。現在，他們雙方數據每年之間的差距已縮小到2%。「每年他們都跟我們越來越接近，」他說。為了慶祝雙方逐漸取得共識，他走了一小段路去吃一球巧克力冰淇淋。當天晚上，他便鬧胃病。最近他被診斷出乳糜瀉（celiac disease），諷刺的是，這是全球疾病負擔尚未追蹤的少數病症之一。以他的頻繁旅行來看，誰知道他在什麼地方吃到了麩質？

穆雷蹣跚地回家，二十四小時內，他又回來工作了。他在西雅圖待了兩星期，有足夠時間讓IHME整合外部評論者的數千項評論，最後一次重跑一遍分析，然後敲定他們要寄給《刺胳針》的數據。接著，穆雷便去墨西哥市，參加他最想要而且最需要獲得支持的人士聚會。

國家公共衛生研究院國際協會（IANPHI）係出於兩個人的願景：前美國疾病控制及預防中心主管高柏安（Jeffrey Koplan），和芬蘭國際衛生福利研究院主管普斯卡（Pekka Puska）。高柏安與普斯卡注意到，國家公共衛生研究院是一國偵測、評估及解決重大健康問題的第一線機構。可是，許多高疾病負擔的國家，公共衛生體系的能力卻很差。在急速蔓延的傳染病爆發的時代，加強國際合作對於各國都有好處。2006年，該協會在巴西里約熱內盧成立，並舉行第一次年會，獲得蓋茲基金會2000萬美元的補助金。2012年秋天時，該協會已有四大洲74國的79名會員，代表全球將近八成的人口，他們的議題不只是傳染病，還有各項新的全球挑戰。2012年10月1日，星期一，穆雷來到大雨滂沱的墨西哥市，跟他們發表演說。他的題目用最簡單的字眼表達出遠大的目標：「如何使用數據來影響政策」。

「這很棘手，」穆雷在早餐時說。「我一直主張這點。要影響政策，你就必須借用媒體。你必須拉攏更廣大的群眾，而不只是權力捐

客。除非你在公開演講時加入資訊，不然無法對政策產生長期影響力。人們不知道整個情況並不是他們的錯，除非有某種機制來提供訊息。」

他明白自己得到比爾·蓋茲的支持有多麼的幸運。這位全球最成功的企業家認同，全球衛生是一項偉大的投資。投入正確規畫的資金，平均每人只需幾美元，便可拯救生命。可是，全球疾病負擔若要發揮全部潛力，產生影響力以彌補長久來的辛苦，失眠的夜晚，馬不停蹄的出差和鉅額投資，這份報告必須讓全世界每個人都知道才行。「人們的一些奇怪想法，是因為他們對優先事項判斷錯誤，」穆雷說。例如，根據 IHME 的數據，在 2010 年，死於狂犬病的人比死於戰爭的人多出五成。因跌倒而死亡的人是死於腦癌的將近三倍。他記得，在世衛組織，每當長官要求數據時，就是有某則新聞報導勾起了他們的好奇心。在墨西哥，有關醫療貧困與可悲的衛生支出的報導，是法蘭克的新全國保險計畫通過的關鍵。「我跟衛生部長往來的經驗是，除非媒體報導疾病負擔，不然他們很快就會忘記了，」穆雷說。「如果有新聞報導，他們便覺得一定要了解一下才行。」

他在墨西哥市的簡報並不只是要介紹全球疾病負擔的各項結果，也是首度現場測試發布這些結果、讓全世界都知道的新方法。今日與會者包括實際主持現場計畫以拯救性命與改善他們國家衛生的人士。如果你是某所國家公共衛生研究院的院長，你不會在意聯合國人口部與聯合國兒童基金會、世衛組織與世界銀行、IHME 與其他學術中心之間的權力鬥爭。你想要的是可以讓你把工作做得更好的新資訊和分析——可以克服政客的反對與一般民眾的懷疑，可以提升你所服務人群的福祉並對抗特定的衛生問題。

穆雷說，影響公共衛生決策有兩條傳統途徑。「一個是科學的：你進行嚴格的研究，公布出來，並被接受。」這是典型方法，也是 IHME

極為重視在《刺胳針》發表文章的原因。「另一個是在菸味濃重的房間私下會談的老方法，你必須依賴和善的獨裁者。」可是，穆雷想要採取第三種方法，二十一世紀分享資訊和直接接觸廣大群眾的方法。為了完全公開全球疾病負擔的結果，IHME 的資訊科技與數據開發團隊設計出一項新的線上工具，代碼為「GBDx」，這是個動態平台，隨時更新資料，可供衛生官員與一般民眾參考。

沒有 PowerPoint，沒有試算表，甚至不需要知道什麼叫做全球疾病負擔研究，便可以開始使用這項工具。只需點擊，這項軟體便會主動說明。這項計畫的原始發明者是 IHME 員工凱爾・佛曼（Kyle Foreman），他迫切想要設計自動化流程，好回答穆雷沒完沒了的發問。等到全球疾病負擔第一回合的地區報告公布之後，這項新工具和各國的數據才能開始使用，可是穆雷現在想先看一下。如果 GBDx 發揮預想的功用，世上的人只要有網路瀏覽器，便可以取得全球疾病負擔。而且 IHME 可以自動回答連穆雷都沒想過的問題，例如，愛沙尼亞青少年主要的非飲食風險因子是什麼？ 1995 年時有多少美國人死於接觸到有毒動物？德國人還是南韓人比較容易罹患飲食失調症？快速、正確、實用、令人愛不釋手，它將是隨時在線、持續更新的互動式地圖，追蹤你現在的最適健康程度、將來的狀態、可能的障礙，以及其他人的情況。

高柏安帶領穆雷走進擠滿全球公共衛生研究院院長的房間。介紹他的人是墨西哥國家公共衛生研究院院長赫南德茲阿維拉（Mauricio Hernández-Ávila）。「很榮幸介紹我們的老朋友克里斯・穆雷，」他跟大家說。「他對墨西哥貢獻良多。」

在發表這項新工具之前，穆雷先預做說明。他的簡報開場白和其他地方都一樣，說明全球疾病負擔的分析方法和主要結果。一般來說，活得越久的地區，人們因心血管和循環系統疾病與癌症而損失的年數越

多。平均而言，比較早逝的地區，兒童傳染病、妊娠疾病、愛滋病和結核病造成龐大的負擔。不過，他警告說，各地之間的差異可能很大。

以死亡年齡的中間值來說，東南亞和中亞的人們在 2010 年幾乎相同。可是，以百分比來看，愛滋病、糖尿病和結核病在東南亞最嚴重，中亞則是心臟病及肝硬化比較嚴重。知道這種差異是很重要的，因為明確的防治計畫對於不同地區才最為有利。由中亞轉移到中美洲，暴力與自殺等蓄意傷害的損失年數百分比增加了一倍以上。再由中美洲換到加勒比海，馬上可以看到天災的死傷人數眾多，占總健康損失的 42％，這是 2010 年海地大地震造成的後果。

保險套、化療、血液透析、成癮治療、心理治療、災難救助，各地區最急切的需求都不一樣。「鐮刀型紅血球疾病變化很大，」穆雷說。「痢疾，愛滋病和瘧疾是開發中國家的龐大負擔，在其他地方則不是。營養不良幾乎只存在於非洲。」下呼吸道感染、缺血型心臟病和中風幾乎在世界各地都造成可觀的損失年數，而中毒這個原因只在東歐與大洋洲名次很高。阿茲海默症和其他年齡相關失智症只有在美國、加拿大、澳洲、紐西蘭和西歐嚴重到像是疫情般。在墨西哥和摩洛哥，最高的總負擔是糖尿病；在厄瓜多和沙烏地阿拉伯，則是交通傷害；在以色列和冰島，下背疼痛造成最大的損失年數。如果說好好活著的時光是我們最寶貴的資源，大部分都被這些問題偷走了。它們現在是人類最大的敵人，我們現在知道它們躲藏的地方，它們襲擊的對象，傷害的嚴重程度，以及襲擊對象的年齡。

穆雷停頓了一下。聽眾裡的國際領導人專注地看著，馬上就想了解這項新資訊如何應用在他們國家和他們畢生努力的特定疾病防治。穆雷鼓勵他們效法墨西哥的先例，進行自己國家的疾病負擔研究。「公共衛生界很少推動公開對談，」他說。「你需要直接溝通才行。」

現在到了公開 GBDx 的時刻。「我們一直全力投入於動態資料視覺化，」穆雷說，在他背後的螢幕展示這項計畫。「這是一個視訊介面。將於 2013 年在我們官網啟用。」

一開始的窗口有兩部分：上方是一堆方塊，代表全球疾病負擔研究的每項疾病或傷害；下方則是世界地圖。點擊任一疾病，比如肺癌，下方地圖的國家顏色便會改變，顯示該疾病造成的人均健康損失。點擊任一國家，比如義大利，上方的方塊便會改變面積。方塊越大，在該國便越嚴重。顏色越深，表示自 2005 到 2010 年增加越多。顏色都有含意：非傳染病是藍色，傷害是綠色，傳染病和妊娠、營養疾病是紅色 4。

---

4 AA: 主動脈瘤。AFib: 心房顫動。Alzh: 阿茲海默氏症。BPH: 良性攝護腺肥大。CKD: 慢性腎臟病。CMP: 心肌病變。Conduct: 行為障礙。COPD: 慢性阻塞性肺病。Enceph: 腦炎。FBT: 食源性寄生蟲病。Glom: 腎絲球腎炎。HTN Heart: 高血壓性心臟病。IBD: 發炎性腸道疾病。IHD: 缺血性心臟病。Int Lung: 間質性肺病。LF: 淋巴性絲蟲病。LRI: 下呼吸道感染。MDD: 重度憂鬱症。Mech Firearm: 機械力（槍械）。Mech Force: 機械力。Naso: 鼻咽癌。N Enceph: 新生兒腦病變。N Sepsis: 新生兒敗血症。NMSC: 非黑色素瘤皮膚癌。Osteo: 骨關節炎。Oth Circ: 其他心血管及循環系統疾病。Oth Diges: 其他消化系統疾病。Oth Endo: 其他內分泌、營養、血液和免疫疾病。 Oth Inf: 其他傳染病。 Oth Musculo: 其他肌肉骨骼疾病。Oth Neo: 其他新生兒疾病。Oth Neoplasm: 其他癌症。 Oth Neuro: 其他神經性疾病。Oth NTD: 其他被忽視的熱帶疾病。Oth Resp: 其他呼吸道疾病。Oth Unintent: 其他意外傷害。Oth Violence: 其他手段的攻擊。Oth Vision: 其他視力損失。Parkins: 帕金森氏症。PCO: 多囊性卵巢症候群。PEM: 蛋白質能量營養不良。PUD: 消化性潰瘍。PVD: 周邊動脈阻塞性疾病。Rheum HD: 風濕性心臟病。Road Inj: 交通傷害。Schisto: 血吸蟲病。Schizo: 思覺失調症。Sickle: 鎌刀型紅血球疾病。Thalass: 地中海貧血。V Gun: 槍械攻擊。V Knife: 利器攻擊。Whooping: 百日咳。

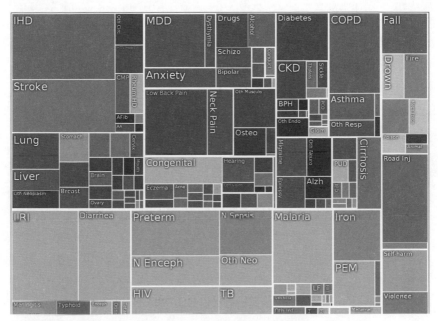

全球失能調整損失年數（DALYs）：男女兩性，所有年齡，2010 年

穆雷點擊了莫三比克，在南部非洲的東岸。跟全球相較之下，傳染病的紅色方塊擴大了一倍以上，由全球的 35％增加將近 75％。將游標移動到其中最大部分，愛滋病，便會知道這種病造成 2010 年莫三比克總負擔的 19.5％。第二是瘧疾，占 17％。相較之下，全球最大的負擔，缺血性心臟病（IHD）已經減少。在莫三比克，這種病只占總健康損失的不到 0.5％。

　　穆雷並且示範，你可以只看死因或是只看讓你生病的原因。只需「放大」不同的癌症、跌倒或火災造成的傷害、年齡層的自殺人數，或者腦膜炎的長期死亡率。另外一個柱狀圖分析各國的風險因子，比如缺鐵、高血壓、居家空汙、吸毒和抽菸，這些因子又進一步區隔成它們造成的不同問題。例如，痢疾造成莫三比克 1.6％的失能損失年數，聽力與視力損失占 4.5％。另一道影響則是顯示各項原因是哪些風險因子造成的。這場示範引起台下一片驚呼。穆雷在各地介紹這項新工具，可是這個房間裡的人從不曾見過像 GBDx 這種火力全開的東西。人們彼此耳語，有人倒抽一口氣。有個男人站起來用手機拍了張照片，其他人立刻跟著拍照。

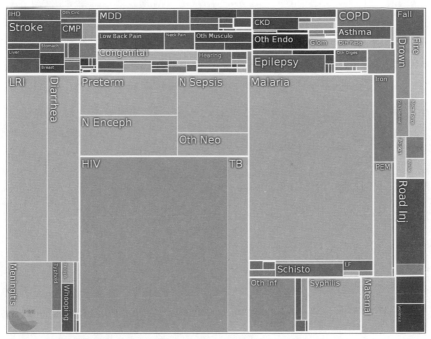

莫三比克失能調整損失年數（DALYs）：男女兩性，所有年齡，2010 年

穆雷繼續示範。他把指標換成早逝損失年數，然後點擊美國。紅色的原因區塊縮小了，藍色原因卻爆增。缺血性心臟病造成 2010 年美國將近 16％的早逝損失年數，愛滋病毒／愛滋病僅造成 1.1％，瘧疾已完全消失。在原本顯示男女兩性的數字，穆雷換成只顯示男性。結果各類傷害都告增加，像是車禍、自我傷害、人際暴力和中毒。2010 年，美國男性因人際暴力而造成的早逝損失年數有三分之一的原因是喝酒，螢幕上顯示著。

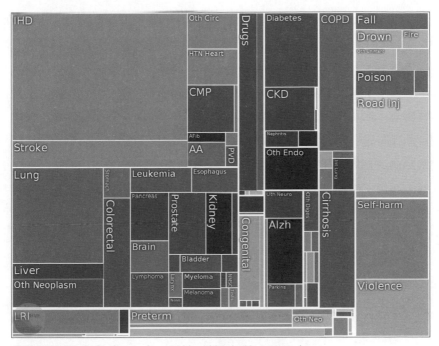

美國早逝損失年數（YLLs）：男性，所有年齡，2010 年

「我們一直努力增加圖表，因為人們看到這個以後便會說：『我想看看那個』」，穆雷指出。

他叫出一張哥倫比亞 15 至 49 歲男性死亡人數圖表。暴力造成 2010 年總死亡人數的 45％以上，其餘多為刀械攻擊。第二大死因是愛滋病毒／愛滋病，占死亡人數的 15％。第三大殺手是交通傷害：機車騎士高居亡者榜首，其次是汽車駕駛、行人和自行車騎士。穆雷很快轉換到南非相同年齡層的相同性別，愛滋病毒／愛滋病一下子便占滿螢幕。2010 年，這項疾病占不到 50 歲的成年男性死亡人數的六成。

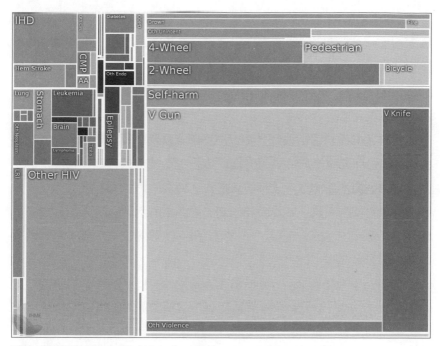

哥倫比亞早逝損失年數（YLLs）：男性，15-49 歲，2010 年

「我們已讓完全不具健康背景知識的人們看過這個，」穆雷告訴會議上的專家。「當你給他們看過一連串數據和圖表之後，人們發問的專業程度是你之前完全想不到的。」他放下誘餌。「我們相信這些是你們可以採用的工具，調整到符合你們的需要，讓你們更有能力在國內進行溝通。」

與會者紛紛站起來發問。坦尚尼亞國家醫學研究院執行長說，看到各國之間心理健康造成的負擔令她吃驚。

「心理健康造成的全球疾病負擔幾乎相當於癌症，」穆雷指向兩個幾乎相同的藍色方塊。「如果我換到失能負擔的話，」說著他就換了，讓圖片來發言[5]。在失能原因中，全球的癌症方塊縮到一丁點，精神與行為疾患則膨脹到四十倍大。

「隨著資料越來越好，分析越來越精密，失能原因與早逝原因之間的這種基本差異只會變得越來越清楚，」穆雷說。「如果我們展望未來，失能的部分只會變得越來越大。我們將必須因應心理疾病、肌肉骨骼病變和糖尿病。」

5　Cardio & Circ: 心血管和循環系統疾病。Chronic Resp: 慢性呼吸道疾病。Diarr+LRI+Oth: 痢疾、下呼吸道感染、腦膜炎和其他常見傳染病。Digestive: 消化系統疾病。DUBE: 糖尿病、泌尿生殖系統、血壓和內分泌疾病。Mental: 精神和行為疾患。MSK: 肌肉骨骼疾病。Neonatal: 新生兒疾病。Neuro: 神經疾病。NTD+Malaria: 被忽視的熱帶病和瘧疾。Nutr Def: 營養不足。Oth NCD: 其他非傳染病。Transport: 其他意外傷害。Unintent Inj: 交通傷害之外的意外傷害。

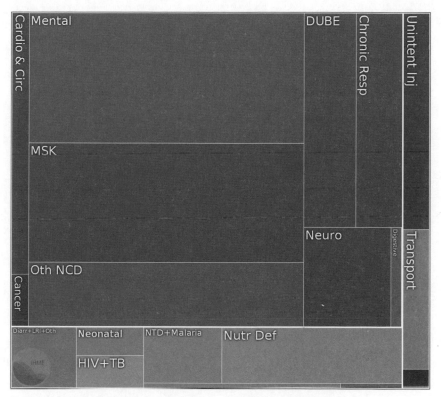

全球失能損失年數（YLDs）：男女兩性；所有年齡，2010 年

奈及利亞醫學研究院的某位人員問說：「你會做被忽視疾病的負擔研究嗎？」被忽視疾病（neglected diseases）是公共衛生界的特殊用語，係指只存在於所謂第三世界的熱帶病。這些疾病 2010 年在全世界造成的死亡人數與卵巢癌相同，可是如同比爾‧蓋茲說他原本也不知道，大多數富裕國家的人們甚至從來沒聽說過。

　　「我們已經做了，」穆雷說。「告訴我你要看的病名。」

　　「血吸蟲病，」那名奈及利亞人說。

　　「沒問題，」穆雷說。基於維持客觀及老派的慎重，他幾乎絕口不提他在非洲的童年經歷。可是，血吸蟲病正是四十年前穆雷在迪法醫院外頭發現的那名咳血老人，被他父親診斷出來的病。他點選了那項病因，下方地圖亮起紅色和橘色，代表高發病率，在馬達加斯加、莫三比克、馬拉威、奈及利亞、貝寧（Benin）、迦納、賴比瑞亞、幾內亞和獅子山。根據全球疾病負擔，奈及利亞因血吸蟲病造成的總健康損失，大過美國的高血壓性心臟病負擔，但美國還多了 1.5 億人。

　　「蛇類咬傷，」那名奈及利亞人又說了。

　　穆雷點點頭。「我們也有有毒動物咬傷。」他點擊了一下。現在發亮的地區是不丹、巴基斯坦、剛果、中非共和國、查德、尼日、布吉納法索和馬利。

　　那名男士舉起雙手。「我放棄了，」他做出投降狀，承認了報告資料的廣泛程度令人訝異。

　　但是，在聽眾裡有名女士高聲喊說：「淋巴性絲蟲病。」

　　「在這裡，」穆雷在同一個拉下來的選單點選了這項熱帶病，象皮病的主因。現在情況最糟的是象牙海岸、賴比瑞亞、獅子山、幾內亞比索和茅利塔尼。「你們可以問 30 到 34 歲阿富汗人的情況，」穆雷提議，可以沒有人想問。他已表達出他的重點了。

大家鼓掌。高柏安起身。時間到了，可是人們排隊要跟穆雷講話。排著最前頭的是一名膚色蒼白、身材壯碩、禿頂、穿深色西裝的男士，阿爾巴尼亞公共衛生研究院院長。第二名是一位穿著花草圖案長洋裝的女士，蘇丹公共衛生研究院院長。第三名是看起來年輕、戴眼鏡、圓臉的迦納人，阿克拉（迦納首府）的國家衛生服務官員。「有可以跟你和你的同事更加密切合作的會員交流區域嗎？」高柏安問說，一大群衛生領導人都等著要發問。

　　穆雷笑一笑。「這正是我來這兒的原因，」他說。他看向他背後的工具。「我們希望學童們使用它，」他向聽眾表示。「我們希望決策者使用它。你們可以詢問以前從沒有人問過的事。」

第十六章

倫敦來電

初步反應— 皇家學會—「他很聰明，可是不要跟他扯上關係。」

　　是次墨西哥市會議成功地測試了 IHME 這項新工具，用直覺式、可任意客製化的格式在線上公布整份全球疾病負擔研究。可是，在推出新工具之前，重要的是在權威科學期刊發布，既可為全球疾病負擔成果背書，又可吸引國際媒體注意，引起公眾關注。《刺胳針》依然是他們最想要的期刊，總編輯霍頓在 6 月西雅圖會議時極為興奮，可是霍頓與穆雷的關係起伏不定。《刺胳針》嘲笑了 2000 年《世界衛生報告》，而且每一年該期刊都會收到大約一萬件投稿。其中只有 175 件獲得刊登，不到 2%。

　　2012 年 9 月 27 日，當穆雷用電子郵件把他們的報告寄給《刺胳針》時，IHME 辦公室的每個人都聚集過來。寄出的報告包括全球國家評估的簡述：21 個地區死亡、失能與風險因子的綜合分析。在穆雷按下「傳送」後，史蒂芬·林扯響一個船隻銅鈴，大約一百三十名人員爆發出歡呼聲。看到他們的工作成果終於被送出辦公室，有些人喜極而泣。他們都花了數周、數月和數年的時間在這項研究。「多少人的參與才能促成這件事，」某個人員說。「不只是在 IHME，還有世界各地。」加總起來，這些報告列出 488 名共同作者，來自 50 個國家的 303 個機構。

　　10 月中旬，他們聽說了倫敦方面的決定。報告獲得接受，全部通

過，立即通過。「本人非常高興告訴各位，我們現在收到消息說，七份全球疾病負擔報告都得到《刺胳針》的完全接受，第八份（總論報告）將以評論形式刊出，全文將可在網路下載，」穆雷寫電郵給西雅圖團隊。結果，該期刊將史無前例發行篇幅三倍厚的一期。他強調，大家都能分享這份功勞。「我們在這裡與其他地方都耗費龐大的人員，才達成這個目標，這是各位讓我們做到這個地步的團隊合作、辛勤和才智的證明。恭喜大家。」

科學期刊往往花費數月甚或數年時間來評論及發表文章。IHME 及其合作者的報告刊登的速度彰顯了他們研究的重要性。送審後的十一個星期，2012 年 12 月 14 日星期四，正好下午五點，《刺胳針》將公布全球疾病負擔研究。這是該期刊近兩百年來最長篇的一期，也是第一次全本只刊載一份科學研究。霍頓及《刺胳針》的所有人員花了八星期找尋評論者、回應他們的評論，然後編輯報告。公布新版全球疾病負擔是「本期刊的歷史性事件，」霍頓附加的評論裡寫著，「我們希望這也是健康界的歷史性事件」。

該期月刊發行當天，穆雷、羅培茲和其他研究領導人都到了英國，和《刺胳針》編輯群一同在倫敦衛生及熱帶醫學院召開記者會，並將在衛理公會中央禮堂為英國決策者舉行另一場簡報。霍頓本人比平面媒體上看到的更加感情洋溢。「我想，全球疾病負擔所提供的真知灼見，已達人類基因組解碼的廣度與深度，」他說。「這是對於人類健康曾經公布過的最全面評估。」

幾小時內，路透社、《衛報》（*The Guardian*）、美聯社、彭博社和半島電視台（Al Jazeera）都在採訪穆雷。「世界各地的人們活得更久了，傷病的程度卻更高了，」英國廣播公司新聞台報導。富比士網站（Forbes.com）報導：「在世界各地，高血壓和吸菸是死亡與失能的最大

單一原因」。《經濟學人》(*The Economist*) 報導:「傳染病的死亡人數已經減少。通常是慢性、而且多為肥胖造成的非傳染病,死亡率卻在上升」。《紐約時報》網站大幅報導研究結果。「血壓:數百萬人承受風險,」英國小報《每日快報》(*Daily Express*) 頭版標題用怵目驚心的大寫字體寫著。另一篇附有英國伊莉莎白女王二世照片的新聞則被降到頭版底部。

《刺胳針》的網路版是不必註冊的,受到推特貼文的吸引而蜂擁而來的讀者立即開始在期刊爬梳,搜尋他們自己的興趣或專長領域的研究結果。除了全球疾病負擔研究,《刺胳針》網站亦公布五份 IHME 新製作的互動式圖表,讓用戶可以探索全球和區域結果(GBDx 要在數月後才會跟個別國家資料同步公布)。即便穆雷站在衛理公會兩根白色柱子中間的主席台,回答政客們提問之際,IHME 數據開發部主管彼得‧史佩爾,坐在一百呎之外,仍在他的筆電上製作圖表並監測流量。下午五點才過幾分鐘,便有數十名訪客找到這些工具。然後是 100 到 200 名,然後是數千名,直到史佩爾發狂似地打電話到西雅圖。「超載了,」他警告說。「提高容量。」

禮堂後面的洛薩諾看著世界各地的推特用戶,即時分享他們對新資訊的意見。倡議人士、援救工作人員、國際官員和特定領域的研究人員都急著了解他們最關心的原因。「在全球疾病負擔排名很高的心理疾病是否終將成為全球衛生議題?」有人問。「活得更久了,卻有更多慢性病,」另一人說。「酒精是年輕成人最大單一死因,」第三人說。「哇,」洛薩諾低聲說,他對於各界關注的多樣性及專注度感到意外。

晚上六點,穆雷走下講台。他走過禮堂的藍金色、有著鑽石與麥束花紋的厚地毯。英國的傑出科學家都埋葬在對街的西敏寺,跟歷史上的國王和王后,藝術家和政治家葬在一起。他的團隊聲譽,將由報紙引述

及網站點擊率的民主方式加以決定。他們的傳承，將由受到全球疾病負擔協助而改善的世界各地人們所寫下。

「初步反應如何，」穆雷問史佩爾。

「好極了，」史佩爾興奮地回答。「我們一直擴大容量。」他查看電子郵件的最新狀況。「已達到每秒 2.5 萬名用戶了。」

穆雷握拳說：「我們成功了。」

當晚，他們一行人和主要合作者及《刺胳針》編輯們在卡文迪什飯店（Cavendish hotel）的包廂聚餐。全球對抗愛滋病、結核病和瘧疾基金會即將接任的主席在和科學家們寒喧，還有全球疫苗免疫聯盟的首任主席。保鑣傍著特別嘉賓——產科醫師、婦科醫師兼尚比亞第一夫人克麗絲汀卡瑟芭·沙塔（Christine Kaseba-Sata）。「學術界很少能夠改變世界，但是你們做到了，」甫卸任的世界銀行衛生、營養和人口主管克麗絲汀卡瑟芭向一名 IHME 研究人員表示。

穆雷的妻子佳吉杜也到場了，她帶著父母一塊從雅典過來，穆雷擁抱著他們。洛薩諾和他的太太也來了。支援全球疾病負擔的 IHME 計畫主管凱西·皮爾斯（Kelsey Pierce），帶著她的繼母同行。她說，午夜之前將有二十多名研究所的員工來到倫敦。IHME 員工使用了他們累積的飛行哩程，他們很多人跟著穆雷馬不停蹄地出差，所以能夠用飛行哩程換到飛來倫敦的機票。

IHME 的首席風險因子研究員史蒂芬·林，向劍橋大學一名教授自我介紹。這名教授是分析鹽份疾病負擔的負責人。他們在電話上討論已有一年多時間，但從未謀面。由數學家改行成為全球衛生教授的佛萊斯曼，和心血管疾病專家小組負責人聊天，後者是在迦納土生土長的心臟病學家。羅培茲和妻子琳恩也加入他們的談話。下個星期，他們要回去澳洲。「我會待個一天，」羅培茲說。「然後要去阿根廷待上三個星期，

絕對不會讓任何人找到我。」

晚上八點，侍者端出香檳。穆雷一手拿著酒杯，另一手拿著厚厚一本新發行的《刺胳針》。「這是在場的各位以及其他數百位人士的辛苦努力，」他向賓客們說。「在場的眾多人士進行這項超乎許多人想像的研究，是因為它真的很重要。」他的手機響起，打斷了他的話。大家都笑了。「真是沒完沒了，」穆雷說。然後，他的表情變得正經起來。「我們要進行一項二十年來的舉杯儀式，」他以近乎哽咽的嗓音說著。所有人都舉起酒杯。「願疾病負擔減少，」穆雷高呼。

翌日早晨，黎明時的一場雨淋濕了英國皇家學會（Royal Society of London）外頭的人行道，這裡是全球最歷史悠久的現存科學機構總部，面向著林蔭大道（The Mall）和聖詹姆士公園，幾條路外就是白金漢宮。穆雷走過兩根淺灰柱子的宏偉大門，經過查理二世的胸像，鋪著紅地毯的大廳掛著厚重窗簾，歷史名人的油畫，和一百七十多張黑色椅墊的椅子。今天一整天將舉行公開科學研討會來慶祝《刺胳針》刊登研究，有連續五場小組討論，每場各 6 名演講人，涵蓋研究的每一部分。在三個相連的宴會廳，裡頭的門都打開，變成一個寬敞的空間，鋪著白色桌巾的餐桌放著咖啡、茶、糕餅，以及最重要的，連接到大螢幕的筆電，好讓與會人士可以瀏覽全球疾病負擔的圖表。

早上八點半，長期以來和羅培茲合作估算全球吸菸死亡率的理查・佩托，出來迎接穆雷。現在已受封為理查爵士的佩托，比羅培茲大了十歲，有著一頭狂野的白髮，神似安迪・沃荷，他有一項出名的習慣，就是用意識流寫作風格的評論來大聲宣傳他正在進行中的分析。「我一定要看看我不同意的東西，」他說。穆雷笑了笑。佩托口裡講出來的若不是直接抨擊，就算是高度讚美。「那是皇家學會，」穆雷三天前暈頭轉

向地說。「牛頓，達爾文，他們都是在這裡發表研究成果。」

　　大廳已經坐滿了人。看上去每個人都是全球疾病負擔的參與者；在這些參與者中，世界各地的外部專家人數與 IHME 的人員幾乎是四比一或五比一的比例。他們也在這項研究投入數年時間，《刺胳針》刊登的每份報告所列名的共同作者幾乎占了四分之三頁，可是，為了設計由下而上的全球計畫所需要進行的由上而下分析，對他們來說都是全新資訊。他們要知道，人們死亡的原因，人們生病的原因，以及這些原因改變的情況，並且在他們由入口處拿到的《刺胳針》雜誌上提到他們所研究的地區或病因或團體的地方，打勾、圈起來或畫底線，還貼上便利貼。「我們是要做出投資決策的人，」某位英國國民健康服務體系（National Health Service）官員表示。「能夠看到失能調整生命年數真是太好了。我一直看到疾病死亡人數，可是失能才是造成龐大成本的部分。」

　　研討會持續了九小時。「歡迎各位，」霍頓發表開幕致詞。「各位過去五年來辛苦了。這真的是空前的首度合作。」450 人參加了這場研討會。1.3 萬人收看同步網路轉播。「從早上九點到現在已經過了五百分鐘，」霍頓在五點四十五分閉幕時說。「外頭天都黑了。」他跟大家說，以全球疾病負擔的 6.5 億項結果來說，「各位每分鐘分析了 130 萬項結果，或者是每秒鐘 2.1 萬項。」

　　當大家聚集在宴會廳，向穆雷和他的團隊道賀，三三兩兩地計畫未來的發表或者行動重點時，霍頓避開這些學術討論，坐到一張矮凳上在推特發了新推文。「今天我由數個獨立消息來源獲悉，世衛組織直接連絡新聞記者要踐踏全球疾病負擔。如果是真的，那是為什麼呢？」

　　《科學》期刊好像是跟八卦小報《每日快報》交換了報導團隊似

的，在 6 月號刊載了一篇有關全球疾病負擔爭論的後續八卦報導。「很多人質疑 IHME 究竟是如何得出這些結果，以及這些結果是否符合世衛組織的類似結果，後者迄今是全球衛生資料的主要來源，」報導表示。核心的主要爭議在於 IHME 的複雜統計模型及電腦分析是「黑箱作業」，其他研究人員難以複製。不過這篇報導更大篇幅是在講穆雷遭受的人身攻擊。「一些科學家指稱該團隊的傲慢態度令他們感到不滿，更是加劇了爭議，」《科學》期刊表示。「才智、熱誠與精力廣受讚揚的穆雷，也因為他跋扈的作風飽受批評。」

聯合國機構抱怨 IHME 缺乏透明度或態度傲慢所形成的諷刺，讓《刺胳針》總編輯霍頓都受不了。「世衛組織與聯合國兒童基金會的處理方式糟透了，」霍頓說。「他們以為自己握有上帝賦予的權力來宣布死亡率及死因，如果別人膽敢站出來反對他們，他們就會火冒三丈。」

世衛組織秘書長陳馮富珍，事實上在那一期《刺胳針》發表了一篇看似親切的評論。5 月時，她獲得世界衛生大會同意她第二任的五年任期。她寫說，新版全球疾病負擔是「史無前例的努力」。「準確評估全球、地區和國家健康狀況與趨勢，對於公共衛生依據實證做出決策是很重要的。世衛組織因而熱烈歡迎全球疾病負擔。」她說，明年初，「我打算召開一項專家諮詢……以便全面檢討現階段有關全球衛生估計的工作。」

「他們真的是雙面人，虛偽，」霍頓在研討會後表示。「他們發表評論說：『我們歡迎這份報告』，可是他們派出先遣部隊去批評及踐踏。雖然數名世衛組織人員對於全球疾病負擔研究做出重大貢獻，他們都不准在《刺胳針》掛名共同作者。「他們對那場嚴肅會議預設立場，」霍頓指的是即將召開的專家諮詢，「他們說：『這是那份研究糟糕透了的一長串理由。』難怪克里斯〔對世衛組織〕很感冒。我也不想跟他們扯

上關係。」

霍頓對於人身攻擊感到失望，但並不是真正覺得意外。「每天我都會收到科學家寄來電子郵件，對於我們刊登的報告做出非常情緒性的批評，或者反應他們對於什麼事情生氣，」他說。「除了科學本身，他們也對人際關係極為在意。」當《刺胳針》拒絕他們時，研究者都很失望。可是他們可以理解。98％以上的投稿都會被拒絕。他們憤慨的是，競爭對手或是他們不贊成研究方法的文章得以刊登，不僅如此，還獲得如此殊榮。「那是很高壓的情緒氛圍，」霍頓說。「這跟理性一點關係都沒有。而是有關優先順序，捷足先登，學術競爭。這些對於科學都是很負面的。」他笑了笑，聳聳肩。「不過，它們的必然副產品是各項科學進展。」他說，明天一整天他要參加理事會議，討論跟全球疾病負擔競爭的另一項妊娠、新生兒及兒童存活的研究。「克里斯認為那份研究都是為了宣導，不怎麼科學，」霍頓表示。「我完全不同意。我認為他們對於兒童健康做出了巨大貢獻。」

霍頓相信，每一位偉大的科學家都是傳教士。「我不認為做個運動人士有什麼奇怪，」他說。「就以啟蒙運動來說。它不是為了學問之故而追求學問，而是為了社會進步，動力來自於想要改變事情，創造更美好的世界，見證科學力量發揮功效。」在許多領域，科學都已遺忘它的根源，而變成某種產品：「追求產品，追求專利，」霍頓說。他很珍惜自己在全球衛生的角色，因為他的工作不僅要觀察及實驗，還是「社會正義的工具」。「那是很強大的觀念，」霍頓又說，「它源於啟蒙運動。我們現在坐在皇家學會，而這正是皇家學會成立的目的。克里斯完全做到了，那就是全球疾病負擔。」

霍頓起身，拿起他的紅圍巾，查看一下手機。現在已是晚上七點。宴會廳裡的紅酒都喝光了。羅培茲和已經成年的女兒依內茲，正在跟佩

托講話。皮爾斯向史佩爾道賀,因為 IHME 的伺服器沒有當機。歐布雷德正在說明她和另外九個 IHME 同事這個周末在南肯辛頓租來的公寓地點。他們都在議論著研究所下星期二要在西雅圖水族館舉行的假日晚會。「這是我們的最後一年了,」歐布雷德說。她不知道自己接下來要做什麼。

穆雷站在一幀富蘭克林的肖像旁邊,接受今天最後一批人的讚美。「雖然他極為成功,但他不會有好日子過的,」霍頓說。「他樹敵頗多,大家都誤會他了。」在他們首次見面時,就在 2000 年《世界發展報告》公布後,「克里斯成為了公敵,」霍頓表示。「人們勸我不要接近他。『對啦,他很聰明,可是不要跟他扯上關係。他會讓你失望的。』等到他親自見到穆雷,霍頓反而十分同情他。「他跟人家說的正好相反,」他記得。「他是那種削瘦、很脆弱的體格,卻是科技宅男,只想談論數據。如果他可以繼續在世衛組織工作,他會留下來的。」

霍頓穿過房間走向他所說的主人公。他問說:「你要去休假嗎?」

「兩星期吧,」穆雷回答。他停頓了一下接著說,「我猜。」佳吉杜就站在幾呎外,她曾跟記者說,她「或許可以坐得夠久,花兩天在沙灘看書。」她接著說,穆雷「只能坐五小時,最多。」羅培茲聽到這個小故事後笑了。「當克里斯在希臘,悶得發慌時,我總會接到他發來的一大堆報告,」他說。

有個 IHME 的研究員說,他星期六要去瑞士。總是熱心當開路先鋒的穆雷,傳授他滑雪路徑的訣竅。他一邊做著誇張的姿勢,一邊示範如何做各種繞彎及直行。

第十七章
絕對是史詩

登陸月球─「啊哈」時刻─「為什麼沒有第二份報告？」

　　全球疾病負擔報告於 2012 年底公布的前幾周，穆雷開玩笑地說，等公布後，他要做個玩樂型的男人。當然啦，這要看你對「玩樂」的定義是什麼。穆雷和佳吉杜約會時都在滑雪，夫妻兩人的「休閒」是騎四小時的自行車穿越奧瑞岡山區。2008 年時，或許可視為他們對艾利森的敬意，他們買了一艘所謂單一級別的帆船，J/105，也就是參賽者均使用同款帆船的比賽用船。「重點是，你的航行能力決定一切，」穆雷說，他號召朋友擔任船員，還參加解說規則與策略的座談會。「這是一項運動：你必須找到你的船員，訓練船員，準備最好的資源。所有人必須在同時做好自己的工作。」速度是很重要的。他無法忍受慢吞吞的活動，他老實說。注意任何可能影響結果的小細節，對他也是一種吸引力。「你必須找名潛水伕去清理船底，因為連一丁點渣垢都會讓你慢下來。」在他們第一次一起參加比賽之後，佳吉杜跟他說：「那是我第一次遇到比你還龜毛的人。」

　　可是穆雷在乎的不是速度或競爭。他的動機很單純：他想要知道每件事。他相信，我們對於健康了解越多，我們便越能改善健康。「許多人以為克里斯只是喜歡數字，」結核病專家布魯姆表示，他現在是哈佛公共衛生學院名譽院長。「這當然沒錯，他確實喜歡數字。不過他的前

提是，數字是讓政府為人民健康盡責的唯一方法。」「我記憶最深刻的是處境很險惡，」羅培茲說起 1990 年代初期首度著手進行全球疾病負擔的時候。「根本無路可走。」他在強烈的恐懼感與興奮感之間擺盪。「那好像是登陸月球的感覺，」羅培茲說。「我以為，我們做的事是不可能完成的。可是四、五個月後，我又覺得，『這真是了不起。我們要去做了。』直到當時我都不能相信。穆雷真的做到了。」

　　世衛組織處心積慮打壓全球疾病負擔，都是徒勞無功。穆雷也沒有真的成為玩樂型的男人。《刺胳針》公布全球與地區研究結果之後，穆雷似乎跑遍世界各地。他在 2012 年底至 2013 年初三度造訪日內瓦與世衛組織，討論衛生統計。英國領導人把他請回倫敦。他和比爾·蓋茲一同拜會了挪威總理，該國政府是全球國際衛生計畫的最大捐款者之一。美國國家衛生研究院、外交關係協會、美國國際開發署（Agency for International Development）、世界銀行和白宮的高階官員都要求他來做簡報。《刺胳針》公布的報告是地區研究結果，可是那年春天個別國家的報告公布時，中國便已展開自己的疾病負擔研究。澳洲也是。巴西則舉行了國家及地區會議。有個疾病負擔方法的技術研習營在希臘羅德島舉行，那是 IHME 所能找到唯一批准所有與會人士簽證的國家。

　　IHME 公布個別國家的報告後，穆雷打算讓全球疾病負擔變成不斷更新、免費提供的公共資源，而不是每隔十年才公布一次。他想要跟個別國家的合作夥伴聯手，把分析的基本單位從國家變成地方。換句話說，不只是歐洲、亞洲、非洲和北美洲的疾病負擔研究，或者德國、南韓、奈及利亞及美國的研究，而是還有柏林和波昂、首爾及釜山、拉哥斯（Lagos，奈及利亞最大城）及阿布加（Abuja，奈及利亞首都）、紐約市和西雅圖的研究。舉例來說，看看墨西哥及澳洲因為他們的本地負

擔研究而有了多麼大的成就。現在，全球其他大約一百九十個國家都在跟著進行。「全球與地區結果其實是為了滿足科學界和捐款者，」穆雷說。「國家結果才是我們真正可以影響政策的地方。」

2010 年聘用的 IHME 研究員大多將在 2013 年夏天離職，轉換到他們職涯的下個階段，不過那年秋天將有新研究員報到，持續人類健康的進行式故事。如果蓋茲基金會一如預期提供更多的奧援，IHME 還將雇用一批新的正式員工以繼續及改善全球疾病負擔，每年產生新數據。那麼穆雷和他的團隊便可以評量我們生活與死亡的其他每件事。「被我長久以來忽略的每件事，」他說。

其中一大目標是強調健康數據的經濟重要性。IHME 不僅追蹤全球衛生結果，還有這些結果背後的支出模式。舉例來說，在 2010 年，開發中國家的非傳染病占他們疾病負擔的 48％以上。但這類疾病卻只占衛生援助費用的 1.2％。「每天，如果你把這種情況拿給人們看，此時你便會聽到『啊哈』的驚呼，」穆雷說。

除了經費，其他指標將來也會納入 IHME 報告。例如，教育對健康的影響。IHME 分析顯示，超越一定的貧窮分水嶺之後，財富與健康之間的全球關聯性其實並不那麼明顯。重要的是人們在學的時間有多少年。例如，越南及葉門的人均所得大略相同，可是越南女性的在學時間平均為 6.3 年，她們在 15 歲到 60 歲之間死亡的機率約為葉門的一半。佳吉杜研究教育對壽命、才智的影響已有十多年。「在學一年可使兒童死亡率降低 10％，」她說明。「反觀國內生產毛額（GDP）成長 10％——這是很可觀的，中國數年來一直有這種成長率——兒童死亡率卻只會下降 1％至 2％。」

這種現象背後的理論是，教育使得人們更加熟悉自己的健康與福祉，更有能力為他們自己與家人追求最好的照護。尤其是女性，上學通

常是避免年紀輕輕便生育小孩的唯一可行之路。女性上學的時間越久，她們懷孕的年齡便越大，一生中的懷孕次數也越少。

為了證明教育和健康的關係，IHME 花了兩年的時間蒐集 1970 至 2010 年，按照年齡、性別分類的學力，以及全球所有國家的人均所得。取得這些資訊一直很辛苦，這也是 IHME 決心證明他們可以做到的「不可能」計畫。即便是 GDP，「在這些國家，在這些年間，一半的數據點都找不到了，」佳吉杜表示。「即使有的也未必正確。」沒多久，他們便新增各國國內貧富差距的指標。

「你們先是做了世衛組織應該做的工作，」IHME 董事皮歐特告訴佳吉杜和穆雷，他也是倫敦衛生及熱帶醫學院院長。「現在你們正在做世界銀行應該做的工作。」

另一項進行中的計畫，是核對及比較主要國際援助團體的公布數據。IHME 的贊助人及全球疾病負擔的最初支持者，跟所有人一樣受到檢視。他們同樣犯下評估失誤的過錯，公布各類不正確數據。例如，蓋茲基金會贊助的全球疫苗免疫聯盟（GAVI）以及全球對抗愛滋病、結核病及瘧疾基金會，「〔他們〕及世界銀行一直在發布『所拯救的性命』，」穆雷說。每個援助團體都這麼做，上述團體不過是其中規模最大的。他拿出從這些機構的官網所列印出來的資料：「全球對抗愛滋病、結核病及瘧疾基金會所贊助的計畫已拯救了 650 萬條人命」；「GAVI 的援助已阻止了 540 萬人免於死亡」；「世界銀行國際發展援助（IDA）過去十年已拯救了 1300 萬人」。他和羅培茲在全球疾病負擔尚未普及之前，便已發現這類雙重或三重重複計算。「GAVI 購買疫苗，」穆雷指出。「他們把每個施打疫苗兒童的健康福祉都視為自己的功勞。世界銀行則說：『不，不，是我們訓練健康照護人員及支付疫苗冷藏費用的。』你需要追蹤各個價值鏈的投資成果。」

全球疫苗免疫聯盟、全球對抗愛滋病、結核病及瘧疾基金會，及世界銀行這類國際機構雖然重要，但只是整份拼圖的一部分而已。即便有著捐贈者數十億美元的補助，開發中國家的政府花費在他們本國衛生計畫的平均金額也是外部援助的二十倍。可是，他們缺乏如何運用這些經費或是他們的努力是否奏效的正確資訊。換句話說，他們缺乏對於衛生體系的全盤了解。提供一個國家的衛生服務要花多少錢？誰負擔這些成本，誰獲得衛生服務？得到衛生服務的最大障礙是什麼？哪些人口受到最大影響？這些問題在 2000 年《世界衛生報告》都已提出並得到回答，也是 IHME 的下一個課題。這項計畫叫做「ABCE」，每個字母各代表一個重要研究領域：獲得衛生服務（Access），瓶頸（Bottlenecks），成本（Costs）和權益（Equity）。

「這項計畫極具企圖心，」佳吉杜以一貫的低調說法表示。「全球疾病負擔借助各地區正確資料的力量，因為他們有著相似的流行病情況。但你無法借助衛生體系的力量。」加拿大的衛生體系不同於美國，哥倫比亞的不同於墨西哥，尚比亞的不同於烏干達。「每個國家都完全不一樣，」佳吉杜解釋說。「你無法以此類推。」

不僅在各國之間，同一個國家的內部差異同樣很大，甚至更大。她列舉出一些差異：「設施完善，或沒有設施；裝備良好，或裝備很糟；富裕程度差異頗大。」在一個山區國家，取得照護的障礙可能是地理因素。在另一個地方，其限制可能是文化層面。佳吉杜指出，例如，如果沒有人會說原住民的語言，「原住民女性可能就不會去公立診所。」倒不是說消除不平等一定要做為首要優先事項，她接著表示，「可是除非你去加以評估，否則你就無法考量這些問題。當你做決策時，你務必要想到這些。重點是設法減少可以改變的不平等。」

IHME 的數據觸角向四面八方延伸，蒐集衛生計畫是否確實有效以

及地方上的醫師與病患如何改善結果的資訊。針對各個國家和援助計畫，IHME 想要評估各項措施實際執行的範圍：節育、經殺蟲劑處理的蚊帳、兒童免疫、新的產房等等。史蒂芬·林早已為 GAVI 進行一項為期四年、總額 1600 萬美元的評估計畫，開始由西雅圖往返尚比亞、烏干達、葉門、莫三比克和印度。他們調查的詳盡程度甚至到了他的團隊檢查醫院補給櫃的庫存，在疫苗儲藏地點安裝他們自己的溫度計以確保疫苗效果不會遭到不良設備破壞，並在事後訪問病患他們的治療情形。調查涉及數千家醫療設施。「我們基本上是在問說，什麼有效，什麼沒有效？」林博士說。「這正是令人振奮之處，過程和效果都很重要。」

2012 年 5 月，當大家都還埋頭忙著在 6 月董事會會議前完成全球疾病負擔之際，IHME 已簽下一紙 1000 萬美元的合約，將放大版的衛生追蹤系統引進到整個沙烏地阿拉伯。這項計畫的主導科學家是阿里·莫克達（Ali Mokdad），他在黎巴嫩貝魯特成長、讀大學，並在美國疾管中心工作二十年，曾任國家慢性病預防及健康促進中心行為監測部門主管，後來加入 IHME 擔任教職。「世界上所有的衛生資訊系統，包括美國的，都是閉門造車設立起來的，」莫克達說。「我們必須知道，一個國家的人民為了什麼上醫院。我們必須知道，心臟病突發的人受到何種治療。整個社會對於心血管疾病增加有何反應？」沙國提供幾乎無窮的經費，想要匯總他們國家的資料。

莫克達明白，任何公共衛生體系想要成功，一定要投入資源去蒐集資訊，可是有個公關問題：如果衛生體系運作良好，就什麼事都不會發生。「假使我是一個衛生部長，而我決定去做這件事，它既昂貴又要花四或五年時間才會完全發揮功效，」他解釋。「我現在無法證明我做的事情是對的。更糟的是，我沒有什麼功勞可誇口。人們看不到我的監督，可是大家都會看到我在醫院剪綵。」民意代表、世襲統治者和軍事

強人都有這種共同情結：他們都知道表象才是重要的。

他向政客遊說的理由是，沒有領導人能夠承擔數百人死於一項可預防的疾病所引發的疫情。「假設有個國家，一所學校的部分水源受到汙染，」莫克達說。「3 個孩子喝了，結果死於痢疾。」監測系統便會亮起疫情紅燈。「你去調查後，查明情況，」莫克達說。「你關閉那個水源，添加氯，便解決了問題。你的功勞是只有 3 名孩童死亡，不然可能會有更多人死掉。」

IHME 想要提供的資訊，並非都遠在天邊或是在開發中國家。有些就在國內。「以我們的所得水準，美國是衛生服務結果很差的例子，」穆雷說。「這是無可爭論的事實，理由的爭議很大。」有多少美國人的健康不佳是由於習慣不良造成的？有多少是所得水準造成的？有多少是因為無法獲得醫療照護或者治療不充足？沒有人確實知道。去詢問專家的話，你會聽到慷慨激昂的意見，卻沒有什麼證據。為了揭開神秘面紗，IHME 的科學家設計出方法，追蹤華盛頓州與西雅圖所在的國王郡個人健康的影響因素。

「在平均餘命方面，美國表現最好與最差的郡相差近 15 年，」史蒂芬‧林表示。「國王郡的研究，是為了更加仔細地了解這種差異的潛在決定因素。你的經濟購買力占了多少部分？你居住的環境呢？你是否因為潛在狀況而比較不可能被診斷出疾病，因而比較不可能獲得治療？還是說這跟你在醫院所得到的治療比較有關？」

人們自願加入這項研究。「我們知道他們住在哪裡，甚至知道離他們最近的路口，因此知道他們附近是否有公園，」林博士解釋。「我們知道他們花多久交通時間才能到市區，或速食店或超市。」IHME 亦透過其他數據系統追蹤自願者。「他們的膽固醇值是多少？我們有他們的醫療紀錄，」林博士說。「如果他們有高血壓的話，正在服藥嗎？我們

有他們的藥房紀錄。如果他們在馬路上心臟病發作，他們接受了什麼治療？如果他們出院了，後來存活了多久？」IHME 在設計這項研究時亦保護了自願者的隱私。重點不是要針對個人，而是將現有計畫的缺失揭露出來。就像人口普查一樣，大家不會在最終報告看到個人答案，只會看到整個人口的統計。「整項研究的目的是，你可以採取什麼樣的政策或者在什麼地方干預？」林博士說。

他們另外設計一些計畫，與病患直接合作，給予個人建議，好讓他們自己做出健康決定。其中一項計畫是利用與達特茅斯衛生政策及臨床診斷研究所合作開發的一款網頁應用程式（app），已在愛荷華、新罕布夏和科羅拉多州的五家醫院進行測試。「假如我的血壓是 140，而我一星期只運動兩小時，那麼我首先該怎麼辦：降低血壓或者增加體能活動？」林博士舉例說明這項計畫可以回答的問題。

「我們有專業知識，我們有企圖心，只需付諸實行即可，」莫克達談起他在沙烏地阿拉伯的新計畫，IHME 所有的計畫和他們研究的每個國家也都是這樣。「這裡每件事都是環環相扣，」莫克達接著說。「就像是疾病負擔一樣。得到成果之後，克里斯會說：『看吧，我可以做到的。看看它有多麼重要。』國王郡的研究將告訴整個美國，而沙烏地阿拉伯的計畫將告訴全世界。」

全球疾病負擔所造成的知名度和熱烈情緒，包括平面出版和線上工具，都將嘉惠這些未來的研究。他們將需要這種善意，因為這些研究將更難完成。在五年內，也就是完成新版全球疾病負擔研究所花費的時間，佳吉杜預期 IHME 在 ABCE 計畫的衛生體系研究只能涵蓋十五或十六國。「董事會叫我們把九成精力投入在全球疾病負擔，」她說。「這便是另外一成，而且絕對是難度更高。」

習慣於大數據、並且不害怕揭發以前政策疏失的新一代衛生官員，迫不及待要把這份研究的成果付諸實行。穆雷無數次推廣全球疾病負擔的場合當中，有一次葉門的兩名公共衛生部的官員深受感動，他們是仰慕者而非批評者，便趨前要求跟他用手機合照。「穆雷對世界上的衛生體系造成了許多改變，」其中一人說。「打從 2000 年我還是學生的時候，我就夢想要見到他。」

　　那個人是納瑟（Jamal Thabet Nasher），葉門公共衛生和人口部負責衛生計劃及發展的副部長。2000 年，他在倫敦衛生及熱帶醫學院攻讀公共衛生碩士學位。2000 年《世界衛生報告》公布後，「引起巨大的討論及爭議，」納瑟表示。「國際期刊上有文章批評國家排名，他們也批評其方法。」納瑟卻有不同看法，他覺得「那是評估國家的卓越作法」。「如果我在衛生部工作，我會期待我的衛生體系績效越來越好。穆雷和他的同僚已奠定各國提升衛生體系的基準。」

　　納瑟成為政府官員之後，葉門便進行國內的衛生體系評估，按照 2000 年《世界衛生報告》的公平、效率和回應度標準。在該份報告中，總體排名第一的國家是法國，阿曼是第八名，葉門則排名一二〇。「阿曼就在我們國境之外，」納瑟說。「我們自問：『為什麼鄰國的衛生體系全球排名第八？』他們的經濟狀況、社會、地理都與我們類似，其中應該有值得效法之處。我們如何才能做得更好？」

　　2005 年葉門衛生部 17 名官員組成考察團，去拜會阿曼衛生部。「我們了解到他們很有效率，」納瑟說。「他們關閉了一些醫療設施和中心，因為沒多少病人上門。」而在同時，附近的衛生設施延長了診療時間。「我們的新策略也這麼做了，」納瑟說。下一項研究的基準是回應度。在這方面，阿曼的急診體系令葉門官員吃驚。「所有的急診電話在七到八分鐘內便得到回應，」納瑟說。「那也成為我們的指標。」在考

察後，葉門設立起全國救護車系統，遍及大城市及交通最頻繁的鄉村道路。「我們的山區很多，連結鄉鎮與城市的公路也很多，」納瑟說。「這個〔救護車系統〕對於改善我們的回應度大有幫助。」

納瑟說，葉門衛生部仍在研究阿曼如何按照 2000 年《世界衛生報告》來改善及拯救人民。「大家都希望改善，」他相信說。「大家都想要得到評估。」諷刺的是，因為世衛組織從不更新其衛生排名，2000 年《世界衛生報告》不斷被新聞記者及社論作者引述。世衛組織從未有一份報告吸收到這麼多的注意[6]。在研究所及早年在政府工作時，納瑟便想不透，「為什麼沒有第二份報告？第三份報告？第四份報告？」當他在 2012 年終於見到穆雷時，納瑟甫獲選為世衛組織執行理事會計畫、預算及管理委員會主席。他說，來參加我們的雙年會吧，「我會提議說，世衛組織未來十到十五年的重點應該根據 IHME 將要進行的研究。」

幾個月之前，納瑟就讀的倫敦衛生及熱帶醫學院院長皮歐特，努力想要表達這個西雅圖新崛起機構所提供資訊的現今與未來範疇。「這個機構的廣泛程度是無可比擬的，」他說。「美國或歐洲沒有任何一個機構擁有 IHME 的資源或能力，而我們是歐洲最大的全球衛生學院」。「史詩」是其他專家用來形容全球疾病負擔的字眼。皮歐特也同意，並且更進一步說。「它是一部史詩，」他說。「他們在衛生體系所做的研究，絕對是史詩。」

---

6 在美國，麥可‧摩爾在他的 2007 年紀錄片《健保真要命》（*Sicko*）提到該報告，《華爾街日報》的言論版作者群在辯論歐記健保（Obamacare）時再度抨擊該報告，2009 年在 YouTube 一支瘋傳的美國影片，名為《我們排名三十七》（We're Number 37），觀看次數已達 65 萬次，而且還在增加當中。

第十八章
從伽利略到穆雷

投資經驗—關係管理—「你講過希波克拉底誓詞」—研究的內容—柔軟、隨和的人—做事情

2013 年 3 月

西雅圖。在晴朗的日子，當你飛在西雅圖上空時，你可以看到蓋茲基金會。首先映入眼簾的是太空針塔，像是一盞世紀中期現代主義（Mid Century Modern）風格的立燈，然後是紅色蠟筆熔成一團似的音樂體驗計劃博物館（Experience Music Project），再來是蓋茲基金會的新辦公大樓，於 2011 年竣工，狀似兩支面對面的回力鏢。不難想見本地人與外地遊客第一眼見到它都會產生一股渴望，尤其是外國醫學研究人員和代表。他們心中必然想著，那裡有數十億美元，我或許可以分到其中一些。

蓋茲基金會熱心行善，其他人則熱切希望基金會可以對他們行善。然而事實上，蓋茲夫婦，比爾與米蘭達，都很明白這點：和讓地球上每個人保持健康的成本相較之下，他們龐大的財富也只是滄海一粟。時常遭到批評的美國退伍軍人健康管理局（VA），服務的對象不到 900 萬人，年度預算卻是全球所有公共與民間單位向開發中國家提供的衛生援助總額的數倍。每一、兩年，澳洲花在其稀少的 2200 萬人民身上（約占全球人口的 0.3%）的福利經費，便超過蓋茲夫婦一輩子所能捐贈的

金額。當然，蓋茲基金會有能力做很多事。但是持平而論，這個基金會最具價值的或許是立下典範，如何付出，如何投資，即是行善的好方法。不是最大的善行，而是用既有資源所能做到的最佳善行。

為了支持健康計量評估研究所，蓋茲基金會給予各個國家和捐款者這些工具以強化他們自己的計畫。穆雷和羅培茲數十年來精細進行的全球疾病負擔研究，現在評量 20 個年齡層男女的 235 種死因、289 種疾病與傷害及 67 種風險因子的影響。2013 年 3 月，也就是《刺胳針》出刊後三個月，IHME 準備要公布完整的國家報告，及可客製化的軟體以幫助人們了解報告：GBDx，現在稱為全球疾病負擔比較（GBD Compare），還有另外三項線上互動式圖表，以補充先前在《刺胳針》網站發表的五份圖表。最後，跟蓋茲基金會一樣，民眾、媒體、衛生專業人員和決策者，還有世上所有人，都可以查看他們的情況。然後設定行動綱領，他們可以開始改善自己與他人的生活。

新公布的報告，與新聞記者會、簡報和慶祝活動都由蓋茲基金會在西雅圖總部舉行。2013 年 3 月 5 日，星期二七點三十分，穆雷走進基金會的一個大型會議室，穿著一套黑西裝。這個房間可容納一百七十人，分為兩區。牆上掛滿基金會贊助的計畫的照片，像是在某個越南圖書館設置寬頻網路，以及管理印度鄉村新生兒的疫苗。穆雷走來走去時，史佩爾在講台上測試網路連線。有個穿綠色洋裝的女士正在熨燙旁邊演講人桌子的黃褐色桌巾。在衛星連線及音控台前面，一支九人視聽小組正在架設三部攝影機。

一名助理向穆雷招手。記者們打電話來，想在預定的演講、小組討論和示範之前先訪問他。新聞記者兼全球衛生部落客湯姆·鮑森（Tom Paulson），將追蹤討論新數據的後續報導。他將會發現到，各地新聞媒體都在注意各國疾病負擔數值，由南非到西班牙，由印度到阿根廷。

「除了澳洲以外，大多數媒體都在報導他們的國家表現得有多麼差勁，」鮑森後來寫說。在英國，《衛報》報導，「吸菸、飲食、酒精和毒品是英國健康平均餘命低於平均的主因。」某家中國媒體表示，「飲食不良，抽菸和汙染是死亡的主要原因。」「從 1990 到 2010 年，俄羅斯的平均餘命幾乎沒有增加，」《莫斯科時報》（*Moscow Times*）報導。

接下來的半小時，人們陸續進場及就座，穆雷坐在另一個小房間舉行電話記者會，回答提問。「全球疾病負擔的一個主要目的是可以比較各國之間的健康，」他說。「我們相信這些工具可以讓複雜的資訊變得相對簡單，可供一般大眾取得。你可以比較不同死因，不同風險因子，看誰做得做好，誰進步得最多。」例如，美國的排名是多少？「以平均餘命這個簡單例子來說，」穆雷表示。「現在有些國家做得比較好了。如果你看數據，你會看到我們的女性處境尤其困難。不過也不是那麼黯淡，我們在中風和乳癌方面表現良好。」

你可以說明地方上的差異嗎？另一名記者問說。「我們花了 500 人及五年時間才達成我們由 187 國所蒐集的數據程度，」穆雷說。他提到西雅圖國王郡的研究，現在已擴大到紐約市和亞特蘭大市所在的喬治亞州富頓郡。而英國、中國和巴西的市政府也將跟進。「我們希望不只是在郡推行全球疾病負擔的研究，而是要更加深入地方，」他接著說。「我猜想要一年到十八個月才會有結果。」

什麼是最好的指標呢？有人問說。「健康平均餘命，也就是你可以預期在良好健康下生存多少年，」穆雷說。他們什麼時候要重複這項研究？又有人問。這位科學家由座位上傾身往前。大新聞，「這項研究每年都會更新，」穆雷說。「我們將持續更新。我們將擴大傷病項目及增加新的風險因子。我們將在每個國家尋找合作夥伴，並希望可以找到。」

為了實現這個目標，主辦今天早上會議的蓋茲基金會，又向 IHME

提供 2500 萬美元的補助金。「我們使用全球疾病負擔的估算來設定實際執行計畫的優先事項，還有研發，我們應該投資哪些領域呢？」該基金會負責愛滋病防治的史特法諾‧柏托齊（Stefano Bertozzi）說。「製藥業期待投資報酬，用美元來加以衡量。我們同樣期待投資報酬，但是用全球衛生的改善來衡量。」

在結束電話提問之後，穆雷走回現在已座無虛席的會議室，跟人握手寒暄。過去、現在和未來的合作者都在這裡，包括「程式非洲」（Coders4Africa）、總部設在英國的「道路安全」（Make Roads Safe）、黎巴嫩的巴拉曼大學（University of Balamand），和紐約市健康及心理衛生部。八點五十五分，所有座位都滿了，還有二、三十名男女站在後頭。他們突然間都噤聲，彷彿是婚禮時大家知道新娘要進場了。「比爾來了，」整個房間的人都小聲說著。

然後他就到了。比爾‧蓋茲從隱密的側門走進來了。

蓋茲穿著黑色流蘇樂福鞋，深藍色長褲，和條紋襯衫。他戴著窄框長方型眼鏡，大家都認得的臉上長著雀斑，凌亂的淺褐色頭髮，白髮摻雜了一半。在他自己的總部，他本人看起來較瘦小、較年輕、較自在，不像在其他地方和場合所拍攝的大多數照片。他在前排和穆雷坐在一起，開心地笑著，跟他握手。

穆雷走上講台。「早安，」他跟大家說。「我要講過去二十年來全球衛生的改變與一些未來挑戰的各種故事，利用 2010 年全球疾病負擔背後的科學，也就是這項大型合作計畫的工程，以及現在已在線上推出的多種圖表，大家離開後都可以使用，並且希望未來世界各地數百萬人都能使用。這是一個在許多方面有著驚人進步的故事，這是一個未完成議題的故事，這是一個地方衛生模式有很大不同的故事。」

沒有筆記或簡報，只用網路瀏覽器將全球疾病負擔的圖表投射在螢

幕上，他顯示 1990 到 2010 年的死亡年齡和原因。比起 2012 年他在許多會議上講述的故事，以及那一年年底在倫敦《刺胳針》首度發度公布這項研究，這次是更新、更大、更仔細的版本。三個月後，整個世界將可以跟著他一起做。穆雷將計量指標換成損失生命年數，這個指標是為了讓一個九十歲死亡的案例不會等同於一個一歲死亡的案例，接著又轉換畫面，加上傷病造成的失能損失年數。每一次，圖表都即時更換。「各位看到的是兒童死亡率大幅下降，我們已經把兒童死亡人數減少到 700 萬以下，雖然還是很高的數字，但以全球來看仍是很可觀的改變，讓全球死亡的年齡提高，」他說。「造成失能的原因與造成早逝的原因很不一樣，當我們用失能調整損失年數（DALYs）的指標來加以衡量，也就是我們把總疾病負擔量化的方法，各位便可以看到這種全球的複雜情況：兒童成為重大議題，可是年輕與中年成人卻背負沉重負擔。」

這些圖表並不是僅限於健康損失年數的原因。如同穆雷五個月前在墨西哥市所做的示範，它們亦可顯示按照年齡、性別或地點的數據。操作及點擊之後，穆雷將 11 個國家並排列出。「先是日本，有些方面是全球最健康的，還有澳洲，幾乎一樣健康，」他說明著，「最右邊是尼日，他們的兒童死亡率可能是最高的。」中間是美國、墨西哥、中國、俄羅斯、印尼、瓜地馬拉、葉門、印度、尚比亞和盧安達。他又調整到 1990 年到 2010 年。「請注意，」穆雷說，「即使是在情況最糟糕的地方，我們還是看到顯著的進步。但這同時也顯示出，各地的進步程度不同。」這二十年間，盧安達的人均健康損失減少了將近一半。以相同指標來看，中國不僅趕上甚至還超越美國。「那是極具戲劇性的轉變，」他說。

穆雷說話的時候，蓋茲用黑色鋼筆在會議時程表的紙張上做筆記。他圈出重要的概念，在穆雷解說數據時不停地點頭。穆雷使用全球疾病

負擔比較，以前名稱為 GBDx，來說明複雜的概念，例如流行病的轉變、各國比較、由兒童死亡率及傳染病造成的負擔，到非傳染病的負擔。另一項工具讓來賓看到個別國家各種健康威脅的排名。穆雷指出，在尚比亞，「一直到第**十二**項負擔原因，你才會看到傳染病、妊娠或新生兒以外的原因。」千禧年發展目標想要解決的問題並未消失，即便它們現在已成為總體情況的一環。蓋茲和基金會全球衛生主管崔佛‧孟戴爾（Trevor Mundel），從大螢幕上那份排名表轉頭看著彼此。他們無奈地笑著點頭。

每年一月，蓋茲都會向大眾發表一份公開信，專注在議題上，用第一人稱說明基金會的進展和優先事項。以前的主題包括「農業的創新」、「疫苗的奇蹟」和「開明的自私」。2013 年的主題則是健康計量。「企業把增加利潤視為首要目標，」蓋茲寫說：「管理階層決定可以推動獲利的行動，像是改進客戶滿意度或增加新產品的功能，然後設計一套系統來定期評估。如果經理人採取了錯誤的措施或者表現不如競爭對手，獲利就會下降。」

他解釋說，基金會跟政府計畫並不相同。基金會不像企業，而是會自行挑選目標，並且把它們視為底線。「在美國，我們基金會大多著重在改進教育，因此我們的目標包括減少高中輟學的人數，」蓋茲接著說。「在貧窮國家，我們的重點是衛生、農業和家庭計畫。」他又說：「針對一項目標，你要決定你需要改變哪些主要變數才能達成目標，這跟一家企業挑選客戶滿意度這類公司內部目標一樣，然後擬定改變計畫及評估改變的方法。你會把評估結果當成回饋來進行調整。我想，很多的努力之所以失敗，是因為他們沒有把重點放在正確的措施，或者他們的投資不夠充足，所以無法正確去做。」

蓋茲在穆雷之後走上講台，他說明正確與詳盡數據的重要性。「在

大多數方面，尤其是在衛生領域，我們都好好地評估我們達成的進步，」他說。「我們看到誰做得好，誰做得不好，然後我們提出方法做出非常快速的改變。」

他談到他在 1993 年世界發展報告讀到第一份全球疾病負擔的數據。「我完全被貧窮國家的疾病負擔給嚇到了，看到痢疾造成數百萬孩童死亡，以及痢疾的一些病因，像是輪狀病毒，其實是可以預防的，也就是說，富裕國家有疫苗可以降低死亡人數，可是貧窮國家卻沒有。」看過這份數據後，他決定拿出錢來：1999 年以來，蓋茲基金會已提供 25 億美元來擴大疫苗供應與開發，這是 2010 年的兒童死亡人數比 2000 年減少 250 萬的主因。「正是看到那份數據，那些一點也比不上今天我們所看到的初期圖表，蓋茲基金會才會專注於全球衛生。」

今日，全球所有國家都可以跟他們一起改善他們或者各地人們的生活。「在我們走上這條道路之後，我們有機會贊助許多研究去進行評量，可是卻沒有辦法把數據整合起來，做為這個領域各種爭論與決定各項決策的終極溝通工具。現在有了全球疾病負擔，我們就有了這些工具，」蓋茲說。「我要恭賀克里斯・穆雷與他的團隊完成了一項了不起的工作。」

2012 年，華盛頓大學與蓋茲基金會聯合聘雇的一支獨立外部評估團隊，給 IHME 的卓越技術打了「A」等的成績，卻給外部合作打了「C」等。評估者表示，就重要成就來說，該研究所的工作可稱為「最高境界」，因為它們挑戰現狀並對這個領域帶來幫助。穆雷的團隊「信譽卓著」，「高度獨立」，並且已造成「巨大衝擊」。可是，如果講到重大疏失，IHME 成立以來的前五年與健康計量領域的其他人士形成某種不健全的「疏離」。他們難以建立合作關係的原因是，「IHME 不必要地

挑釁聯合國體系並製造緊張關係。」如同 IHME 董事及印度公共衛生基金會主席史里納斯・瑞迪（K. Srinath Reddy）表示：「很顯然，IHME 普遍獲得尊崇，但不是受到天底下的喜愛。」霍頓則提出比較樂觀的看法。「好的科學是兩極化的，」他說。「從伽利略到穆雷。」

一年後，加強合作依然是重要的持續議題。各國的全球疾病負擔報告在蓋茲基金會公布的同一天，《刺胳針》發表一篇針對英國的詳盡報告。穆雷、羅培茲和整份全球疾病負擔研究的其他核心科學家均名列作者。還有英國衛生部及轄下的英格蘭公共衛生局，國家癌症行動團隊，國王學院倫敦牙醫學院，和劍橋安格利亞魯斯金大學的視力與眼睛研究單位等英國本地領導人，亦掛名作者。這是第一份使用最新全球疾病負擔數據而做出來的國家報告，這份報告不僅本身重要，更成為設定公共衛生議題的新時代模範。

英國衛生大臣侯俊偉（Jeremy Hunt）立即發表回應。「我希望英國在解決早逝的主因這方面成為歐洲表現最好的國家，從五大殺手疾病著手——癌症、心臟病、中風、呼吸道和肝病，」他寫說。「可是《刺胳針》新近公布早逝主因所顯示出的國人健康驚人狀況，證明我們有漫長路途要走，而後才能自信地說我們可以達成這個願望。」之後他提出了一套詳盡的政策提案，名為「活得好才能活更久：呼籲採取行動以減少可避免的早逝」。對穆雷來說，英國的經驗是一項與當地機構合作的試驗。「能夠有本地機構參與研究，他們確實了解研究的意義，了解所有的數據，知道數據的好處與壞處，以及是否實用，讓我留下深刻印象，」他後來說。「將來我們要更加積極和個別國家往來。」

為了完成全球疾病負擔研究，穆雷召募了大約五百名外部專家來擔任同事，依照他們的疾病、傷害和風險因子專長來分組。現在他想要建立另一支同樣大規模的專家小組，熟悉個別國家衛生狀況的專家。他舉

例說：「好比有一個人，他是肯亞非傳染病死因專家。」基於這個目的，新版全球疾病負擔將設立永久性地區主管，負責聘雇合作人員及建立世界各地本地疾病負擔的研究能力。「這整件事的目的在於關係管理，」穆雷說。「那是我們目前要展開的冒險。」

莫克達早已在中東簽署合作的國家。洛薩諾不久之後將在 IHME 與墨西哥國家公共衛生研究院之間兩頭跑，將負責拉丁美洲和加勒比海地區。羅培茲將聯繫澳洲與太平洋和部分東南亞國家；海蒂・拉森（Heidi Larson），醫學人類學家兼倫敦衛生與熱帶醫學院的高級講師，將找尋歐洲合作夥伴；湯姆・艾丘吉（Tom Achoki），肯亞醫師、公共衛生專家及 IHME 前員工，將駐在波茲瓦那，負責非洲計畫。在全球疾病負擔研究顯示居家空汙是盧安達的首要風險因子之後，政府領導人便宣布新計畫，要安裝一百多萬部新的潔淨火爐。「我想我們已邁入一個美麗新境界，疾病負擔已成為大多數國家的主流，」穆雷說。

即便是分裂的美國健保體系亦團結起來，一起去了解這些新數字。2013 年 7 月 10 日，《美國醫學會期刊》（*Journal of the American Medical Association*）刊登〈美國衛生狀況：1990 年至 2010 年〉，共同作者包括穆雷團隊及五十多所美國醫學與公共衛生機構的合作者。在計算美國的疾病負擔、傷害與主要風險因子，並且跟經濟合作暨發展組織（OECD）的 34 個會員國比較之後，他們發現，2010 年，美國在年齡標準化死亡率這個指標排名第二七，出生時平均餘命排名二七，健康平均餘命排名二六。美國的疾病負擔主要風險因子是飲食風險，抽菸，身體質量指數偏高，高血壓，高血糖和體能活動不足。2010 年便有超過 67.8 萬例死亡歸因於飲食不良。

文章刊登的當天早晨，穆雷在白宮為市長和其他地方官員簡報這些結果，這場活動是由第一夫人蜜雪兒・歐巴馬主辦，做為她所發起的

「動起來！」(*Let's Move!*) 公共衛生運動的一環。從互動式美國衛生線上地圖，可看到每個郡在平均餘命、體能活動、肥胖症和血壓方面的評估結果。IHME 負責人表示，就各個郡來看，印地安那州與巴拿馬的男女可能有著相同的平均餘命，內華達州和越南相同，密西根州和敘利亞相同，這類比較是政客們很難忽視的。

2013 年 11 月，第一份全球疾病負擔報告在《刺胳針》公布不到一年後，世衛組織公布他們自己的 2000 年至 2011 年全球疾病負擔初步估計，「符合並結合聯合國機構、跨機構與世衛組織對人口、出生、各類死因與特定死因的估計。」可是，世衛組織公布的只是 Excel 試算表檔案，只有各個大陸地區，而沒有個別國家。他們要如何追趕上來？「我認為，世衛組織的角色不應該是複製學術機構可以做得更好的工作，」羅培茲說。「穆雷和我有一大群人手為我們做事，我們將更快做到〔完整版、內容深入的疾病負擔研究〕。」

在昆士蘭大學任教十年後，羅培茲已轉任到墨爾本大學，並建立起新的全球疾病負擔次級團體，其主要目的是改善各國的出生登記制度。他明白，在出生時和死亡時被列入計算或許不被普遍視為一項基本人權。可是沒有這項制度的話，其他權利都岌岌可危，包括食物、庇護所、教育和投票權，更不可能在個人與公共衛生做出重大改善。「每年大約有 5200 萬人死亡，其中約 35％，即 1700 萬或 1800 萬人，有登記在案，」羅培茲簡潔扼要地說。「所以說，我們遺漏了 65％ 的死亡。」也就是尚待補足的。「不論到哪裡，我腦袋裡都裝著這些數據，」他老實說。

IHME 也在改變當中。由 2012 年到 2014 年 6 月，員工人數幾乎增加了一倍，達到將近兩百人，其中有 12 名數據索引人員、26 名教員、35 名研究學者及 44 名研究人員。該研究所在華盛頓大學設立健康計量

與評估博士課程，並在該大樓又占據了另一個樓層。其他資金來源，包括科學與慈善補助金、政府與援助團體合約等，逐漸跟上蓋茲基金會的龐大捐款。IHME 成立一項 10 萬美元的年度獎項，以表彰「使用全球疾病負擔來採取行動，使人群更健康的個人或團體」。（獎金由大衛・魯日（David Roux）及其夫人芭芭拉提供，他是 IHME 董事，也是私募基金銀湖（Silver Lake）的共同創辦人。）雖是學術單位，但其氛圍像是欣欣向榮的生技公司或成功的網路公司。有一天，史蒂芬・林讀到一位即將離職的員工寫電子郵件在最後的上班日跟大家道別。他的部門已擴大到他從來都沒有見過她。

「IHME 是個龐然大物，」某個外部合作者表示。如果不是其他機構，而是他們拿到大部分既有的健康計量與評估經費，他擔心下一代的高階全球衛生研究人員會怎麼樣。「全球疾病負擔可以激勵年輕學者，吸收他們進來，」他說。「可以想見，同樣地，該研究所也可能排擠到他們。」

穆雷也有這種顧慮。「只有一個龐大來源時，錯誤便可能永久存在，」他說。「錯誤會一代一代傳下去。有競爭才能保障不出錯。」問題在於進行類似研究的其他研究人員所涉獵的領域都跟千禧年發展目標相同——兒童與妊娠死亡率、結核病、瘧疾和愛滋病。在比較評估人類所有的傷病時，三分之二以上的全球疾病負擔都只有 IHME 在研究。「這不太好，」穆雷承認。但在某個時候，應該是其他人要跟上腳步。穆雷並不想取代舊當局。他想要散播他的新思維，並想把那種思維轉化為具體行動計畫的幹勁。就最新研究結果獲得的回應來看，他有理由保持希望。

蓋茲基金會活動的當晚，穆雷和佳吉杜在他們家裡辦了派對。穆雷

和羅培茲在派對開始前幾分鐘才抵達。他一打開大門，九十磅重的黃色拉布拉多犬「庫馬」（日語中熊的意思）便撲了上來。穆雷才把狗趕到封閉的區域，門鈴便響起。「艾曼，」穆雷看向窗外，並叫喚著妻子。「我們的第一組客人是蓋茲夫婦。」

不是那位微軟前執行長、現已全力投入慈善事業的蓋茲，而是他的父親。老蓋茲（Bill Gates Sr.）身材高大，超過六呎，他穿著休閒褲，棕色毛織背心外搭運動夾克，還戴著助聽器。他的眼鏡和他兒子同一款式，只不過是粗框。他把眼鏡戴在鼻尖上。他的夫人咪咪也一同前來，她是個嬌小、和藹可親的女士，穿著黑色長褲、黑色襯衫，戴著一條銀項鍊。保姆領著十八個月大的娜塔莎‧穆雷走下樓梯，來迎接嘉賓。這個女娃兒的頭髮和眼睛和她母親一樣是深色的，但笑容和穆雷是一個模子印出來的。「妳要媽媽還是爸爸？」佳吉杜用希臘語問她。「媽媽！」她高聲喊叫。不過，穆雷還是牽著她。娜塔莎笑得好大聲。沒多久她便帶著他在清空的客廳地板上四處走。

他們的房子是新的，寬敞但不是很大，位在西雅圖木蘭社區的一個轉角地段。（2012 年，穆雷的年薪是 48.8 萬美元，比華盛頓大學美式足球副教練還低，大約是美國心血管外科醫師的平均薪資。）在街上，你可以看到普吉特海灣（Puget Sound）。為了準備派對，客廳沙發被推到靠著牆邊放置。咪咪‧蓋茲跪下來跟小朋友玩。「嗨，」她用老祖母的語氣說著。老蓋茲坐在開放式廚房的一張高腳凳，跟保姆聊天。一般日子的晚上，她大多在下午五點三十分下班。她周末時不工作。穆雷贊成這點。「我又不是在唸醫學院，」他說。「我可以花時間陪伴女兒。」最近佳吉杜出差時，他才花了一星期單獨照顧小孩。「感覺很好，」穆雷說。「跟她在一起很好玩。老來得子的好處就是年輕時為人父母會覺得有壓力的事情，一旦年紀大了，就能比較享受。」

派對熱鬧起來了。酒保端出紅酒及加了葡萄柚的伏特加。沒多久，幾位全球衛生界的領導人物，包括男主人，都漸漸放鬆了。「讓我感動的是我的父母或我的家人，」穆雷稍早跟人聊天時說。客廳牆壁上掛著小巧的成對繪畫，描繪白雪皚皚的山頂在日出時的景氣。這些畫作是一場險些釀成個人悲劇的證物。穆雷和佳吉杜在 2008 年為了慶祝她的三十四歲生日，租了雪地履帶車，並雇用嚮導在卑詩省進行野地滑雪。「我們做過很多瘋狂的事情，」佳吉杜說。「可是我卻是在有嚮導陪同滑雪時遇到雪崩。」穆雷第一個滑下林木陡坡，緊隨在後的佳吉杜卻被雪崩掃倒及埋沒。她跌斷兩截脊椎、頸部、一隻手、兩根肋骨、大腿骨，還有膝蓋到腳踝之間的每一根骨頭。她被直昇機送到卡加利，再轉運到西雅圖，歷經九次手術，在醫院及家裡花了將近四個月休養。

　　「艾曼的九次手術，差點喪命，有一陣子我們以為她會癱瘓，讓我們對衛生體系的醫療因素有了全新的觀點，」穆雷說。他記得在她被送去的第一家醫院等候時，她的醫師呼叫了穆雷。等穆雷見到醫師時，結果竟然只是要問穆雷的信用卡號。他想要確定他的手術拿得到費用，因為他們不是加拿大人。「我瞪著他看，」穆雷說。「他說：『你認為這樣很不恰當嗎？』我說：『你講過希波克拉底誓詞』（譯註：Hippocratic oath，即醫師誓詞。）。」

　　觀點是很重要的。「當你親近的人受傷，而不是你本人時，反而更加難受，」穆雷說。「所以，我們最好要把事情做好，這些事情太重要了。醫師的第一天職是不可傷人。」當你從事於全球或國家衛生政策的層級，錯誤會害死數百萬人，新的發現則可以拯救數百萬人或者更多。「所以我們才會如此偏執，」穆雷說。「所以這個領域充滿競爭才會是好事。」一個世代之前，Google 地球之類的產品純屬科幻小說。現在，

我們每天都在使用，而 IHME 在衛生觀點也做出相同的承諾。研究衛生，我們便能找到活得更好的路徑。

沒多久，娜塔莎便該上床了。「我的心願是設法讓她了解，外頭有個廣大的世界，」穆雷稍早時說。「有很多事情是她可以去看、去了解的。孩子由小小的世界觀起步，也就是他們自己和父母，然後慢慢擴大視野。任憑他們自己的構想，人們的世界觀其實是很孤立的。那麼你如何去化解？」

沒有人可以指責 IHME 的員工世界觀狹隘。在國家報告公布後，不是每個人都要繼續留在全球疾病負擔團隊，但是曾經跟穆雷一起工作，或者只是待他旁邊的人，很少人不受到感動。除了穆雷和羅培茲之外，從哈佛 Pop 中心及哈佛全球衛生計畫過來的米蕭，是唯一在過去二十年參與每一項全球疾病負擔研究的人，在蓋茲基金會的活動結束後，她考慮要退休。「剛開始時，沒有人料到全球疾病負擔可以撐下去，」她回想著。研究之所以可以成功是因為「克里斯和艾倫採取彈性做法，」她說。「某些失能調整損失計量指數的基本假設已全面修改過。」全球疾病負擔研究能夠維持下去是因為它是持續進行中的工程。它一直在改進舊數據，同時增加新數據。米蕭花了二十四小時飛到西雅圖，擁抱穆雷，向他道賀。「很高興終於完成了，」他跟她說。「接下來呢？」米蕭說。穆雷一口氣接著說。「接下來是新版本的全球負擔，」他說。

儘管跟穆雷一起工作極具挑戰性，做他的合作夥伴仍是比當他的競爭對手更具生產力。在他的團隊，你會戰戰兢兢。你會講話很快，思考敏銳。你要條理清晰，能夠解釋及辯護你的分析。你必須證明自己為什麼是對的，起碼證明自己企圖做對。「克里斯不是會為了作風問題而睡不著的人，他看重的是研究內容，」他在醫學院的同學金墉指出。「想

想看，我們今日拜全球疾病負擔之賜而有了多麼豐富的知識。」

2012 年 7 月 1 日，在奇妙的轉折下，原先是運動人士與援助工作者的金墉，就任世界銀行第十二任總裁。自從 2007 年穆雷離開哈佛之後，他們兩人就不曾待在同一個城市。但是他們再見面時，立即重拾往事。「我們很快就聊了起來，」金墉說。「我們都背負強烈的使命感，也就是消除貧窮，消除健康不良，努力不懈地想要改善世上窮人的健康與福祉，我們身體力行。」生重病的人不會想去找安於現狀的醫師。在持續進行全球疾病負擔研究之下，穆雷的病人現在已達到 70 億人。「假如我想要知道某項議題現在的情況，」金墉接著說。「我第一個打電話問的人就是穆雷。」

穆雷對於他的工作和他的工作夥伴十分執著。無法忍受他作風的人都離開，去了別的地方。而完全沒有參與研究的人都會變得非常疏遠，尤其是家人。打了十五年的官司後，他失去第一段婚姻的三名子女的所有探視權。不過，穆雷還是跟他們講電話及互相寫電子郵件。其中兩名子女已在法國讀大學。最小的還在唸中學。「我習慣壓抑許多不愉快的回憶，」他說。可是，跟子女失去直接連絡尤其令人難受。「我覺得他的很多不近人情都是保護色，」霍頓說。「你看到的穆雷外殼是為了讓他不受到傷害。」

他和佳吉杜的婚姻與他們女兒娜塔莎的出生，是否給了他家庭生活的第二次機會，如同蓋茲給了他第二次機會，讓他對疾病負擔有真正全面的了解？某個傍晚在 IHME 辦公室，穆雷被這種比較給嚇得臉色發白，但未必不同意。他這個人的魅力主要來自不在意別人的想法。研究說明了一切。做為主管，這點使得他的讚美受到高度評價；這彷彿是你的科學成就得到了客觀評估。可是為人父母是一種生活，而不是一項工

作。「我在三十幾歲時是個很嚴厲的爸爸，」他坦承。他皺起眉頭，接著笑了起來。「我現在是比較柔軟、隨和的人，」他說，不過他明白，不論他個人的變化如何，「柔軟」及「隨和」都不是別人會第一個用來形容他的字眼。

講個小故事：2012 年 6 月，IHME 董事會議的前一周，穆雷和羅培茲在華府碰面，想在交稿給《刺胳針》之前完成他們的核心報告。他們有四天時間來完成可能是史上最廣泛引用的衛生研究。然而，穆雷不僅拒絕所有的休息時間，甚至堅持他們去拜訪所有可能增加或使用全球疾病負擔結果的機構。有一天，他們去到了泛美衛生組織（PAHO），也就是世衛組織的美洲地區辦事處，主任蜜塔羅絲‧培伊艾格（Mirta Roses Periago）說她將進行該地區的貧血研究；接著到美國國際發展署，他談成協議，改善資料蒐集以及把準備公布的時間縮短到十八個月；再跟從亞特蘭大過來的美國疾病防治中心研究人員舉行會議，他們請他幫忙看看他們最近的流感疫情模型哪裡出了問題。

甚至連美國總統都無法阻止穆雷的行動。曾經有三次他被經過的白宮車隊給擋住，穆雷便跳出計程車，走路過去。羅培茲擔心他們會迷路。穆雷說，不可能。他的方向感無懈可擊。「這便是我還小的時候，當我們要橫越撒哈拉，」他說，「我父親叫我做嚮導的原因。」

他不再是個小男孩，但他永遠都是當年一家人齊力從事公共衛生計畫的一份子。你可以說，在非洲的那些歲月改變了克里斯。你也可以說那段歲月讓他真正了解自己。他來自一個聰明、頑固、甚至有勇無謀的家庭──絕對無私、堅定、世故、壓抑、聰明，近乎瘋狂的大膽。最重要的是，無可阻擋。

克里斯的姊姊琳達在他從大學畢業前是泛美航空的空服員，現在已

退休。她和先生育有兩名子女，目前一部分時間住在奧瑞岡州，一部分時間住在南加州。

1990 年代時，奈傑爾・穆雷與聯合國維和部隊合作，協助重整波士尼亞的中央衛生體系。為了表揚他的服務，他獲頒大英帝國勳章。在紐西蘭擔任醫療管理高階主管職位後，現今他與妻子和子女住在加拿大卑詩省，監督菲沙河谷衛生局（Fraser Health）這個規模 29 億美元、員工 2.2 萬人、病患 160 萬人的衛生照護體系。「我了解到，我擔任國家的衛生照護經理人可以發揮更大影響力，」他說，「影響提供照護的體系。」

梅根・穆雷是哈佛公共衛生學院教授，及法默與金墉共同創立的非營利機構「健康夥伴」的研究主管，她追蹤多重抗藥性結核病，並協助推行世界各地由當地主導的有效防治措施。「在政府協助下才能提供直接的醫療照護，」她說，而不是「一個小家庭。」有人認為她甚至比克里斯還要執著。最近有一次前往盧安達出差時，她和先生及小孩繞道前往奈洛比，把當年的荒原路華越野車從車庫裡開出來給他們看。車子還停在她的父母上次停車的地方。慢慢發動之後，車子還跑得動。她記得她的父親用完了盤尼西林。「我們人在那裡，」她說。「沒有供應鏈的話，我們無法提供治療。」「健康夥伴」如果無法確保供給，便不會開設新醫院。「那是因為我們經歷過目睹人們無法得到治療而死亡，」梅根說。「所以我們全部都從事公共衛生。」

克里斯附和這點。「我很容易便做出生涯選擇，」他談起自己的童年經歷。「我其實想都沒想過。」在外國入境需要填寫職業時，他還是寫醫師，即使他現在的「行醫」不是給個別病患看診而是追蹤數十億人的健康。穆雷說，醫學的美妙之處在於「你可以解決許多事情。」整體來說，人均疾病負擔在 1990 就年到 2010 年減少了將近 25％。「如果我

們可以讓分析發揮作用，人們能學到教訓，」他說，「我們不用到 2030 年便可以再減少 25％的負擔。」假如我們願意的話，各地人群都可以專注在我們最重大的傷病，以及怎樣才能好好加以治癒。

在他們的子女獨立之後，約翰和安妮‧穆雷有整整二十年時間一直回到非洲擔任醫護工作。「我們小孩都去唸大學了，」克里斯說。「他們便一直去非洲。」由 1980 年到 1995 年，一年有四個月時間，他們都待在肯亞。然後，等約翰從明尼蘇達大學退休三年後，他們前往馬拉威，在行醫之餘還教醫學課程，直到 1998 年。「那時，我們都有點老了，」他說。他們不再這麼做的時候，兩個人都七十七歲了。

安妮在 2009 年 4 月底死於中風，享壽八十八歲。約翰回到紐西蘭。嚴重的髖關節問題使他行動不良，可是他還是選擇住在他與妻子開拓的農場小屋，可以看見她埋葬的地方。「我對這裡充滿了感情，」他說。「我可以坐著不受打擾，看著外頭的乳牛。」為了慶祝九十大壽，他和分散四地的家人在西雅圖慶祝。在三小時的聚餐中，大家都舉杯致詞，包括約翰。看得出來他極為感動，他感謝這段婚姻和他的子女，說他極為感激有幸做為這個彼此關心的家庭一份子。

在那次晚餐後一年多一點的時候，在開車前往同一家餐廳時，穆雷被問到他覺得哪個部分有趣，是進行全球疾病負擔研究呢，或是向全世界發表？他毫不遲疑地說：「有趣的部分是做事情。」他已經接近當年他的父母帶著他們兄妹去迪法時的年紀。這四十年來四處旅行，但他從未再去過。

有一天吧。

「我很想再去，」穆雷說。「我喜歡童年時住在非洲。我還是喜歡又乾又熱的地方，讓我想起沙漠。」

他去過許多地方，所到之處，他依然擔任嚮導。他所有旅行的共同

點是，他總是嘗試前往傷病對人類構成無法承受之重的地方。他可以領會這個世界自 1973 年以來的旅程。以及我們還有一段長路要走。

如何運用全球疾病負擔研究
活得更長壽健康

　　運用全球疾病負擔的方法來了解健康的好處是，它有很多用途。政府可以使用這份研究與相關報告來擘畫政策，衛生部門可以利用這些數據來分配資源，而個人，包括你和我，可以利用它來加強控制我們自己的未來。如果想要盡可能活得久、活得健康，以下是八種方法。

1. 打敗死神

　　人人必有一死，但若能了解敵人，便可以採取預防措施來確保最長的壽命。首先，可以參考 IHME 的互動式圖表。例如，在下列這份圖表，全球疾病負擔的數據指出五大死因──缺血性心臟病 (IHD)、肺癌、中風、肝癌與糖尿病──便占 2013 年台灣早逝損失年數的三分之一。[7]

7　AA: 主動脈瘤。AFib: 心房顫動。Alzh: 阿茲海默症。BPH: 良性攝護腺肥大。CKD: 慢性腎臟病。CMP: 心肌病變。COPD: 慢性阻塞性肺病。HTN Heart: 高血壓性心臟病。IHD: 缺血性心臟病。Int Lung: 間質性肺病與肺結節病。LRI: 下呼吸道感染。Med Treat: 醫療副作用。Oth Circ: 其他心血管及循環系統疾病。Oth Diges: 其他消化系統疾病。Oth Endo: 其他內分泌、營養、血液和免疫疾病。Oth Neo: 其他新生兒疾病。Oth Neoplasm: 其他癌症。Oth Neuro: 其他神經性疾病。Parkins: 帕金森氏症。PVD: 周邊動脈阻塞性疾病。Road Inj: 交通傷害。詳細病症全名與情況請參考：http://ihmeuw.org/3q8v

這對你個人有什麼意義？首先，你可以吃得更健康：根據全球疾病負擔的估計，如果一般台灣人遵守 IHME 研究人員指出的理想飲食（請看第三點），心臟病造成的損失年數將減少 69％，中風的損失年數將減少 55％。同時，若減輕體重，可以使糖尿病的損失年數減少 37％。禁酒並不濫用藥物則能使肝癌的損失年數減少 24％。戒菸的話，肺癌的健康損失將減少八成以上──如果你抽菸的話，這句話就是對你說的。

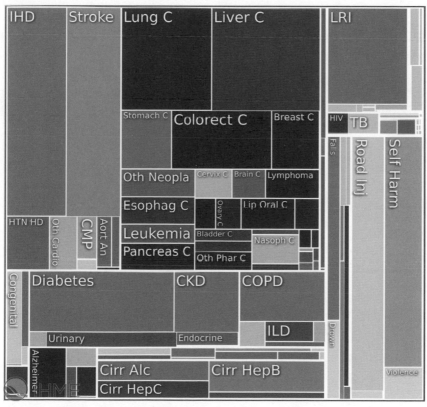

2013 年台灣早逝損失年數的原因

2. 堅持到最後

在台灣，前十大失能原因[8]的其中八項都不會直接致人於死。它們分別是下背疼痛和頸痛，聽力喪失與偏頭痛，其他肌肉骨骼疾病與焦慮症，思覺失調症與重度憂鬱症。不只如此，苦痛的主要原因在世界各地極為相似。如果你有任何周期性失能狀況，你便明白你的生活受到多少限制。根據全球疾病負擔的估計，設法解決你的非致命健康問題，你每年平均最多可以增加 40 天的健康生活。

想要預防背痛和頸痛，工作時要固定休息伸展身體，做些訓練核心肌力的運動，請教練來改善你的姿勢。至於其他肌肉骨骼疾病，治療、復健和外科手術通常可以減緩痛苦，提高行動自由。焦慮、憂鬱和思覺失調等病症可以用一系列有效的方法加以治療或治癒，包括心理治療。

---

8 圖表詳細資訊請見：http://ihmeuw.org/3q8x

2013 年失能年數的十大原因	
全球	台灣
1. 下背疼痛 (增加 57%)	1. 下背疼痛 (增加 83%)
2. 重度憂鬱症 (增加 54%)	2. 頸痛 (增加 57%)
3. 缺鐵性貧血 (減少 9%)	3. 聽力喪失 (增加 72%)
4. 頸痛 (增加 54%)	4. 糖尿病 (增加 131%)
5. 聽力喪失 (增加 51%)	5. 焦慮症 (增加 19%)
6. 糖尿病 (增加 136%)	6. 其他肌肉骨骼疾病 (增加 100%)
7. 偏頭痛 (增加 46%)	7. 慢性阻塞性肺病 (增加 89%)
8. 慢性阻塞性肺病 (增加 46%)	8. 偏頭痛 (增加 30%)
9. 焦慮症 (增加 42%)	9. 思覺失調症 (增加 40%)
10. 其他肌肉骨骼疾病 (增加 79%)	10. 重度憂鬱症 (增加 52%)

3. 改變你可以改變的風險

有些風險因子相對少數，卻占了全球疾病負擔的一大部分，在台灣和全世界，飲食風險排名最高。好消息是這些風險可能是最容易改變並且可以產生強烈效果的。驚人的是，對大多數台灣人來說，根據全球疾病負擔的建議，改善個人飲食的最好方法是攝取全穀與每天 300 公克的水果。盡可能自己下廚，這樣你才能控制自己餐飲中的鹽分，並儲備與蔬菜等量的堅果和種子食物。假如你愛吃海鮮，好極了——攝取足夠的 omega-3 脂肪酸跟攝取纖維同樣重要。要是你不愛吃的話，低成本的營養補充品可以幫你獲得每天 250 毫克的建議分量。

即便是排名較低的飲食建議也值得你考慮。全球疾病負擔顯示，如果 2013 年台灣人減少飲用含糖飲料，整體健康增加將比完全消除二手菸還多。

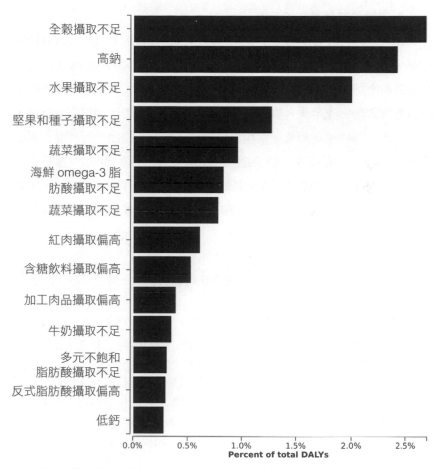

2013 年台灣造成疾病負擔的飲食風險因子排名 [9]

9　圖表詳細資訊請見：http://ihmeuw.org/3q90

4. 支持公共行動

IHME 對美國各郡的分析顯示，你的個人努力加上有效的公共衛生運動，你和數百萬人都可以一起快速增加壽命。1985 至 2010 年間美國平均餘命增加最多的 5 個郡，其中 3 個都在紐約市；該市對愛滋病防治的努力與服務領先全美，實施無菸公共空間及調漲香菸稅以抑制抽菸，規定餐廳菜單要標示熱量並禁用反式脂肪，最近還提出一項行動計畫，希望在 2024 年之前完全消除交通死亡事故。其成果非比尋常：曼哈頓、布魯克林和皇后區男性的平均餘命比上一代多了將近 10 年。如果所有美國人改善平均餘命的程度都像紐約和其他表現良好的郡，美國將是全球平均餘命最高的國家。

1985-2010 年美國平均餘命改變最大的十個郡	
男性平均餘命改善	女性平均餘命改善
1. 紐約，紐約市 New York (13 年)	1. 紐約，紐約市 (8.4 年)
2. 舊金山，加州 (10.6 年)	2. 勞登，維吉尼亞州 (7.8 年)
3. 金斯，紐約市 (9.8 年)	3. 金斯，紐約市 (6.7 年)
4. 勞登，維吉尼亞州 (9.6 年)	4. 布朗克斯，紐約市 (6.4 年)
5. 布朗克斯，紐約市 (9.6 年)	5. 甘尼森，科羅拉多州 (6.3 年)
6. 華盛頓特區 (9.4 年)	6. 皮特金，科羅拉多州 (6.3 年)
7. 福賽斯，喬治亞州 (9.2 年)	7. 馬林，加州 (6.3 年)
8. 古奇蘭，維吉尼亞州 (9.2 年)	8. 威廉王子，維吉尼亞州 (6.1 年)
9. 亞歷山卓，維吉尼亞州 (8.8 年)	9. 舊金山，加州 (6.1 年)
10. 哈德遜，紐澤西州 (8.6 年)	10. 博福特，南卡羅萊納州 (6 年)

5. 變得聰明（即使無法變得富有）

大部分經濟學家都認為，假如某個國家的平均財富增加，人民便有能力負擔更好的醫療照護，因而變得更健康。然而，IHME 的數據顯示，這種論點只有在某種程度以下才正確。因為，健康與教育之間其實存在更明顯的關聯。例如，墨西哥的人均所得只有美國的五分之一，可是女性的在學時間卻達美國的五成以上。按照這種趨勢，墨西哥的女性成人死亡率只是稍微高一點。越南和葉門的人均所得大略相同，可是，越南的平均在學時間多了 6.3 年，在 15 歲到 60 歲之間死亡率便低了一半。瑞士和辛巴威則是異數，他們分別有著全球最低和最高的女性成人死亡率，人均所得相差達兩百倍。

教育女性是格外明智的健康投資，主要理由有二：第一，在有醫療需求的時候，女性更能為她們自己和家人做出更好的決定；第二，女性可能延後生育的年齡，減少可能危及生命的懷孕。

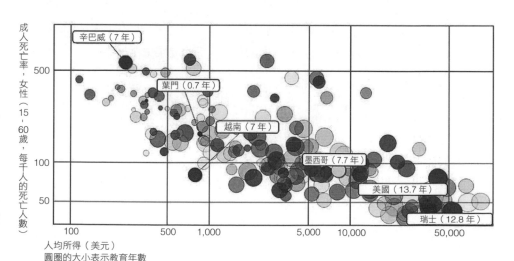

避免早逝：教育改善存活率

6. 生在日本或瑞士或新加坡或……

好吧，這是你無法控制的，是吧？不過，知道你的國家在個人健康方面與其他國家比較的表現，既具啟發性，又能幫助你考慮如何效法最佳作法。根據全球疾病負擔，2010 年，出生時健康平均餘命，也就是你在良好健康下預期可以活多少年，男性大約是 58 歲，女性則是 62 歲，比平均餘命少了 10 年。有些地方的人活得比其他人更久，壽命最長的是日本。

有一種法說認為日本成功有兩大原因。首先，二次大戰以後，健康出現突飛猛進的改善，日本人早已生活在一個平等主義社會，高度受教育，又衛生，政府主導強力的公共衛生計畫，尤其是結核病防治。如此降低了主要傳染病的感染。其次，近幾十年來，日本優良的飲食與體能活動傳統，搭配了減少鹽分攝取的新公共衛生計畫，和新的全民高血壓初級醫療計畫。這些都減少了主要的非傳染病。

類似針對飲食均衡、體能活動、解決死亡與失能主因和改善人們獲得醫療照護的計畫，對美國將有莫大的助益。如果美國的男性和女性能夠得到日本一樣的成果，將可以平均增加 4 年的健康生活。

2010 年出生時健康平均餘命最高的前十大國家	
男性健康平均餘命	女性健康平均餘命
1. 日本 (68.8 歲)	1. 日本 (71.7 歲)
2. 新加坡 (68.1 歲)	2. 南韓 (70.3 歲)
3. 瑞士 (67.5 歲)	3. 西班牙 (70.1 歲)
4. 西班牙 (67.3 歲)	4. 新加坡 (70 歲)
5. 義大利 (66.9 歲)	5. 台灣 (69.6 歲)
6. 澳洲 (66.8 歲)	6. 瑞士 (69.5 歲)
7. 加拿大 (66.7 歲)	7. 安道爾 (69.3 歲)
8. 安道爾 (66.7 歲)	8. 義大利 (69.1 歲)
9. 以色列 (66.7 歲)	9. 澳洲 (69 歲)
10. 南韓 (66.7 歲)	10. 法國 (68.8 歲)

7. 病在法國、義大利或聖馬利諾或……

這個也不是你可以控制的。不過，這是鼓勵你的政治領袖做得更好的方法。2000 年《世界衛生報告》評估各國的衛生系統表現。那一年人均健康支出最高的十大國家，只有兩國的衛生體系表現被評為全球最好的十國。例如，就整體表現來看，美國衛生體系該年度排名三七，儘管人均成本最高。法國衛生體系被評為全球最佳，長期失能與早逝率遠低於美國，而且人均成本還不及美國的一半。但部分原因是這些排名所引發的爭議，這份排行榜再也沒有更新，但並不表示排名是錯的。

2000 年衛生體系表現與支出的比較	
衛生體系表現最好的前十個國家	人均健康支出最高的前十個國家
1. 法國	1. 美國
2. 義大利	2. 瑞士
3. 聖馬利諾	3. 盧森堡
4. 安道爾	4. 挪威
5. 馬爾他	5. 冰島
6. 新加坡	6. 日本
7. 西班牙	7. 摩納哥
8. 阿曼	8. 丹麥
9. 奧地利	9. 奧地利
10. 日本	10. 德國

8. 持續了解

IHME 所進行持續的全球疾病負擔和其他研究，包括出版品、政策報告、國家報告和數據圖表，網址：www.healthdata.org。

主要的互動式圖表工具，全球疾病負擔比較（GBD Compare），使用地圖、圖表來比較各國國內與全世界的健康水準、趨勢和死亡及失能原因。喜歡排行榜的人，GBD 箭頭圖表（GBD Arrow Diagram）這項工具可讓你輕鬆探索疾病、傷害和風險因子的排名，按照地區、國家、年齡層、性別和時期。其他工具提供不同方法來檢視這些相同資訊，按照國家、數據來源和他們的差異，健康平均餘命及平均餘命等其他許多指標，來探索健康挑戰與成就。這些以及更多的互動式圖表，由美國健康地圖到國際衛生援助經費的圖表，都可以在 IHME 數據圖表首頁找到：vizhub.healthdata.org。

以上許多資訊經過校對及註解的版本，及更多受到本書啟發的故事與圖表，都可以在 epicdemiology.com 看到。你可以在該網站或者 jeremynsmith.com 了解更多及來信聯絡。

致謝

寫作時，我擅於描述人物和觀念。我的數學很好，可以掌握快速的對話，我也認為自己精力十足。貼身採訪克里斯‧穆雷和他的同事讓我勞心又勞力，也讓我時常感受到辛勤工作的喜悅。本人十分感謝本書中出現的所有人物，而我對於書中許多題目的看法有很大部分要歸功於眾多沒有提及的人士。

佛萊斯曼首先邀請我參觀健康計量評估研究所（IHME）。他壓根沒料到一個早上的導覽行程竟會延長到三年以上。在我開始長期投入之後，IHME 的公關主任 Bill Heisel 及穆雷的行政助理 Linda Ettinger，每周和我聯繫，有時是分分秒秒和我聯繫。Bill 幫我在他們最忙碌的時間找到大忙人，無論何時何日都得撥空回答緊迫盯人的問題，他和 IHME 所有人都鼓勵我寫出最完整的報導，無需任何預設立場。Linda 幫我追蹤克里斯，或者至少記錄他來來去去的行程，這可是一件苦差事。穆雷和羅培茲同意讓我觀察他們和他們的全球團隊，不加以限制或控制，對我來說是一份非凡的禮物。

這項計畫最初源起於《發現》（Discover）雜誌的一篇報導，很高興能和該雜誌主編 Pam Weintraub 及事實查核人員 Fangfei Shen 共事。若沒有 Mark Sundeen 的建議，我不可能提出寫作本書的企畫。我的文學經紀人 Michelle Tessler，和編輯 Karen Rinaldi 及 Jake Zebede 立即支持這個構想。Michelle、Karen 和 Jake 都比我還要聰明及能幹，可是他們信任我可以用正確方法寫出正確報導，並且在我出錯時伸出援手。對

於他們的協助，本人感激不盡。

在寫作本書的期間，我極為感謝 Fred Haefele、Kristin King-Ries、Larry Mansch、Haley McMullan 和 Mary Jane Nealon 對於草稿的意見。我的母親 Jane Smith 不但是最好的作家，也是位高明的編輯，她的許多寶貴建議使得本書在進行中越來越好。家人的支持與幽默讓我無比幸福——父親 Carl；妹妹 Lucia；妻子 Crissie 和女兒 Rasa。尤其是 Crissie，每當我問說我可不可以去世界流浪，她都說可以，然後等我一回到家，她總讓我感到安心。她不僅把不可能的事變成可能，也變成必需的事。

在紐約市，我住在 Josh Engelman 和 Eve Teipel 家中。在華府，我住在 Greg 和 Margot Squires 家中。在麻州，我住在 David 及 Camille Bernstein、Kevin Moore 和 Felicity Aulino，以及 Josh Schanker 家中。在西雅圖，我七度借住 Ping Xu 家中。他們不但誠摯招待，還提供他們的個人與專業經驗給我參考。我恬不知恥地借用了許多他們的想法，寫在書中。

在寫作期間給我鼓勵與建議的朋友包括 Tod Bachman、Amanda Dawsey、Nick DeCesare、Matthew Frank、Max Lieblich、Sam Mills、Kisha Schlegel、Rob Schlegel、Sharma Shields、June Spector、Kate Stetsko、Amie Thurber、Heidi Wallace 和 Jason Wiener。

本書有一部分要獻給我的中學數學老師 John Benson，還有中學化學及物理學習小組的成員。他和他們教導我去看、去了解、去體會和分享數字所訴說的故事。能夠這麼做一直是我人生中最大的幸福之一，現在則是我最大的努力之一。我很開心地說，我享受本書的每一分鐘。感謝各位。

資料來源

　　本書主要根據十餘次採訪行程與一百多次人物訪談。我無法逐一列出訪談的人士或是協助我進行研究的人，雖然不能列出完整名單，我想要感謝下列人士與機構。他們的貢獻使得我的寫作更加精進。當然，本書如有任何疏漏，都是我一個人的責任。

　　健康計量評估研究所：Tom Achoki，Miriam Alvarado，Charles Atkinson，Ian Bolliger，Dane Boog，Anne Bulchis，Jim Bullard，Kelly Campbell，Emily Carnahan，Brent Christofferson，Michelle Colyar-Cooper，Pete Crow，Joseph Dieleman，Herbert Duber，Laura Dwyer-Lindgren，Linda Ettinger，Abraham Flaxman，Kyle Foreman，Michael Freeman，Emmanuela Gakidou，Diego Gonzalez-Medina，Casey Graves，Michael Hanlon，Gillian Hansen，William Heisel，Spencer James，Nicole Johns，Nicholas Kassebaum，Patricia Kiyono，Katherine Leach-Kemon，Carly Levitz，Stephen Lim，Katherine Lofgren，Rafael Lozano，Michael MacIntyre，Abigail McLain，Ali Mokdad，Kelsey Moore，Kate Muller，Tasha Murphy，Mohsen Naghavi，Summer Ohno，Katrina Ortblad，Jill Oviatt，David Phillips，Kelsey Pierce，Peter Serina，Peter Speyer，Rhonda Stewart，Julie Vithoulkas，Haidong Wang，Sarah Wulf 和 Brittany Wurtz 等人。

　　阿迦汗大學（Aga Khan University）：Zulfiqar Bhutta。布萊根婦女醫院：Howard Hiatt 和 Marshall Wolf 等人。加州大學舊金山分校：Richard Feachem 和 Jaime Sepulveda。在開普敦大學：George Mensah。

達特茅斯衛生政策及臨床診斷研究所：Andrew Kartunen。哈佛大學：Barry Bloom，Dan Brock，Marah Brown，Panka Deo，Nir Eyal，Julio Frenk，Kelly Friendly，Gary King，Felicia Knaul，Catherine Michaud，Alicair Peltonen，Elizabeth Salazar，Joshua Salomon，Julie Shample，Lawrence Summers 和 Daniel Wikler 等人。倫敦帝國學院：Majid Ezzati。倫敦衛生及熱帶醫學院：Heidi Larson 和 Peter Piot。墨爾本大學：Jed Blore。牛津大學：Richard Peto。昆士蘭大學：Theo Vos。東京大學：Kenji Shibuya。清華大學：Andy Qingan Zhou。華盛大學：Brianne Adderley，King Holmes，Dean Jamison，Ruth Mahan，Paul Ramsey 和 Judith Wasserheit 等人。

比爾與梅琳達蓋茲基金會：Stefano Bertozzi，Kathy Cahill，Bill Gates，William Gates Sr.，Melinda Gates，Mimi Gates，Toni Hoover，Rachel Lonsdale，Trevor Mundel，Jeff Raikes 和 Philip Setel。美國中華醫學基金會：Lincoln Chen。健康影響研究所：Aaron Cohen。國際兒童中心：Tomris Türmen。健康夥伴：Emily Bahnsen，Paul Farmer，Jon Niconchuk 和 Gretchen Williams 等人。PATH：Ellen Cole 和 Steve Davis。救助兒童會：Simon Wright。Vitality Group：Francois Millard。華盛頓全球衛生聯盟：Lisa Cohen。

全球疫苗免疫聯盟：Seth Berkley 和 Peter Hansen。全球對抗愛滋病、結核病及瘧疾基金會：Mark Dybul。泛美開發銀行：Kei Kawabata 和 Diana Pinto。聯合國愛滋病規劃署：Paul De Lay。泛美衛生組織：Marcos Espinal，Fatima Marinho，Maristela Monteiro， 和 Mirta Roses Periago 等人。聯合國兒童基金會：Mickey Chopra。聯合國國際發展與人口統計與衛生調查計畫署：Jacob Adetunji，John Borrazzo，Trevor Croft，Troy Jacobs，Richard Rinehart 和 Shea Rutstein 等人。世界銀行：

Cristian Baeza，Lai-Foong Goh，Jim Yong Kim，Richard Mills 和 Marc Shotten 等人。世界衛生組織：Ties Boerma，Elizabeth Mason 和 Colin Mathers 等人。世衛組織歐洲地區辦事處：Claudia Stein。

澳洲衛生部：Jane Halton。迦納衛生局：Frank Nyonator。幾內亞國家公共衛生研究院：Lamine Koivogui。印度公共衛生基金會：K. Srinath Reddy。日本國立保健醫療科學院：Tomofumi Sone。挪威總理辦公室：Tore Godal。巴拿馬 Gorgas 健康研究紀念中心：Javier Nieto。烏干達衛生部：Christine Ondoa。英國衛生部：Sally Davies，Adrian Davis 和 Stephen King 等人。美國疾病防治中心：Danielle Iuliano 和 Marc- Alain Widdowson 等人。美國國家醫學院：Harvey Fineberg。葉門公共衛生和人口部：Jamal Nasher。

《衛報》：Ian Katz。Humanosphere: Tom Paulson。《刺胳針》：Daisy Barton，Pam Das 和 Richard Horton。Minerva Strategies：Joy Portella。ProPublica: Richard Tofel。

銀湖私募基金：David Roux。Trilogy Partnership：John Stanton。Windhaven 資管：Stephen Cucchiaro。

艾倫‧羅培茲、克里斯‧穆雷及其朋友與家人：Thomas Culhane，Lene Mikkelsen，Inez Mikkelsen-Lopez，John Murray，Megan Murray 和 Nigel Murray 等人。

內文的事實與引述談話來自這些人，來自《刺胳針》於 2012 年 12 月 15 日公布的全球疾病負擔研究，以及 2013 年 3 月 5 日在 healthdata. org 公布的更多線上細節，還有來自下列資料來源。我的個人研究則是使用哈佛大學、蒙大拿大學和西北大學的圖書館。我的許多訪談是用 Skype 進行。寫作時，我使用 Scrivener。

附注

作者序　事事重要，事事計算

26　192 個國家當中的 147 國：David E. Phillips, Rafael Lozano, Mohsen Naghavi, Charles Atkinson, Diego Gonzalez- Medina, Lene Mikkelsen, Christopher J. L. Murray, and Alan D. Lopez. "A Composite Metric for Assessing Data on Mortality and Causes of Death: The Vital Statistics Performance Index." *Population Health Metrics* 12, no. 14 (May 14, 2014).

27　一 年 由 58 億 美 元 增 至 294 億 美 元：Institute for Health Metrics and Evaluation. *Financing Global Health 2013: Transition in an Age of Austerity*. Institute for Health Metrics and Evaluation, 2014: 74–75.

27　全球經濟的一成：World Health Organization Global Health Observatory. "Total Expenditure on Health as a Percentage of Gross Domestic Product." Accessed July 26, 2014. http://www.who.int/gho/health_financing/total_expenditure/en/.

第一章　穆雷，穆雷，穆雷和穆雷

44　穆雷一家人合撰的第一份論文：M. John Murray, Nigel J. Murray, Anne B. Murray, and Megan B. Murray. "Refeeding- Malaria and Hyperferraemia." *The Lancet* 305, no. 7908 (March 22, 1975): 653– 654.

45　克里斯的第一次正式發表報告：M. John Murray, Anne B. Murray, Megan B. Murray, and Christopher J. Murray. "Somali Food Shelters in the Ogaden Famine and Their Impact on Health." *The Lancet* 307, no. 7972 (June 12, 1976): 1283– 1285.

46　「扶手椅邏輯在生命現象分析不具地位」：M. John Murray, Anne B. Murray, Nigel J. Murray, Megan B. Murray, and Christopher J. Murray. "Reply to Letter by Stephenson and Latham." *The American Journal of Clinical Nutrition* 32, no. 4 (April 1979): 732.

第二章　第三世界與書呆子世界

52　「傑出，有許多可能的應用」：Edward O. Wilson. Letter to the Hoopes Prize Committee (May 16, 1984). In Christopher James Livingstone Murray. "Biogeographic Theory and Its Application to the Kenya Rangelands." Undergraduate thesis, Harvard University, 1984.

53　他的牛津博士論文：Christopher J. L. Murray. "The Determinants of Health Improvement in Developing Countries." Ph.D. thesis, Merton College, University of Oxford, 1988.

54　「無疑地」：Thomas McKeown. *The Role of Medicine: Dream, Mirage, or Nemesis?* Basil Blackwell, 1979: 85. Quoted in Murray, "The Determinants of Health Improvement in Developing Countries": 1.

54　人均所得最多為 330 美元：Murray, "The Determinants of Health Improvement in Developing Countries": 5, 9, 14.

54　哥斯大黎加的人均所得是 1020 美元：Ibid., 17.

54　一九八五年發表一份極具影響力的報告：Kenneth S. Warren, Julia A. Walsh, and Scott B. Halstead, eds. *Good Health at Low Cost*. Rockefeller Foundation, 1985.

55　穆雷算了一下，至少有五種模型：Christopher J. Murray. "A Critical Review of International Mortality Data." *Social Science & Medicine* 25, no. 7 (July 1987): 773–781.

第三章　如何死在統計中

59　羅培茲的論文：Alan D. Lopez. "Which Is the Weaker Sex? A Study of the Differential Mortality of Males and Females in Australia." Ph.D. thesis, the Australian National University, 1978.

66　概述其研究的批判報告：Christopher J. Murray. "A Critical Review of International Mortality Data." *Social Science & Medicine* 25, no. 7 (July 1987): 773–781.

67　「它們都是很可靠的」：United Nations. *Demographic Yearbook* 1983. United Nations, 1985: 97. Quoted in Ibid., 776.

第四章　失蹤人口

72　「我們最令人訝異的發現」：Commission on *Health Research for Development. Health Research: Essential Link to Equity in Development.* Oxford University Press, 1990: 29.

73　每年 710 萬人：Christopher J. Murray, Karel Styblo, and Annik Rouillon. "Tuberculosis in Developing Countries: Burden, Intervention and Cost." *Bulletin of the International Union Against Tuberculosis and Lung Disease* 65, no. 1 (March 1990): 9–10.

73　「這些人是父母」：Ibid., 21–22.

74　「我們估計總增加成本」：Ibid., 22.

74　這個十年結束前損失 41 億美元：Barry R. Bloom and Christopher J. Murray. "Tuberculosis: Commentary on a Reemergent Killer." *Science* 257, no. 5073 (August 21, 1992): 1061.

75　布魯姆和穆雷發表一篇文章：Ibid., 1055–1064.

76　逾 500 萬人：Philippe Glaziou and others. "Lives Saved by Tuberculosis Control and Prospects for Achieving the 2015 Global Target for Reducing Tuberculosis Mortality." *Bulletin of the World Health Organization* 89, no. 8 (published online May 31, 2011, and in print August 2011): 573–582.

76　「將近九成的開發中國家兒童」：Richard G. A. Feachem, Tord Kjellstrom, Christopher J. L. Murray, Mead Over, and Margaret A. Phillips, eds. *The Health of Adults in the Developing World.* Oxford University Press, 1992: 1.

76　1985 年以來全部既有的記錄：Alan D. Lopez. "Causes of Death: An Assessment of Global Patterns of Mortality around 1985." *World Health Statistics Quarterly* 43, no. 2 (1990): 91–104.

77　吸菸相關原因：Ibid.

80　「儘管平均餘命大幅改變」：James F. Fries. "Aging, Natural Death, and the Compression of Morbidity." *The New England Journal of Medicine* 303, no. 3 (July 17, 1980): 130.

第五章　大全景

83　綜合評估方法：Dean T. Jamison, W. Henry Mosley, Anthony R. Measham, and José- Luis Bobadilla, eds. *Disease Control Priorities in Developing Countries*. Oxford University Press, 1993.

89　「因為良好的健康可增進個人經濟生產力」：World Bank. *World Development Report* 1993: *Investing in Health*. Oxford University Press, 1993: back cover.

第六章　全球檢查

94　全球疾病負擔初始分類：World Bank. *World Development Report 1993: Investing in Health*. Oxford University Press, 1993: 216 –219.

95　官方死因都可能是垃圾：Colin D. Mathers, Doris Ma Fat, Mie Inoue, Chalapati Rao, and Alan D. Lopez. "Counting the Dead and What They Died From: An Assessment of the Global Status of Cause of DeathData." *Bulletin of the World Health Organization* 83, no. 3 (March 2005): 171–177c.

96　6%的幼童：Christopher J. L. Murray and Alan D. Lopez. "Global and Regional Descriptive Epidemiology of Disability: Incidence, Prevalence, Health Expectancies and Years Lived with Disability." In Christopher J. L. Murray and Alan D. Lopez, eds. *The Global Burden of Disease: A Comprehensive Assessment of Mortality and Disability from Diseases, Injuries, and Risk Factors in 1990 and Projected to 2020*. Harvard University Press, 1996: 213.

96　疾病負擔初期的失能嚴重性加權：Christopher J. L. Murray. "Rethinking DALYs." In Murray and Lopez, eds. *The Global Burden of Disease: A Comprehensive Assessment of Mortality and Disability from Diseases, Injuries, and Risk Factors in 1990 and Projected to 2020*: 40.

98　只占總健康損失的不到一半而已：World Bank, *World Development Report 1993: Investing in Health*: 27.

99　將資料根據性別、年齡和地區來分類：Ibid., 215–225.

99　「在互相競爭的健康優先事項之間做出選擇」：Murray and Lopez, "Global and Regional Descriptive Epidemiology of Disability: Incidence, Prevalence, Health Expectancies and Years Lived with Disability": 202.

100　他最後評估疾病負擔時：Christopher J. L. Murray. "Quantifying the Burden of Disease: The Technical Basis for Disability- Adjusted Life Years." *Bulletin of the World Health Organization* 72, no. 3 (March 1994): 429–445.

101　「醫師與護理師的時間」：Sudhir Anand and Kara Hanson. "DisabilityAdjusted Life Years: A Critical Review." *Journal of Health Economics* 16, no. 6 (December 1997): 692.

103　第一頁便說明：World Bank, *World Development Report 1993: Investing in Health*: 1.

第七章　離家在外

105　心理衛生問題的報告：Robert Desjarlais, Leon Eisenberg, Byron Good, and Arthur Kleinman, eds. *World Mental Health: Problems and Priorities in Low-Income Countries*. Oxford University Press, 1995.

105　「該份報告將心理衛生問題」：Ibid., back cover.

105　在墨西哥進行疾病負擔調查：Rafael Lozano, Christopher J. L. Murray, Julio Frenk, and José- Luis Bobadilla. "Burden of Disease Assessment and Health System Reform: Results of a Study in Mexico." *Journal of International Development* 7, no. 3 (May/June 1995): 555–563.

106 《世界發展報告》明確建議：World Bank. *World Development Report 1993: Investing in Health*. Oxford University Press, 1993: iii.

107 趨勢與美國明顯相似：The fertility rate for Mexico comes from Felicia Marie Knaul and others. "The Quest for Universal Health Coverage: Achieving Social Protection for All in Mexico." *The Lancet* 380, no. 9849 (October 6, 2012): 1261. The fertility rate for the United States comes from Joyce A. Martin and others. "Births: Final Data for 2010." *National Vital Statistics Reports* 61, no. 1 (August 28, 2012): 6.

107 「實證衛生政策」：Christopher J. Murray and Alan D. Lopez. "Evidence-Based Health Policy— Lessons from the Global Burden of Disease St udy." *Science* 274, no. 5288 (November 1, 1996): 740–743.

108 前四篇全球疾病負擔報告：Christopher J. L. Murray and Alan D. Lopez. "Mortality by Cause for Eight Regions of the World: Global Burden of Disease Study." *The Lancet* 349, no. 9061 (May 3, 1997): 1269–1276. Christopher J. L. Murray and Alan D. Lopez. "Regional Patterns of Disability-Free Life Expectancy and Disability- Adjusted Life Expectancy: Global Burden of Disease Study." *The Lancet* 349, no. 9062 (May 10, 1997): 1347–1352. Christopher J. L. Murray and Alan D. Lopez. "Global Mortality, Disability, and the Contribution of Risk Factors: Global Burden of Disease Study." *The Lancet* 349, no. 9063 (May 17, 1997): 1436–1442. Christopher J. L. Murray and Alan D. Lopez. "Alternative Projections of Mortality and Disability by Cause 1990–2020: Global Burden of Disease Study." *The Lancet* 349, no. 9064 (May 24, 1997): 1498–1504.

109 「很多時候」: Gro Harlem Brundtland. Speech on burden-of-disease concept. Hôpitaux Universitaires de Genève (December 15, 1998).

109 「失焦散漫，甚至貪瀆」： Gro Harlem Brundtland. *Madam Prime Minister: A Life in Power and Politics*. Farrar, Straus and Giroux, 2002: 435.

110 「一場小革命」：Ibid., 452.

第八章　迎向全世界

115 「提供各類證據的客觀評估」：World Health Organization Global Programme on Evidence for Health Policy. "Global Health Leadership Fellows." Public call for applications (November 1998).

117 評量國家衛生體系的績效：Christopher J. L. Murray and Julio Frenk. "A Framework for Assessing the Performance of Health Systems." *Bulletin of the World Health Organization* 78, no. 6 (June 2000): 717–731.

118 「並不代表世衛組織的意見」：World Health Organization. In Christopher J. L. Murray and Alan D. Lopez. "Mortality by Cause for Eight Regions of the World: Global Burden of Disease Study." *The Lancet* 349, no. 9061 (May 3, 1997): 1276.

第九章　北韓沒有人生病

121 世界衛生報告：World Health Organization. *The World Health Report 2000— Health Systems: Improving Performance*. World Health Organization, 2000.

122 「美國支出多過所有國家」：Elizabeth Olson. "U.S. Spends More Than All Others, but Ranks 37 Among 191 Countries." *The New York Times*(June 21, 2000).

122 「並不正確」：Jothi Jeyasingam. "WHO's Ranking 'Not Accurate.'" *New Straits Times* (September 5, 2000).

122 《歐洲華爾街日報》評論：Robert B. Helms. "Sick List: Health Care à la Karl Marx." *The Wall Street Journal Europe* (June 29, 2000).

122 「縮減公部門的規模」：Oswaldo Cruz Foundation, Ministry of Health, Brazil. "Report of the Workshop 'Health Systems Performance—The World Health Report 2000.'" Oswaldo Cruz Foundation (December 14–15, 2000): 3.

122 穆雷被引述說：Olson, "U.S. Spends More Than All Others, but Ranks 37 Among 191 Countries."

122 「這項報告的內容」：World Health Organization, *The World Health Report*

2000— Health Systems: Improving Performance: viii.

123 「『來幫助我們』」： Gro Harlem Brundtland. Presentation of the World Health Report 2000. Foreign Press Association, London (June 21, 2000).

125 全盤拒絕接受評鑑的排名： Philip Musgrove. "Judging Health Systems: Reflections on WHO's Methods." *The Lancet* 361, no. 9371 (May 24, 2003): 1817–1820.

125 「扯上關係感到難堪」：: Richard Horton. *Second Opinion: Doctors, Diseases and Decisions in Modern Medicine*. Granta Books, 2003: 325.

126 「衛生體系績效評鑑的目標」：Sudhir Anand and others. "Report of the Scientific Peer Review Group on Health Systems Performance Assessment." In Christopher J. L. Murray and David B. Evans, eds. *Health Systems Performance Assessment: Debates, Methods and Empiricism*. World Health Organization, 2003: 839.

第十章　虛晃一招

131 「一想到當布希先生下台」：Sheryl Gay Stolberg. "In Global Battle on AIDS, Bush Creates Legacy." *The New York Times* (January 5, 2008).

135 衛生發展援助費用總額：Institute for Health Metrics and Evaluation. *Financing Global Health 2013: Transition in an Age of Austerity*. Institute for Health Metrics and Evaluation, 2014: 74–75.

135 國內醫療照護支出：World Health Organization Global Health Observatory Data Repository. "WHO Region of the Americas: United States of America Statistics Summary (2002–present)." Accessed July 26, 2014. http://apps.who.int/gho/data/?theme=country&vid=20800.

135 世界各國的平均占比則超過10％：World Health Organization Global Health Observatory. "Total Expenditure on Health as a Percentage of Gross Domestic Product." Accessed July 26, 2014. http://www.who .int/gho/health_financing/total_expenditure/en/.

135 每 10 萬人發生 30 例的瘧疾：Christopher J. L. Murray, Alan D. Lopez, and Suwit Wibulpolprasert. "Monitoring Global Health: Time for New Solutions." *British Medical Journal* 329, no. 7474 (November 6, 2004): 1097.

135 「世衛組織不適合」：Ibid., 1099.

136 人均醫師數：Felicia Marie Knaul and others. "The Quest for Universal Health Coverage: Achieving Social Protection for All in Mexico." *The Lancet* 380, no. 9849 (October 6, 2012): 1259–1279.

137 每 1000 例活產不及 17 例：Ibid., 1261.

137 在伊朗：Mohsen Naghavi and others. "The Burden of Disease and Injury in Iran 2003." *Population Health Metrics* 7, no. 9 (June 15, 2009).

137 在澳洲：Stephen J. Begg, Theo Vos, Bridget Barker, Lucy Stanley, and Alan D. Lopez. "Burden of Disease and Injury in Australia in the New Millennium: Measuring Health Loss from Diseases, Injuries and Risk Factors." *The Medical Journal of Australia* 188, no. 1 (August 2008): 36–40. Theo Vos and others. "Assessing Cost- Effectiveness in Prevention (ACE–Prevention): Final Report." University of Queensland and Deakin University (September 2010).

137 在泰國：Kanitta Bundhamcharoen, Patarapan Odton, Sirinya Phulkerd, and Viroj Tangcharoensathien. "Burden of Disease in Thailand: Changes in Health Gap between 1999 and 2004." *BMC Public Health* 11, no. 53 (January 26, 2011).

138 在鄰近的越南：Nguyen Thi Trang Nhung and others. "Estimation of Vietnam National Burden of Disease 2008." *Asia-Pacific Journal of Public Health* (published online November 27, 2013).

138 針對原住民族的單獨負擔研究：Theo Vos, Bridget Barker, Stephen Begg, Lucy Stanley, and Alan D. Lopez. *The Burden of Disease and Injury in Aboriginal and Torres Strait Islander Peoples 2003*. The University of Queensland School of Population Health, 2007. Theo Vos, Bridget Barker, Stephen Begg, Lucy Stanley, and Alan D. Lopez. "Burden of Disease and Injury in Aboriginal and Torres Strait Islander Peoples: The Indigenous Health Gap."

International Journal of Epidemiology 38, no. 2 (April 2009): 470–477.

138 全國比率的 1.7 倍到 1.9 倍：Vos, Barker, Begg, Stanley, and Lopez, *The Burden of Disease and Injury in Aboriginal and Torres Strait Islander Peoples 2003*: 5.

138 原住民與托雷斯海峽島民每三名青少年：Ibid., vii.

138 將近 9 億美元：Australian National Preventive Health Agency. *Strategic Plan 2011–2015*. Australian National Preventive Health Agency, 2011: 4.

138 「證據顯示其他國家」：Christopher J. L. Murray and Julio Frenk. "Ranking 37th— Measuring the Performance of the U.S. Health Care System." *The New England Journal of Medicine* 362, no. 2 (January 14, 2010): 98.

139 穆雷在哈佛主持的一項分析：Christopher J. L. Murray and others. "Eight Americas: Investigating Mortality Disparities across Races, Counties, and Race-Counties in the United States." *PLoS Medicine* 3, no. 9 (September 20 06) : 1513 –1524.

139 「1000 萬名美國人」：Ibid., 1521.

139 「唯有公眾、社區和專業團體」：Ibid., 1523.

140 「天資問題」：Lawrence H. Summers. Remarks at NBER Conference on Diversifying the Science & Engineering Workforce. The National Bureau of Economic Research (January 14, 2005).

141 「這項與大學的協議」：David Bank. "Oracle's Ellison Gives $115 Million to Harvard Study." *The Wall Street Journal* (June 30, 2005).

141 「去年傳出艾利森研究所的傳言」：Richard Horton. "The Ellison Institute: Monitoring Health, Challenging WHO." *The Lancet* 366, no. 9481 (July 16, 2005): 179–181.

143 「我沒有完成捐款給哈佛的理由」：Josephine Moulds. "Oracle Boss 'Lost Confidence.' " *The Daily Telegraph* (June 28, 2006).

第十一章　與比爾共進晚餐

147　『你那些書看得怎麼樣了？』：Michael Specter. "What Money Can Buy." *The New Yorker* (October 24, 2005): 66.

147　『那不可能是真的，』：Bill Gates. Interview by Bill Moyers. *NOW with Bill Moyers* (May 9, 2003).

147　『注射式小兒麻痺疫苗』：Melinda Gates. Public remarks at an event attended by the author to celebrate the opening of the Bill & Melinda Gates Foundation visitor center. Bill & Melinda Gates Foundation (February 1, 2012).

148　「這整件事震驚了我們，」：Michael Specter, "What Money Can Buy": 65–66.

149　「這是最令人訝異的事實」：Bill Gates, interview by Bill Moyers.

150　「一所中等規模大學醫院的財力，」：Gro Harlem Brundtland. *Madam Prime Minister: A Life in Power and Politics*. Farrar, Straus and Giroux, 2002: 454.

150　「我們因而展開學習的旅程，」：Melinda Gates, public remarks at an event attended by the author to celebrate the opening of the Bill & Melinda Gates Foundation visitor center.

151　「大多可以預防或者是用低廉費用便可治癒的兒童疾病」：World Bank. *World Development Report 1993: Investing in Health*. Oxford University Press, 1993: 25.

151　「成功的指標」：Matthew Herper. "With Vaccines, Bill Gates Changes the World Again." *Forbes* (November 21, 2011). Accessed July 26, 2014.　http://www.forbes.com/sites/matthewherper/2011/11/02/the- second coming- of- bill-gates/.

151　「我們在決定重點領域時的起點」：Bill & Melinda Gates Foundation. "Global Health: Strategy Overview." Bill & Melinda Gates Foundation, 2010: 4.

153　膚色「發青」：Michael Specter, "What Money Can Buy": 65.

第十三章　傳教士與皈依者

172　妊娠死亡率事實上已減少：Margaret C. Hogan and others. "Maternal Mortality for 181 Countries, 1980–2008: A Systematic Analysis of Progress Towards Millennium Development Goal 5." *The Lancet* 375, no. 9726 (published online April 12, 2010, and in print May 8, 2010): 1609–1623.

172　「在醫學期刊《刺胳針》所發表的調查結果，」：Denise Grady. "Maternal Deaths Decline Sharply Across the Globe." *The New York Times* (April 13, 2010).

172　「世界各地妊娠死亡減少三分之一」：World Health Organization, United Nations Children's Fund, United Nations Population Fund, and World Bank. "Maternal Deaths Worldwide Drop by Third." Press release (September 15, 2010).

173　瘧疾致死的人數：Christopher J. L. Murray and others. "Global Malaria Mortality between 1980 and 2010: A Systematic Analysis." *The Lancet* 379, no. 9814 (February 4, 2012): 413–431.

173　「瘧疾死亡人數被大幅低估」：Neil Bowdler. "Malaria Deaths Hugely Underestimated— Lancet Study." BBC News (February 2, 2012).

173　「〔IHME〕的主要結果似乎並不」：World Health Organization Global Malaria Programme. "Malaria: WHO Reaction to IHME Paper in *The Lancet*." Public statement (February 3, 2012).

173　「瘧疾經費及政策關注程度皆大幅增加」：Institute for Health Metrics and Evaluation. "Malaria Kills Nearly Twice as Many People Than Previously Thought, but Deaths Are Declining Rapidly." Press release (February 2, 2012).

175　一個獨立兒童衛生專家團體：Li Liu and others, for the Child Health Epidemiology Reference Group of the WHO and UNICEF. "Global, Regional, and National Causes of Child Mortality: An Updated Systematic Analysis for 2010 with Time Trends since 2000." *The Lancet* 379, no. 9832 (published online May 11, 2012, and in print June 9, 2012): 2151–2161.

175 「科學家一致認為」：Gretchen Vogel. "How Do You Count the Dead?" *Science* 336, no. 6087 (June 15, 2012): 1372–1374.

第十六章　倫敦來電

227 七份全球疾病負擔報告：Haidong Wang and others. "Age- Specific and SexSpecific Mortality in 187 Countries, 1970–2010: A Systematic Analysis for the Global Burden of Disease Study 2010." *The Lancet* 380, no. 9859 (published online December 13, 2012, and in print December 15, 2012): 2071–2094. Rafael Lozano and others. "Global and Regional Mortality from 235 Causes of Death for 20 Age Groups in 1990 and 2010: A Systematic Analysis for the Global Burden of Disease Study 2010." *The Lancet* 380, no. 9859 (published online December 13, 2012, and in print December 15, 2012): 2095–2128. Joshua A. Salomon and others. "Common Values in Assessing Health Outcomes from Disease and Injury: Disability Weights Measurement Study for the Global Burden of Disease Study 2010." *The Lancet* 380, no. 9859 (published online December 13, 2012, and in print December 15, 2012): 2129–2143. Joshua A. Salomon and others. "Healthy Life Expectancy for 187 Countries, 1990–2010: A Systematic Analysis for the Global Burden Disease Study 2010."*The Lancet* 380, no. 9859 (published online December 13, 2012, and in print December 15, 2012): 2144–2162. Theo Vos and others."Years Lived with Disability (YLDs) for 1160 Sequelac of 289 Diseases and Injuries 1990–2010: A Systematic Analysis for the Global Burden of Disease Study 2010." *The Lancet* 380, no. 9859 (published online December 13, 2012, and in print December 15, 2012): 2163–2196. Christopher J. L. Murray and others. "Disability- Adjusted Life Years (DALYs) for 291 Diseases and Injuries in 21 Regions, 1990–2010: A Systematic Analysis for the Global Burden of Disease Study 2010." *The Lancet* 380, no. 9859 (published online December 13, 2012, and in print December 15, 2012): 2197–2223. Stephen S. Lim and others. "A Comparative Risk Assessment of

Burden of Disease and Injury Attributable to 67 Risk Factors and Risk Factor Clusters in 21 Regions, 1990–2010: A Systematic Analysis for the Global Burden of Disease Study 2010." *The Lancet* 380, no. 9859 (published online December 13, 2012, and in print December 15, 2012): 2224–2260.

227 「本期刊的歷史性事件，」：Richard Horton. "GBD 2010: Understanding Disease, Injury, and Risk." *The Lancet* 380, no. 9859 (published online December 13, 2012, and in print December 15, 2012): 2053.

227 「世界各地的人們活得更久了」：Jane Dreaper. "We Live 'Longer but Sicker' as Chronic Diseases Rise." BBC News (December 13, 2012).

227 「在世界各地，高血壓和吸菸」：Larry Husten. "Hypertension and Smoking Top List of Global Risk Factors." Forbes.com. December 13, 2012. http://www. forbes.com/sites/larryhusten/2012/12/13/hypertension- and- smoking- top- list- of- global- risk- factors/.

228 「傳染病的死亡人數已經減少」: "Lifting the Burden." *The Economist* (December 15, 2012).

228 「血壓：數百萬人承受風險」：Jo Willey. "Blood Pressure: Millions at Risk." *Daily Express* (December 14, 2012).

232 「很多人質疑」：Jon Cohen. "A Controversial Close- up of Humanity's Health." *Science* 338, no. 6113 (December 14, 2012): 1414.

232 「一項史無前例的努力」：Margaret Chan. "From New Estimates to Better Data." *The Lancet* 380, no. 9859 (published online December 13, 2012, and in print December 15, 2012): 2054.

234 「或許可以坐得夠久」：Elizabeth Lowry. "Strong Medicine." *Columns* (December 2007).

第十七章　絕對是史詩

237 占衛生援助費用的 1.2 %：Institute for Health Metrics and Evaluation. *Financing Global Health 2013: Transition in an Age of Austerity.* Institute for

Health Metrics and Evaluation, 2014: 36.

237 教育對健康的影響：Emmanuela Gakidou, Krycia Cowling, Rafael Lozano, and Christopher J. L. Murray. "Increased Educational At tainment and Its Effect on Child Mortality in 175 Countries between 1970 and 2009: A Systematic Analysis." *The Lancet* 376, no. 9745 (September 18, 2010)：959–974.

239 外部援助的二十倍：Institute for Health Metrics and Evaluation, *Financing Global Health 2013: Transition in an Age of Austerity*: 61.

第十八章　從伽利略到穆雷

245 年度預算卻是全球所有公共與民間單位：U.S. Veterans Health Administration. "VA 2015 Budget Request Fast Facts." Accessed July 26, 2014. http://www.va.gov/budget/docs/summary/Fy2015-FastFactsVAsBudgetHighlights.pdf.

245 澳洲花在其稀少的：Australian Institute of Health and Welfare. "Expenditure FAQ." Accessed July 26, 2014. http://www.aihw.gov.au/expenditure- faq/.

247 「除了澳洲以外，大多數媒體」：Tom Paulson. "Ten Disease Burden Stories from Around the Globe." *Humanosphere* (March 7, 2013). http://www.humanosphere.org/global- health/2013/03/around- the- worldwith- the- global- burden- of- disease/.

250 「企業把增加利潤」：Bill & Melinda Gates Foundation. "Annual Letter from Bill Gates." Bill & Melinda Gates Foundation, 2013: 2–3.

251 蓋茲基金會已提供 25 億美元：Bill & Melinda Gates Foundation. "Vaccine Delivery: Strategy Overview." Accessed July 26, 2014. http://www.gatesfoundation.org/What- We- Do/Global- Development/Vaccine- Delivery.

252 一篇針對英國的詳盡報告：Christopher J. L. Murray and others. "UK Health Performance: Findings of the Global Burden of Disease Study 2010." *The Lancet* 381, no. 9871 (March 5, 2013): 997–1020.

252 「表現最好的國家」：UK Department of Health. "Living Well for Longer." UK Department of Health (March 5, 2013): 3.

253 「美國衛生狀況」：US Burden of Disease Collaborators. "The State of US Health, 1990–2010: Burden of Diseases, Injuries, and Risk Factors." *Journal of the American Medical Association* 310, no. 6 (published online July 10, 2013, and in print August 14, 2013): 591–606.

254 「符合並結合聯合國機構」：World Health Organization Health Statistics and Information Systems. "Global Burden of Disease." Accessed July 26, 2014. http://www.who.int/healthinfo/global_burden_disease/gbd/en/.

255 「使用全球疾病負擔來採取行動」：Institute for Health Metrics and Evaluation. "IHME Launches Roux Prize to Reward Use of Global Burden of Disease Evidence to Improve Health." Press release (November 13, 2013).

256 穆雷的年薪是 48.8 萬美元：*The Spokesman- Review*. "Washington State Employee Salary Database: 2012 salaries." Accessed July 26, 2014. http://data.spokesman.com/salaries/state/2013/all- employees/.

台灣版後記　如何運用全球疾病負擔研究活得更長壽健康

270 美國平均餘命改變最大的十個郡：Institute for Health Metrics and Evaluation. *The State of US Health: Innovations, Insights, and Recommendations from the Global Burden of Disease Study*. Institute for Health Metrics and Evaluation, 2013: 39.

271 避免早逝——教育改善存活率：Institute for Health Metrics and Evaluation. "Adult Mortality Rates by Country and Sex." Accessed April 18, 2013.

272 有一種法說認為日本成功：Christopher J. L. Murray. "Why Is Japanese Life Expectancy So High?" *The Lancet* 378, no. 9797 (September 24, 2011) : 1124 –1125.

274 衛生體系表現最好的前十個國家：World Health Organization. *The World Health Report 2000— Health Systems: Improving Performance*. World Health Organization, 2000: 200.

274 人均健康支出最高的前十個國家：World Bank. "Health Expenditure Per

Capita." Accessed July 26, 2014. http://data.worldbank.org/indicator/SH.XPD.
PCAP?order=wbapi_data_value_2000+w bapi_data_value&sort=desc&page=2.

全球生死大數據：一個醫生追尋 70 億人傷病與死亡的真相

作　　　者：傑瑞米‧史密斯
譯　　　者：蕭美惠
總 編 輯：陳郁馨
責任編輯：張瑜珊
社　　　長：郭重興
發行人兼出版總監：曾大福
出　　　版：木馬文化事業股份有限公司
發　　　行：遠足文化事業股份有限公司
地　　　址：231 新北市新店區民權路 108-2 號 9 樓
電　　　話：(02) 2218-1417
傳　　　真：(02) 8667-1891
電子信箱：service@bookrep.com.tw
網　　　址：www.bookrep.com.tw
郵撥帳號：19588272 木馬文化事業股份有限公司
客服專線：0800-221-029
法律顧問：華洋國際專利商標事務所 蘇文生律師
印　　　製：中原造像股份有限公司
初　　　版：2016 年 3 月
定　　　價：350 元
Ｉ Ｓ Ｂ Ｎ：978-986-359-221-1

國家圖書館出版品預行編目（CIP）資料

全球生死大數據：一個醫生追尋70億人傷病與死亡
的真相/傑瑞米.史密斯著；蕭美惠譯.--初版.
--新北市：木馬文化出版：遠足文化發行，
2016.03
面；　公分
譯自：Epic measures : one doctor, seven
billion patients
ISBN 978-986-359-221-1(平裝)

1. 國際衛生 2. 公共衛生

412.29　　　　　　　　　　105002078

 線上讀者資料回函
請給我們寶貴的意見！